漢養生寶典01

中華民國中藥商業同業公會全國聯合會／編印

50道開懷解憂・天然養生的中藥食療活用食譜

與其苦吞藥片，不如開心補膳！

壓力緊迫的年代，更要「吃」出幸福來～～

沏壺玫瑰舒鬱茶，來盅參耆養生湯

簡單3步驟，藥膳親手做

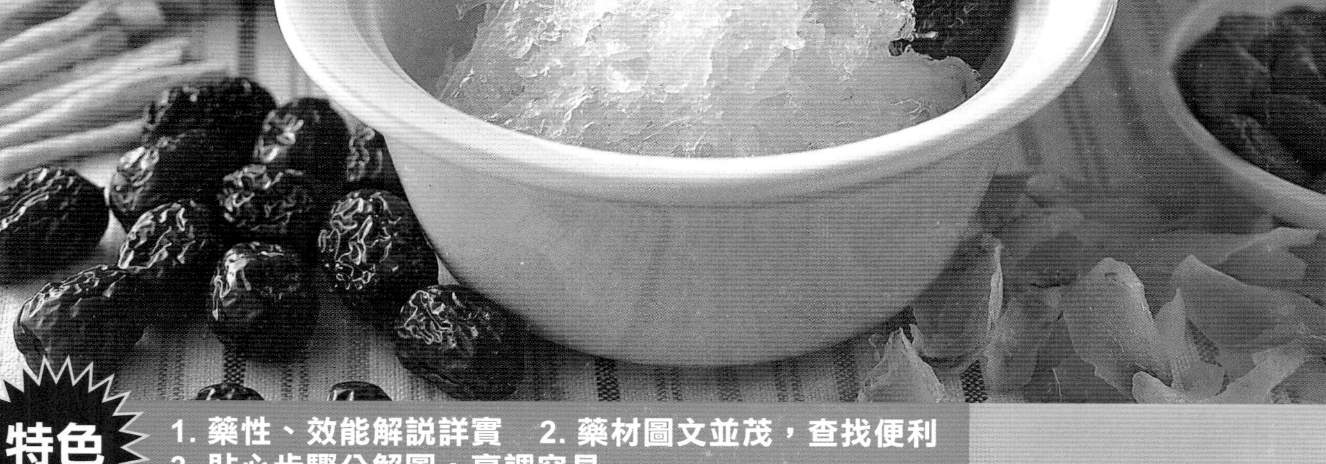

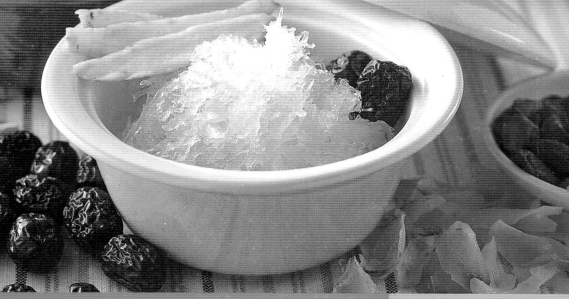

特色

1. 藥性、效能解說詳實　2. 藥材圖文並茂，查找便利

3. 貼心步驟分解圖，烹調容易

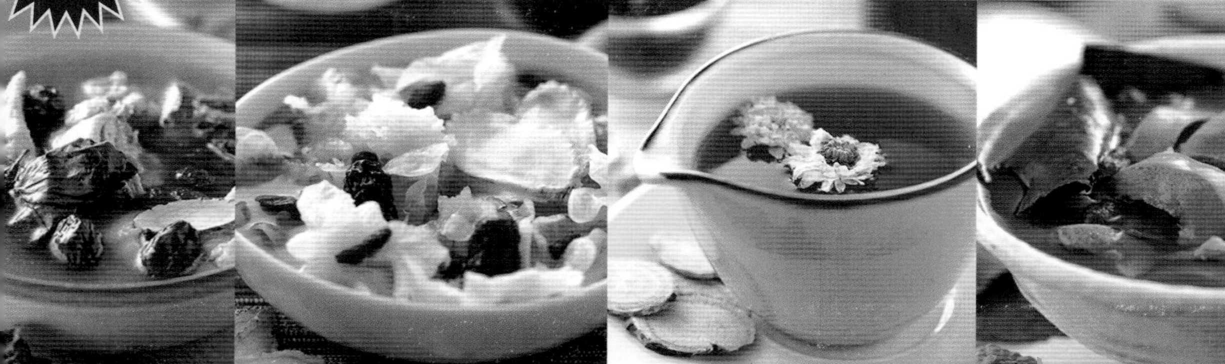

統編工作委員會

藥膳調製・文字整理・營養分析

1 陳玉利 中華民國中藥商同業公會全國聯合會 秘書長

將苦口良藥變成美味藥膳，簡便又養生。

● 經歷：

台北市立忠孝醫院主任
中華民國美食新聞社顧問
91年中國石油公司團膳指導
紅樓夢餐廳執行董事

● 專長：

團膳製作、藥膳研發、餐飲規劃

---

2 陳麗玲 圖書館專業館員

飲食的快樂，驅逐憂鬱，令人心曠神怡；
快樂的飲食，維護身心，並為健康加分。

● 經歷：

曾任輔仁大學、空中大學兼任講師

● 專長：

傳統醫藥學、傳統養生食膳料理等

● 著作：

《隨手做養生》《美人兒找茶》《素食月子餐》《滋補養生素》《電鍋百寶菜》《多吃蔬果美麗又健康》……等多種保健養生之食療食譜及文字專書。

---

3 高雅群 台北市立聯合醫院和平院區營養科 主任

善用食材的原味，讓健康與美味並行。

● 經歷：

台北市立和平醫院營養科主任
台北市立和平醫院營養師
高雄市凱旋醫院營養師

● 專長：

團膳營養、臨床營養、營養教育等

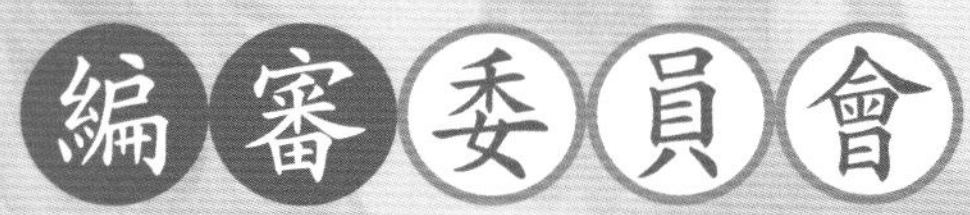

感謝中藥同業先進踴躍提供寶貴驗方及相關諮詢與協助，促成本書的順利出版，我們在此致上深深謝意。

【皇漢養生寶典】系列一共有五本藥膳食譜，未來將陸續出版，期盼各業界先進繼續給予我們支持與指教。

Preface

推薦序 ❶

漢方飲膳 藥食同源

自古以來即有「藥食同源」之說，因而孕育出中國醫學邏輯理論之特有飲食文化——藥膳。其為根據各種不同的保健需要，在中藥的理論下，以食借藥之力，藥助食之功，將中藥與某些具有藥用價值的食物相配伍，並採用我國獨特的飲食烹調技術和科學方法，製作成色、香、味、形皆臻上乘的美味食品。

現代人長期生活緊張忙碌，又須面對各式各樣的壓力，很容易就會導致一些身心調適不良的症狀。因此，根據中醫的理論特點，選擇相應的藥膳餐飲，給予特定的調養，不僅有助於生命延續，更能促進身體健康。

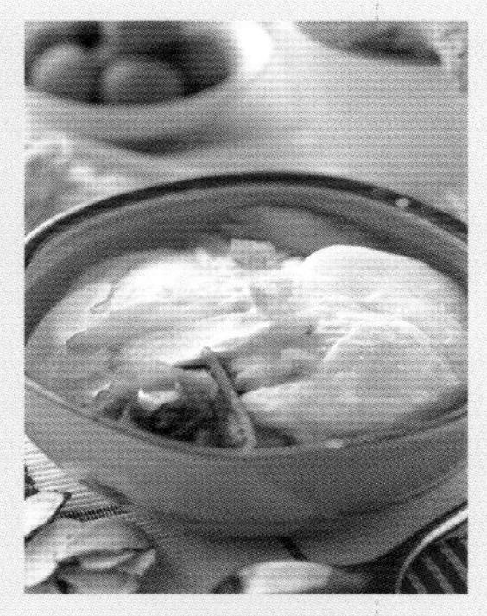

本書在中藥商業公會全聯會林理事長承斌帶領下編印完成，透過該會對中藥豐富之經驗，審慎挑選出五十道紓緩壓力及改善情緒的藥膳，以不同烹調方式分為六大類，詳列每一道藥膳之藥材、食材及作法；不僅富有知識性，更具方便性及實用性。相信能使廣大讀者在家輕鬆DIY養生藥膳，並對國人的養生攝食大有助益。

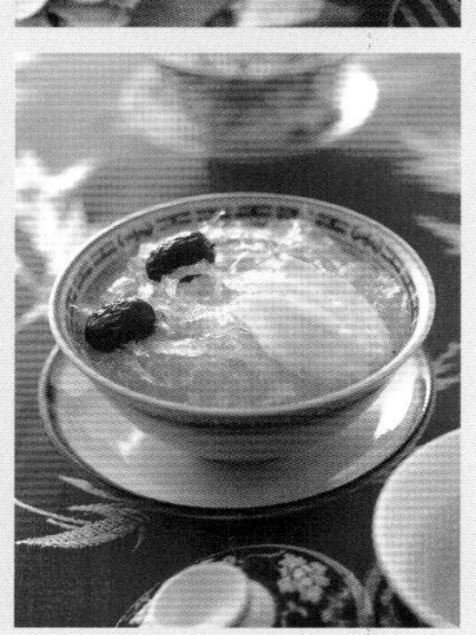

衛生署中醫藥委員會主任委員

林宜信

Preface

推薦序 ②

寓藥於食 補身養氣

現今社會多少年輕人因為憂鬱症了結自己璀璨的生命？這經常是令我們扼腕傷痛的社會新聞；在生活中我們能不能幫他們走出憂鬱？是不是可用人類最喜歡的事情之一：享受美食——藥膳，來幫助這些疲憊的心靈呢？

憂鬱症是現代人愈來愈常見的心靈疾病，根據聯合國世界衛生組織的說法，本世紀未來的三大疾病就是愛滋、癌症和憂鬱，而現實社會中實在有太多事可以讓一個人整天憂心忡忡。單從許多人瘋狂買彩券的心態，就可以透視為什麼那麼多人會去賭一個渺茫的未來，那是因為他們沒有一個快樂、充實而讓人心安分的現在。一個人即使不那麼富足，也可以因平安健康而喜樂，您說是嗎？

沒有一個人可以免於生活的壓力，也有很多人因為個性的關係，抗壓力較差，導致情緒障礙，與人溝通不良和發生身心疾病。多少人因為自律神經失調症引發睡眠障礙、頭痛、心悸、疲倦無力，食慾不振……等症狀。常讓他們在生活上綿延不盡地為身體不適所苦。

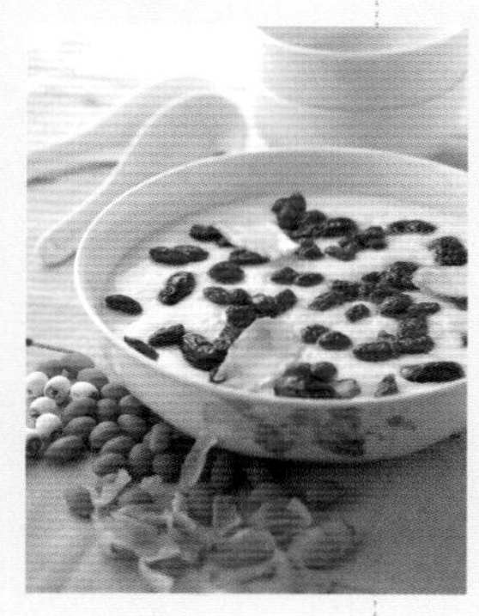

長壽、健康、快樂是人類一直以來都在追求的身、心靈方面的滿足。中藥商同業公會全國聯合會林理事長從事中藥工作數十年，深感中藥肩負民眾健康的責任重大，訂定了明確方向積極推廣藥膳，並在陳秘書長及該會研究發展委員們共同努力、用心規劃下始有本書的推出。

藥膳，是我們老祖宗遺留下來的一塊寶，是寓藥於食，既美味又可口，並能調身癒病，是世界飲食文化的一朵奇葩。本書【快樂藥膳】不僅詳述了中藥的屬性、功能、適用時機，並在中藥公會的小叮嚀上別出心裁的解析食療作用，願本書能讓全天下的人走出憂鬱陰霾，真正能「快樂的出帆」。

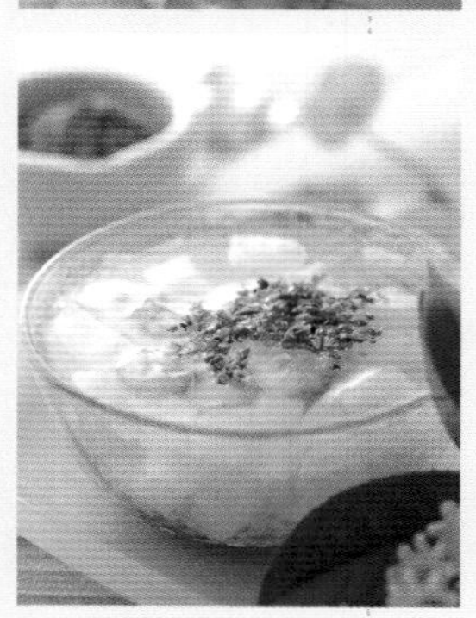

台北市中醫師公會名譽理事長

陳旺全

Preface

總策劃序 ③

食助藥威 重展笑顏

數千年華夏文明中，中藥與人們生活息息相關，密不可分，藥膳也在中國具有悠久的歷史，早期醫學經典著作【黃帝內經素問】就有許多藥膳的論述，如「藥以祛之，食以隨之」「穀肉果菜，食養盡之」的記載等，古代醫學家經常用藥膳來治病、防病，現今醫藥學界亦普遍重視並研討推廣，同時也引起大衆的興趣與關注，使得它逐漸成為流行趨勢，且有無限的發展空間。

時代不斷轉變，社會快速發展，許多人在生活工作、婚姻家庭、升學就業等方面都面臨了沉重的壓力，在在影響身心平衡，因此憂鬱、躁鬱等症狀不時出現而與日俱增，造成嚴重的社會問題。

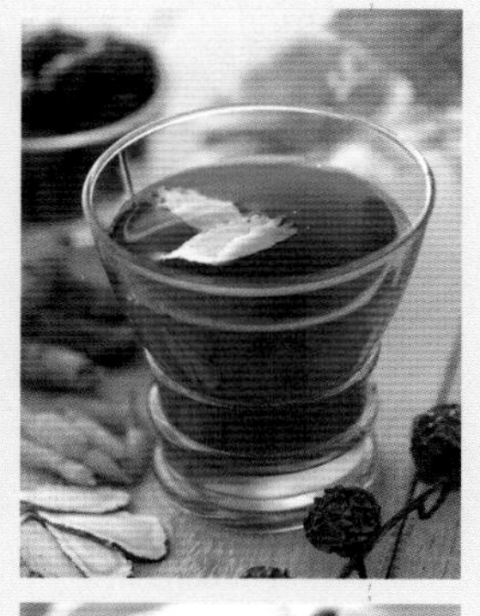

本會負有中藥傳承發展的使命，亦有責任為全民健康貢獻心力，因而承先人的智慧與經驗，蒐集相關中醫藥典籍，在中醫藥理論引導下結合藥材與食物，精心規劃推出藥膳叢書，並定名為「皇漢養生寶典」，本書第一冊【快樂藥膳】係針對現代人文明病症而編，期以「食助藥威」達到排憂解悶，笑逐顏開的功能。初次編印，幾經校訂後恐仍有不周之處，尚請賢達前輩，不吝賜教。

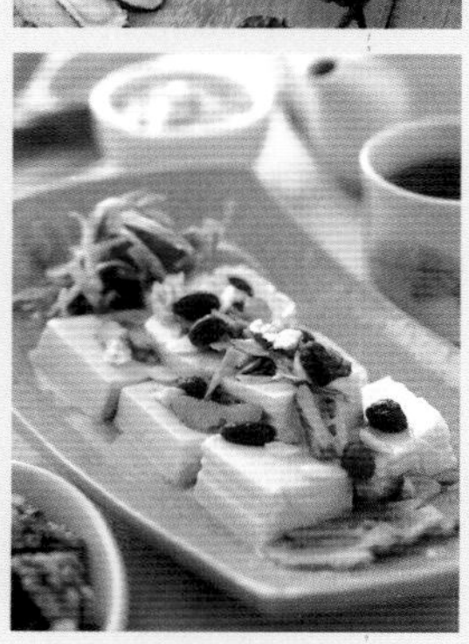

中華民國中藥商業同業公會全國聯合會理事長

林承斌

如何使用本書

How To Use

皇漢養生食譜

藥材簡介：主要藥材寫真，附有藥性功效及對應症狀之說明，您可按圖索驥，選用適合個別體質的藥材。

卡洛里：這道藥膳的總熱量。

藥材學名

食譜照片：美味食療藥膳，厚待你的味蕾，也滋補你的身心！

藥材名

藥材別名

烹調法類別

Happy Chinese Herb Meals
皇漢養生食譜／快樂藥膳DIY

藥膳 DIY Regimen Kitchen

4人份熱量 1159 kcal

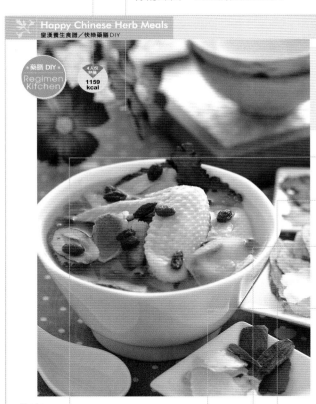

Gastrodiae Rhizoma

PART 1 歡喜益智燉品

天麻

別名 ● 明天麻、赤箭、鬼督郵

- **藥性**／甘、平，作用於肝臟及肝經。
- **功效**／安心寧神、益智醒腦，減輕頭痛暈眩、風濕痹痛。
- **適應症**／暈眩頭痛、癲癇驚厥、麻木痹痛、神經衰弱。
- **一般用量**／1錢至3錢。

天麻益智湯

注意事項 個性急躁、常頭痛、經常熬夜或宿醉後頭痛欲裂者可常進食。

藥材：天麻3錢、人參2錢、洋參2錢、枸杞子5錢、黃耆1兩、川芎1錢、五彩龍骨3錢。

食材：雞翅1斤半。

作法：

1 雞翅洗淨，置入沸水中汆燙去血水。

2 將去血水後之雞翅，加入藥材並加適量開水燉煮（可加少許米酒調味）。

3 燉煮約50分即可。

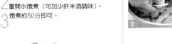

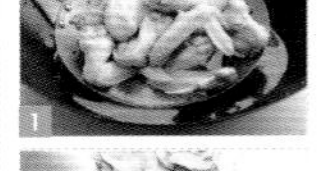

1

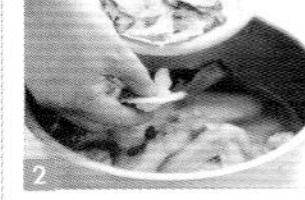

2

中藥公會小叮嚀 memo

天麻有調理肝功能失調引起之暈眩頭痛、癲癇痙攣、肢體麻木、言語不暢之藥理作用，能鎮靜寧神，舒緩精神刺激，對神經衰弱、頭痛暈眩、耳鳴、風濕痹痛、肢體麻木有一定的緩解效果，能令人神清腦醒、思緒明瞭。

營養成分表

營養素	單位（毫克）	營養素	單位（毫克）
蛋白質	110	脂肪	74
醣類	14	鈉	466
鋅	8.1	鐵	5.0
維生素B2	0.53	維生素B12（微克）	4.8
菸鹼酸	26.3		

58 59

藥膳名稱：方便好記的藥膳名稱。

藥材與食材：製作這道藥膳應準備的藥材與食材份量。

注意事項：同項藥材於某些症狀下很適用，但某些症狀出現時則須避免。您要如何觀察自身情況，享用最適合的藥膳呢？看這裡就知道了。

中藥公會小叮嚀：為您解析這道藥膳的適應症狀與應用秘訣。

作法：簡單幾個步驟，就能親手烹調開懷解憂的藥膳喔！

營養成分表：計算這道藥膳含有哪些營養素。

＊第一部分「導論——藥膳食療抗憂鬱」
將以簡明易懂的方式，介紹如何應用「藥食同源」之原理，藉由食物宣散鬱結之氣、化解憂鬱症狀。

＊第二部分「皇漢養生食譜——快樂藥膳DIY」
為您示範燉／炒／蒸／飲／甜／粥共50道藥膳的料理法，步驟簡單、藥材與食材容易取得，讓您煮得輕鬆、吃得更愉快！

＊第三部分「附錄——藥材索引」
透過照片與解說，帶您認識數十種常見藥材的主治與功效。

藥　材　索　引

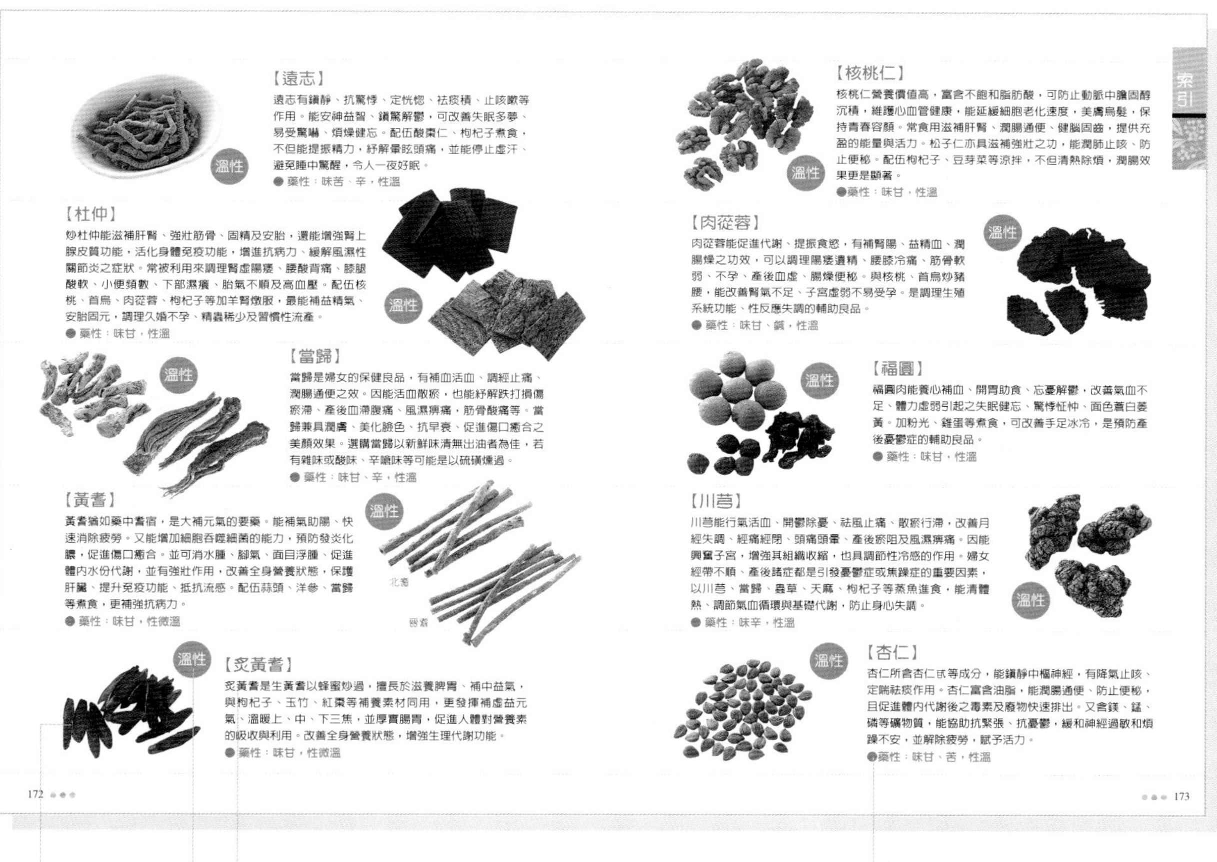

索引

【遠志】 溫性
遠志有鎮靜、抗驚悸、定恍惚、祛痰積、止咳嗽等作用。能安神益智、鎮驚解鬱，可改善失眠多夢、易受驚嚇、煩燥健忘。配伍酸棗仁、枸杞子煮食，不但能提振精力，紓解暈眩頭痛，並能停止虛汗、避免睡中驚醒，令人一夜好眠。
● 藥性：味苦、辛，性溫

【杜仲】 溫性
炒杜仲能滋補肝腎、強壯筋骨、固精及安胎，還能增強腎上腺皮質功能，活化身體免疫功能，增進抗病力、緩解風濕性關節炎之症狀。常被利用來調理腎虛陽痿、腰酸背痛、膝腿酸軟、小便頻數、下部濕癢、胎氣不順及高血壓。配伍核桃、首烏、肉蓯蓉、枸杞子等加羊腎燉服，最能補益精氣、安胎固元，調理久婚不孕、精蟲稀少及習慣性流產。
● 藥性：味甘，性溫

【當歸】 溫性
當歸是婦女的保健良品，有補血活血、調經止痛、潤腸通便之效。因能活血散瘀，也能紓解跌打損傷瘀滯、產後血滯腹痛、風濕痺痛，筋骨酸痛等。當歸兼具潤膚、美化臉色、抗早衰、促進傷口癒合之美顏效果。選購當歸以新鮮味清無出油者為佳，若有雜味或酸味、辛嗆味等可能是以硫磺燻過。
● 藥性：味甘、辛，性溫

【黃耆】 溫性
黃耆猶如藥中耆宿，是大補元氣的要藥。能補氣助陽、快速消除疲勞。又能增加細胞吞噬細菌的能力，預防發炎化膿，促進傷口癒合。並可消水腫、腳氣、面目浮腫、促進體內水份代謝，並有強壯作用，改善全身營養狀態，保護肝臟、提升免疫功能、抵抗流感。配伍蒜頭、洋參、當歸等煮食，更補強抗病力。
● 藥性：味甘，性微溫
北耆
晉耆

【炙黃耆】 溫性
炙黃耆是生黃耆以蜂蜜炒過，擅長於滋養脾胃、補中益氣，與枸杞子、玉竹、紅棗等補養素材同用，更發揮補虛益元氣、溫暖上、中、下三焦，並厚實腸胃，促進人體對營養素的吸收與利用。改善全身營養狀態，增強生理代謝功能。
● 藥性：味甘，性微溫

172

【核桃仁】 溫性
核桃仁營養價值高，富含不飽和脂肪酸，可防止動脈中膽固醇沉積，維護心血管健康，能延緩細胞老化速度，美膚烏髮，保持青春容顏。常食用滋補肝腎、潤腸通便、健腦固齒，提供充盈的能量與活力。松子仁亦具滋補強壯之功，能潤肺止咳、防止便秘。配伍枸杞子、豆芽菜等涼拌，不但清熱除煩，潤腸效果更是顯著。
●藥性：味甘，性溫

【肉蓯蓉】 溫性
肉蓯蓉能促進代謝、提振食慾，有補腎陽、益精血、潤腸燥之功效，可以調理陽痿遺精、腰膝冷痛、筋骨軟弱、不孕、產後血虛、腸燥便秘。與核桃、首烏炒豬腰，能改善腎氣不足、子宮虛弱不易受孕。是調理生殖系統功能、性反應失調的輔助良品。
● 藥性：味甘、鹹，性溫

【福圓】 溫性
福圓肉能養心補血、開胃助食、忘憂解鬱，改善氣血不足、體力虛弱引起之失眠健忘、驚悸怔忡、面色蒼白萎黃。加粉光、雞蛋等煮食，可改善手足冰冷，是預防產後憂鬱症的輔助良品。
● 藥性：味甘，性溫

【川芎】 溫性
川芎能行氣活血、開鬱除憂、祛風止痛、散瘀行滯，改善月經失調、經痛經閉、頭痛頭暈、產後瘀阻及風濕痺痛。因能興奮子宮，增強其組織收縮，也具調節性冷感的作用。婦女經帶不順、產後諸症都是引發憂鬱症或焦躁症的重要因素，以川芎、當歸、蟲草、天麻、枸杞子等蒸魚進食，能清體熱、調節氣血循環與基礎代謝，防止身心失調。
● 藥性：味辛，性溫

【杏仁】 溫性
杏仁所含杏仁甙等成分，能鎮靜中樞神經，有降氣止咳、定喘祛痰作用。杏仁富含油脂，能潤腸通便、防止便秘，且促進體內代謝後之毒素及廢物快速排出。又含鎂、錳、磷等礦物質，能協助抗緊張、抗憂鬱，緩和神經過敏和煩躁不安，並解除疲勞，賦予活力。
●藥性：味甘、苦，性溫

173

● 藥材說明：這項藥材的適應症狀、效能、選購時如何辨別品質優劣等相關事項。

● 藥性與藥味

● 藥材照片

● 藥性分類：此項藥材屬於熱、溫、平、涼、寒哪個特性。

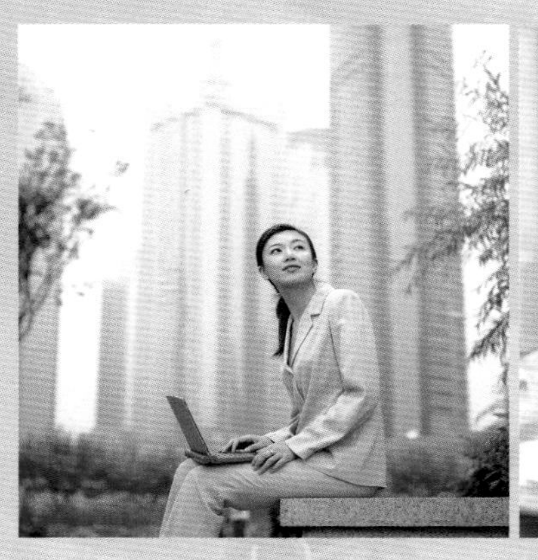
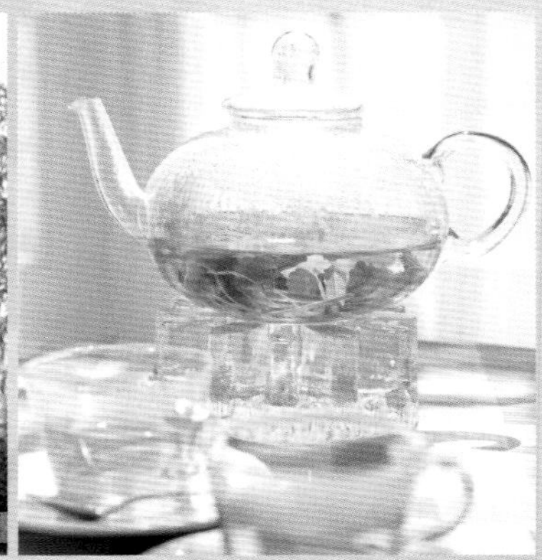
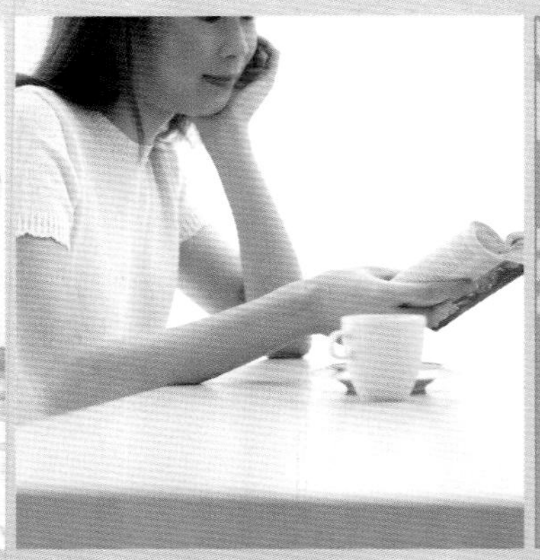

目錄
CONTENTS

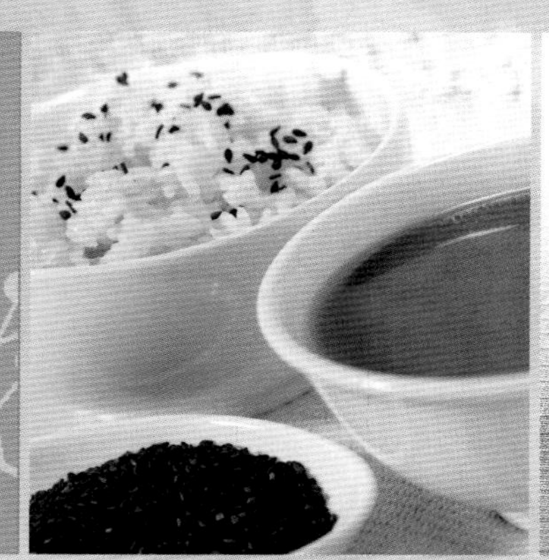
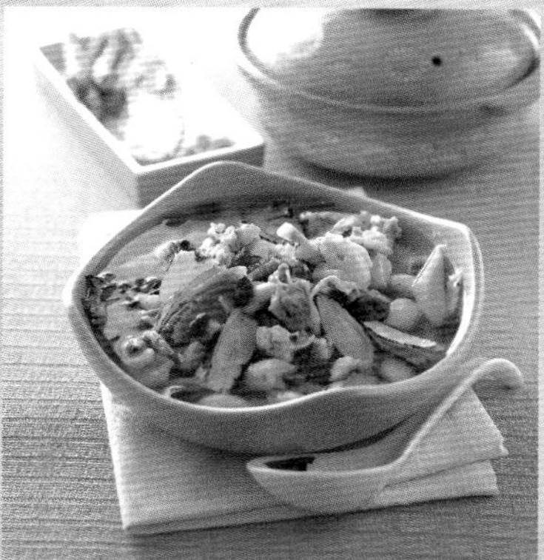
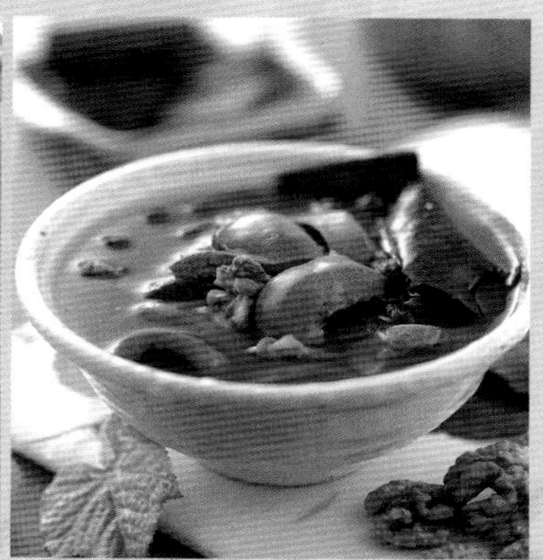

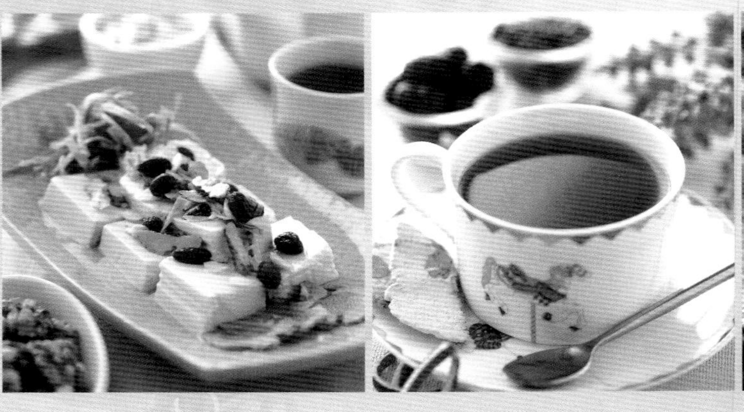
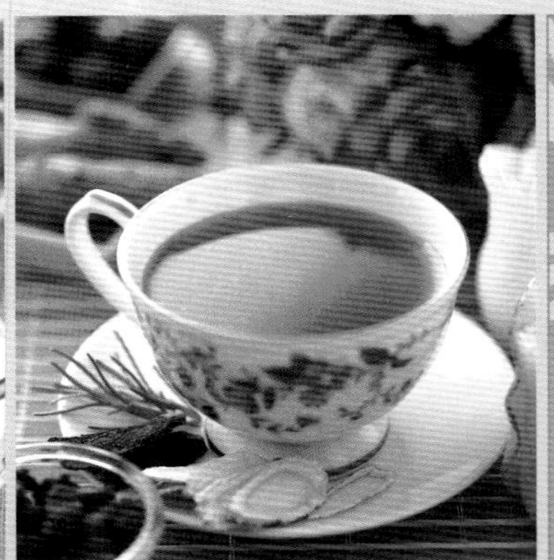

CONTENTS

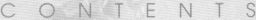

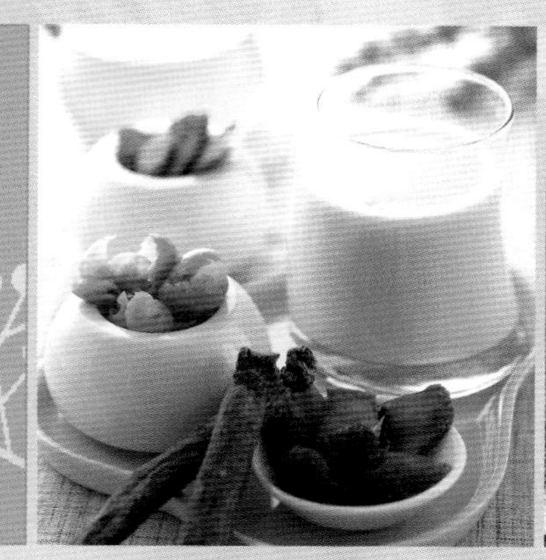
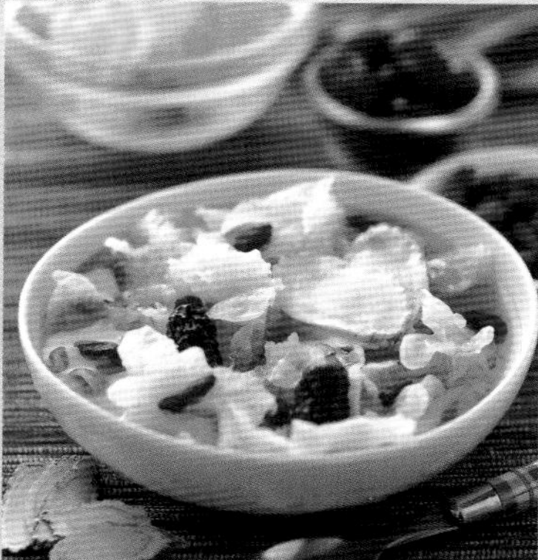
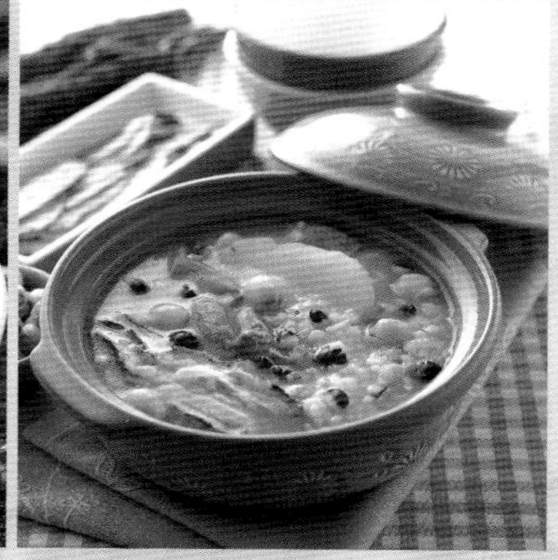

導論

藥膳食療抗憂鬱

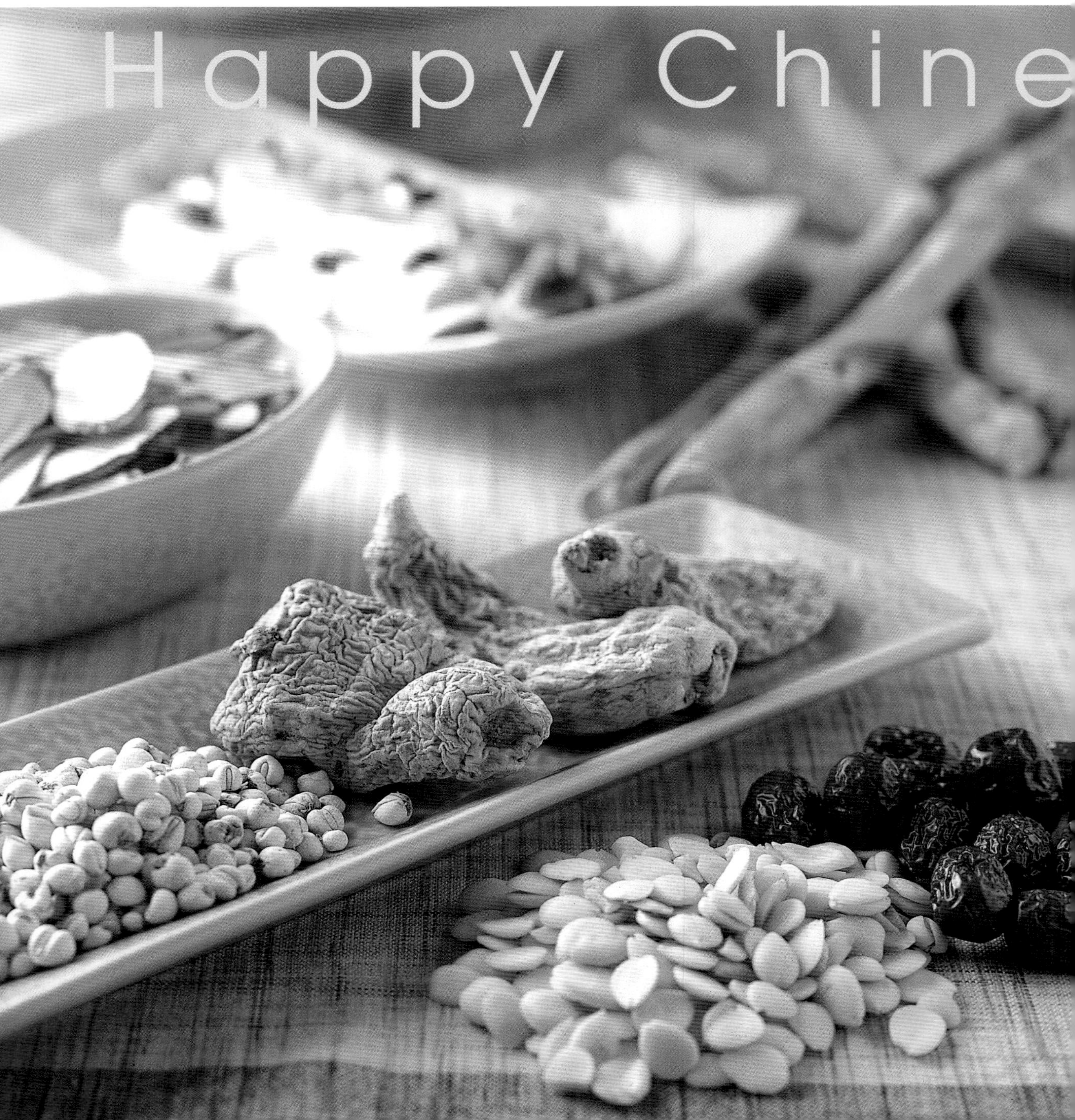

e Herb Meals

認識憂鬱症
為什麼罹患憂鬱症・憂鬱症的分類・憂鬱症的治療

了解自己體質的寒熱虛實
寒性體質的特徵・熱性體質的特徵・實性體質的特徵・虛性體質的特徵

中藥的特性與功能
什麼是「君臣佐使」・什麼是「四性五味」・什麼是「升降浮沉」・
什麼是「藥性歸經」

認識中藥禁忌
配伍的禁忌・妊娠用藥禁忌・服藥時的飲食禁忌

如何煎煮中藥最健康
鍋具選擇・藥物處理・煎藥用水・煎藥前置作業・煎藥火候及時間・
煎藥次數

認識憂鬱症

繼癌症、愛滋病（AIDS）之後，憂鬱症（Depression）也被世界衛生組織（WHO）列為二十一世紀的三大疾病及衛生教育預防重點工作。依據WHO的統計，全世界目前約有3%，近兩億的人口罹患各式各樣的憂鬱症，這股藍色（blues：憂鬱）旋風所襲，造成所謂「心的感冒」的憂鬱症，已是當代文明社會中，威脅人類健康極鉅的殺手。

由於外在環境條件的變化及內在主觀經驗的累積，相互錯綜交集的結果，每個人難免會出現情緒低落、鬱卒煩悶、頭痛睡不好等情況，這種負面情緒通常僅是一時性短暫的反應，在數日內應會有所改善，對身體並無妨礙；但如果持續兩週以上未能轉換心情，且不斷出現沮喪、焦慮、不安、沒自信、失眠、想哭、疲倦、食慾不振……多種反應，而且影響到日常作息與工作，就應該主動找專業醫師評估了。精神科專業醫護人員或心理諮商師能協助我們瞭解真象，切忌病急亂投醫，或不願面對、刻意拖延、隱瞞，因為逃避反而會失去及早發現、及早治療的先機。

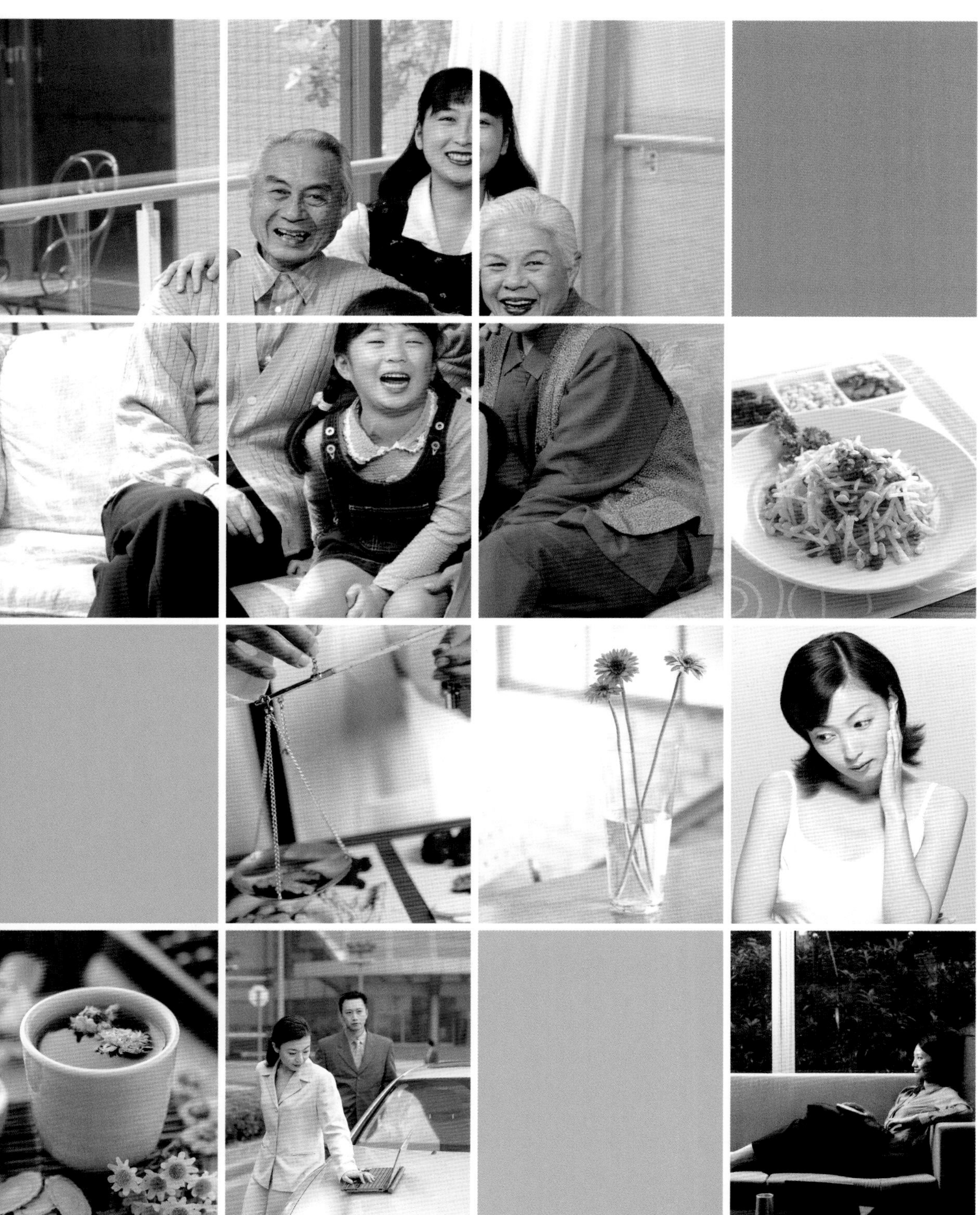

爲什麼罹患憂鬱症

雖然憂鬱症病例日趨增加，但這是怎麼引起的呢？令人難安的是醫藥界對此仍是一知半解，仍在不斷探索其成因。只知引發憂鬱症的原因十分複雜而多變，可說是多因的模式。有的病例是緣於一種病因，有的則是由多種因素共同作用的結果，大致上是可歸納出幾項重要因素。

一、生物因素

有科學家將其歸因為腦内部的生化不平衡。當人面對壓力，身體會釋放一些化學物質，以求生存，但當壓力變成慣性反應，會使腦中的荷爾蒙作用於血清素（serotonin）及其他的神經傳導物質時，引起腦内生化變化，而造成血清素短缺或腎上腺素（adrenaline）、皮脂醇（cortisol）等分泌失調，而使人發生憂鬱症。

這個成因說明了一個事實，壓力確實會影響生理變化，憂鬱症終究是與壓力相關的，甚至有醫者認為壓力是憂鬱症的原發病因。

二、遺傳基因

根據家族病史研究發現，憂鬱症患者的一等親罹患憂鬱症的機率是一般人的2至10倍；同卵雙胞胎同樣罹患憂鬱症的機率是50%，而異卵是10～25%，顯然父母親有憂鬱症，則子女罹患此情感性精神疾病的機率高於一般人許多，此與體質基因因素有密切關係。

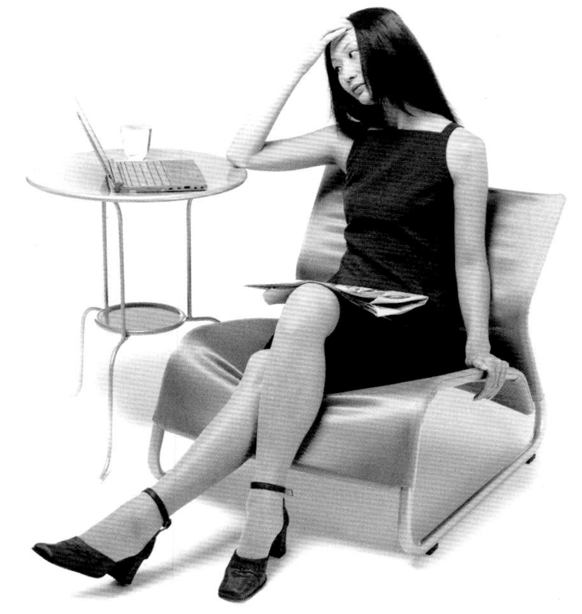

三、心理因素

憂鬱症患者的人格特質多數是完美主義崇尚者，或是依賴性格明顯者，或是負面悲觀思考模式、杞人憂天者。平日表現得積極、認真、自我要求高、負責任、小心謹慎、不放心假手他人辦事、剛正不阿、患得患失、較無緩和空間，相對也會以比較高的標準來要求別人，一旦別人達不到，自己會有較激烈的反應或自責，無法忍受瑕疵或別人的馬虎行事，也拒絕面對失敗或負面之批評……，這種性格表現者，通常也是憂鬱症的好發族群。而有此性格特質者與遺傳基因亦是關係密切。

四、社會因素

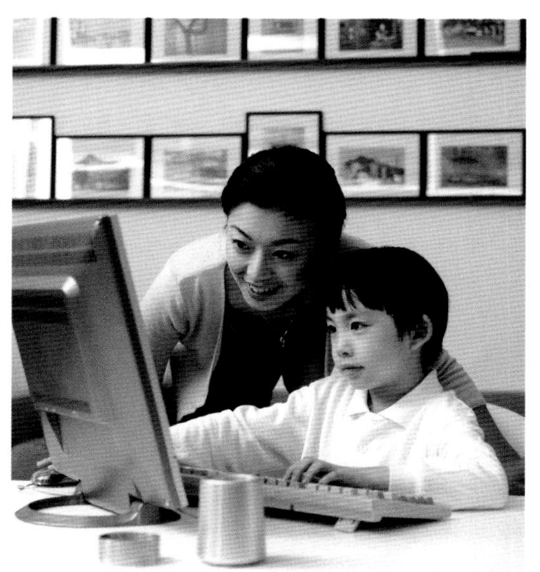

成長過程不愉快，如孩提時創傷的經驗、早年不被關愛、受虐；負面的生活事件或痛苦的生活經歷，如頓失親友、喪偶、離婚、失業、負債；或是人際關係不和諧，如家庭關係惡劣、婆媳不和、婚姻狀態不穩定、兒女問題、友人背叛、同事相處不睦、升遷管道障礙……等，都可能引發不同程度的情緒反應，當無法妥當處理，覓得適當的抒發窗口，即可能引發憂鬱症。

五、健康及用藥因素

健康狀況所產生的壓力，如某些疾病或久病不癒，內分泌失調、腦中風、腦瘤等；或是青春期心理變化，或是產後、更年期身心及生活壓力之變化；抑或長期服用某類藥物，如服避孕藥、抗癌藥、降血壓藥物等，可能有導致憂鬱症的副作用；或有濫用藥物經驗及酗酒等，罹患的機率會相對提高。

憂鬱症的分類

憂鬱症的異質性很高，本身可能就是一群症狀特徵的描述；再加上隨著社會結構的改變、人際關係的疏離、社會競爭的提高，及相對支持體系的式微，憂鬱症患者也因此逐年增加，不僅國外趨勢如此，國內亦不例外。而且這還經常合併其他疾病，如精神疾病、慢性病、文明病等；而憂鬱症的盛行率，女性約比男性高兩倍，這可能跟社會經濟因素，較高機率在孩童時期受到性侵害或家暴受虐，或成年受女性荷爾蒙的影響，而罹患產後憂鬱症、更年期憂鬱症……等有關，至於老年人獨居、鰥寡、多病久病、生活能力及經濟能力低落……等，都可能相關。

基於種種複雜原因，也無法將憂鬱症之類型做一具體分類，有的為釐清病因，而分成原發性及次發性；有的依其症狀輕重表現，分為重鬱症、躁鬱症、輕鬱症、假性憂鬱及季節性憂鬱症等五級分類；而目前臨床診斷上較一致性之標準乃是依據美國精神醫學會所訂的診斷表。

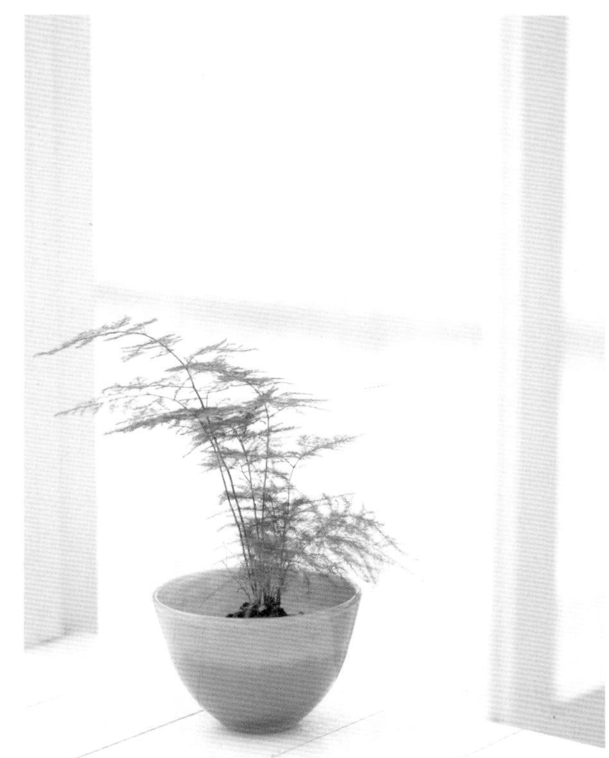

美國精神醫學會於1980年將憂鬱症的診斷條例化，將憂鬱症分為重型憂鬱症（major depressive disorder；國內醫界亦有稱為主要憂鬱症）及輕型憂鬱症（dysthymic disorder；亦稱為輕度憂鬱症）；1994年修訂的精神疾病分類手冊（又稱為精神疾患診斷標準手冊）第四版（DSM-IV），對憂鬱症之診斷如下所述。

一、重型症的診斷準則

1. 經常感到情緒低落、沮喪、絕望或空虛；或經常呈現哭泣現象，露出鬱鬱寡歡的表情。
2. 對日常活動明顯失去興趣或樂趣，活動量也減少。
3. 因胃口不佳而體重顯著下降；或因進食多而體重顯著增加，一個月內體重改變5%以上。
4. 經常失眠或睡眠過度，甚至天天如此。
5. 精神活動激昂，常激躁不安，或反應呆滯遲緩。
6. 常感到疲勞、全身乏力、缺乏活力。
7. 常自覺無價值感，或過度、不適當的罪惡感。
8. 無法集中思考、注意力減退，腦力常現空白感，或處事猶豫不決、退縮，判斷力變差。
9. 反覆地有死亡念頭，而沒有特殊計畫或企圖自殺的行動，有的則已有一強烈、詳細的自殺計畫。

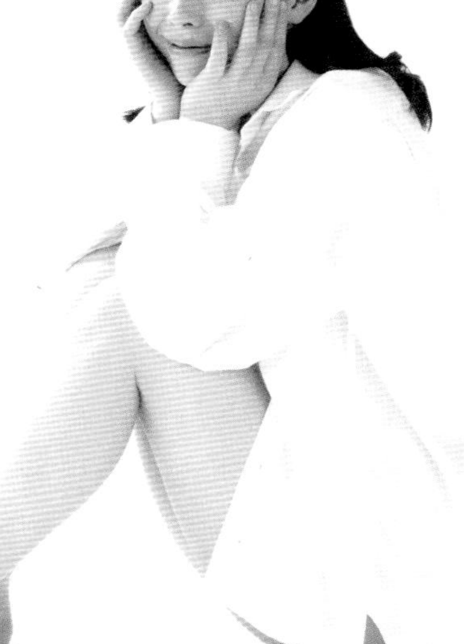

在兩週內，同時出現上述1.或2.，以及3.至9.中其中的四項症狀，而且此症狀並非來自藥癮、酗酒、藥物反應或其他生理病症，同時已明顯影響到人際關係、工作或是生活作息等功能，則可歸屬於此類。

二、輕型症的診斷準則

1. 憂愁的情緒反應持續兩年以上，兒童或青少年則呈現激動不安、煩躁的現象至少一年以上。

2. 呈現下列情況至少有兩項：

（1）食慾不振、食量小或食量過大。

（2）失眠或睡眠過度。

（3）疲倦乏力。

（4）缺乏自尊心，覺得自卑。

（5）注意力變不集中，猶豫不決。

（6）常有無助感。

3. 兩年內（兒童和青少年為一年內）發病時至少有上述1.和2.的症狀，至少持續兩個月以上。

4. 發病的最初兩年（兒童和青少年為一年內）沒有重症型憂鬱症之症狀；換言之，並非是重症型憂鬱症部分症狀減輕或消失。

5. 未曾有狂躁症、輕躁症或躁鬱症，以及循環性情感疾病之診定者。

6. 非精神分裂症或妄想症型的憂鬱症症狀。

7. 所呈現症狀已顯著影響社會功能、損及職業功能等。

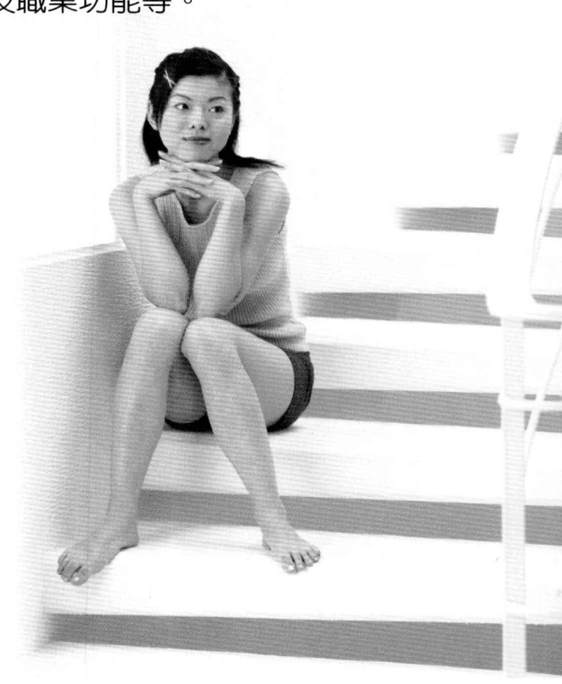

憂鬱症的治療

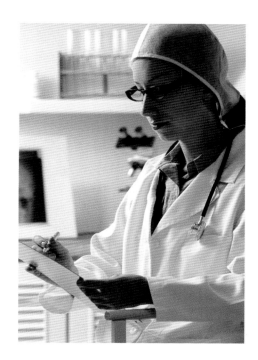

憂鬱症已是十分普遍的精神疾病，但有可能自己誤判為普通心理問題，也有可能擔心被家人或社會排擠而隱瞞不就醫，而錯失了及早治癒的機會。或有患者會質疑憂鬱症到底能不能痊癒，在醫學領域內答案是肯定的，而且能恢復正常的身心功能，及社會社交、工作職業的正常角色。不過憂鬱症的復發機率亦不容忽視，畢竟它有慢性化、反覆發作的特性。透過藥物治療、精神支持、心理建設，以及飲食調整……等各種管理之協同治療，加上復原後，有必要持續維護平穩的情緒控制，及適當地修正個人性格上的不利因素，產生對社會環境及人際關係的信任感與共識度，則遠離憂鬱、擁抱幸福歡樂是唾手可得的。

目前針對憂鬱症的治療，主要透過以下幾種方式。

一、生物治療

包括藥物治療和電痙攣治療。藥物治療是經由專科醫師評估症狀，依作用機轉，施治以適當的藥物，例如三環抗憂鬱劑、選擇性血清促進素、單胺氧化酶抑制劑……等，一定要由專科醫師處方，並遵循指示服用，切忌自行變更服藥時程或種類，或是自行改變劑量。

俗稱電擊療法的電痙攣治療，能成功地治療重症型憂鬱症，或有自殺傾向的憂鬱症。

二、精神療法

所謂心病心藥醫，憂鬱症之發生與心理層面息息相關，在施治時，精神療法是十分重要的。將習慣以消極或負面心態為出發點的心理機轉，調整成積極、正面的機轉，而建立信任人際關係、有自信、成熟穩健的態度，減少來自內外在的壓力，並尋求、提升家庭與社會的支持力；再者改善不良的認知狀態，調整成較具彈性，較具包容與體諒的心態，以樂觀、欣然的心情重新面對生活與生命。

此外，良好的生活習慣，包括飲食調理、規律生活步調、運動習慣之養成等，都可以有效改善憂鬱症，重整生命觀。

1.飲食調整

攝取適當的食物，或是有緩和憂鬱症狀的食療膳，已被確定有消除情緒障礙的效果。例如攝取維生素B群，其中B1、B2、B6、B12都能助人對抗壓力；B1又被稱為抗神經炎維生素，缺乏時易造成脾氣不穩、發怒、神智不清、鬱鬱寡歡、思考消沉、食慾不振等現象。

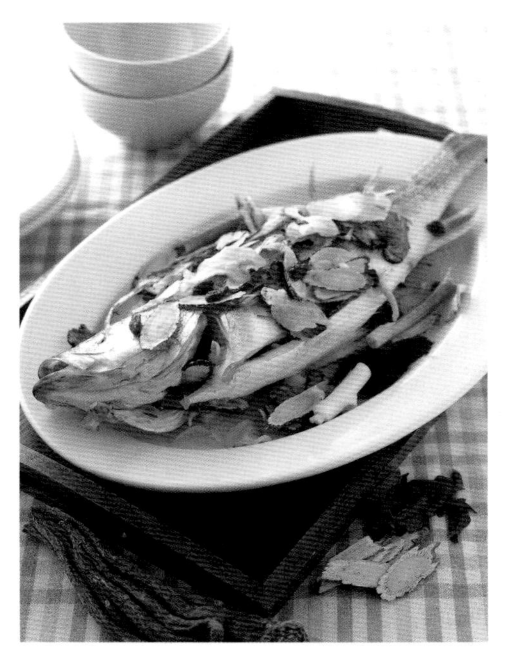

而B6則有利神經傳導，減輕情緒起伏頻率，緩和口服避孕藥、抗憂鬱藥所帶來之副作用；而菸鹼酸（B3）、泛酸（B5），對防止疲勞、抑鬱、對抗緊張有效，B3還是維持正常腦機能、維護神經傳導所不可或缺的，所以多攝食富含B群的食物，如五穀雜糧、白色肉類、深綠蔬菜、果實種仁、魚類、蛋類、牛乳等，都有助調和精神狀態。

再者，富含碳水化合物者，如全穀類、麵食類、根莖類等食物，能幫助血清素之分泌，提升抗憂鬱的指數。

至於各種礦物質，如鈣、磷、銅、鐵、鎂、錳……等，都分別具有提振活力、減輕疲勞、除煩解憂、促進神經傳導……等作用，多攝食含有此類營養成分的食物，對消弭憂鬱症有正面效果。

其他如維生素C或富含蛋白質、各種胺基酸的食物，選擇有助安心寧神、促進腦神經傳導，及提升睡眠品質和紓解壓力作用的食物，都有食療效果。

至於能解壓除憂的中藥材，如本書所使用的天麻、大棗、酸棗仁、百合、何首烏、金線連、粉光參、冬蟲夏草、桂圓肉、人參、黃耆……等，依據君臣佐使之比例，參考藥物之四性五味及升降浮沉特質來配伍相關藥材、食材所烹調的養生食療膳，都具有緩和精神刺激、紓解緊張壓力、增強抵抗力、快速消除疲勞、提振活力、強化體能、安定心神、提升睡眠品質等作用；善用適當的中藥材來緩和憂鬱症狀，是治療憂鬱症極重要的輔助療法之一。

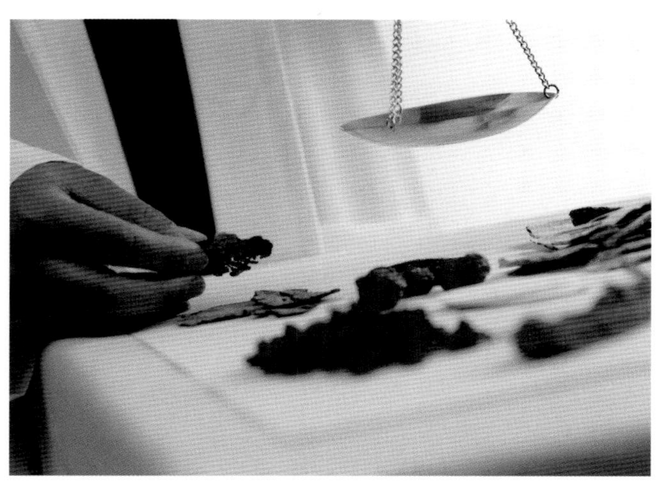

要攝取能抗憂鬱、提升解壓能力的食物之同時，亦要排除某些可能加重憂鬱症狀的食物，要避免進食富含酪胺的食物，如乳酪、火腿、培根、香腸、罐頭肉等；或是含咖啡因的咖啡、巧克力、茶、可樂等；以及可能與抗憂鬱藥產生衝突的，如酒類，所以要特別注意到所服藥劑的相關說明，確實遵守藥物與飲食間的禁忌關係。

2. 規律生活步調

例如養成早睡早起、避免熬夜、定食定量等習慣，若能有課業或工作規劃進度表，可依其進度安排作息，將更能激發生活的動力；同時可多閱覽勵志類、休閒類或幽默類書刊或視訊傳播節目，並安排休閒活動，參與社團、宗教活動，都有助緩和與減輕生活壓力，降低復發率。

3. 養成運動習慣

從事有規律且定量的有氧活動，最能鬆弛與平衡身心的緊張狀態，例如瑜伽、游泳、慢跑、快走、有氧體操、舞蹈、拳術、登山……等，都能強化體能，提升抗壓能力。但切忌過度過量，以免形成身心額外負擔，而加重壓力。

建議多從事戶外運動，結合休閒與活動，接受大自然與陽光的洗禮，或多多接觸群衆，打開心扉，不但能放鬆心情、減輕緊張，也可促進循環與代謝，有助體內分泌較多能產生愉悅的腦內啡（endorphin），增進抗壓解憂鬱的效果。

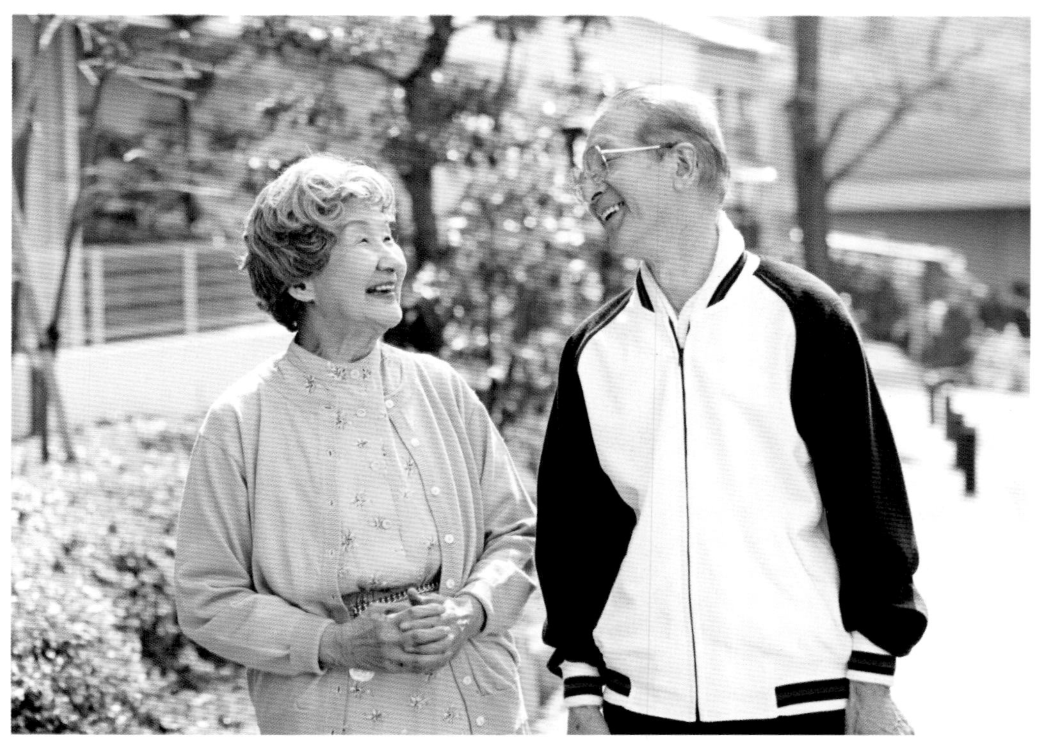

其他靜態的活動，如宗教信仰的禱告、祈福，或是團體心理治療、音樂治療、冥想、歌唱等，都有助於拋棄不良的認知，接受新的觀念，並且能讓身心獲得真正的抒發與調節。

以上這些活動都可以交互進行，從中確實可以獲得愛人與被愛的互動，重拾自信心與自我尊嚴，軟化僵硬的人際關係，重建社會及個人的價值觀，獲得更豐富的社會支持，進而有沉穩的情緒表現，積極主動的工作或求知動力，也會有更健康的體能。而最關鍵的是，個人要時常抱持著喜悅心、寬容度，則遠離憂鬱是可期的。

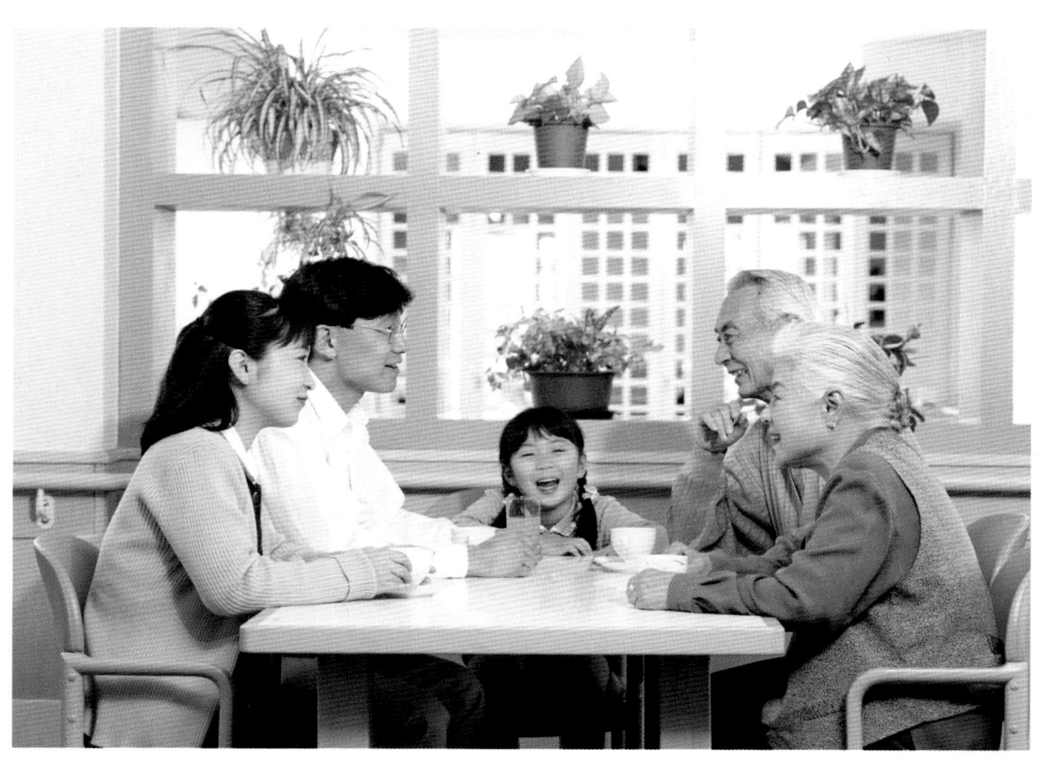

認識體質的寒熱虛實

中醫診治時能否對症下藥，能辨識每個人的體質也是關鍵之一。傳統醫學講究整體觀，重視人與自然界的關係，兼顧四時氣候變化、地理環境對健康的影響，針對不同的狀況，在選擇藥物與食材的時候都要符合相輔相佐、適時為用的原則。運用在飲食養生保健上亦秉此規則，並結合個人體質體況的特質及病勢表現，進行全面性的調理改善，始能從根本來提高健康指數，減輕病痛，降低罹病率。

因此，打造健康基礎，從認識了解自己的體質做起，依「熱者寒之、寒者熱之」、「虛則補之、實則瀉之」的大原則來補氣、補血、調節虛實，這也是最根本、最見功效的養生準則。

體質有寒、熱、虛、實四種證型，也就是我們一般所說的，寒就是冷底，熱就是火氣大，容易上火；虛則可分氣虛、血虛、陽虛（虛寒）、陰虛（虛熱）；實有實熱（實火）、氣滯、血瘀及痰濕等類型。

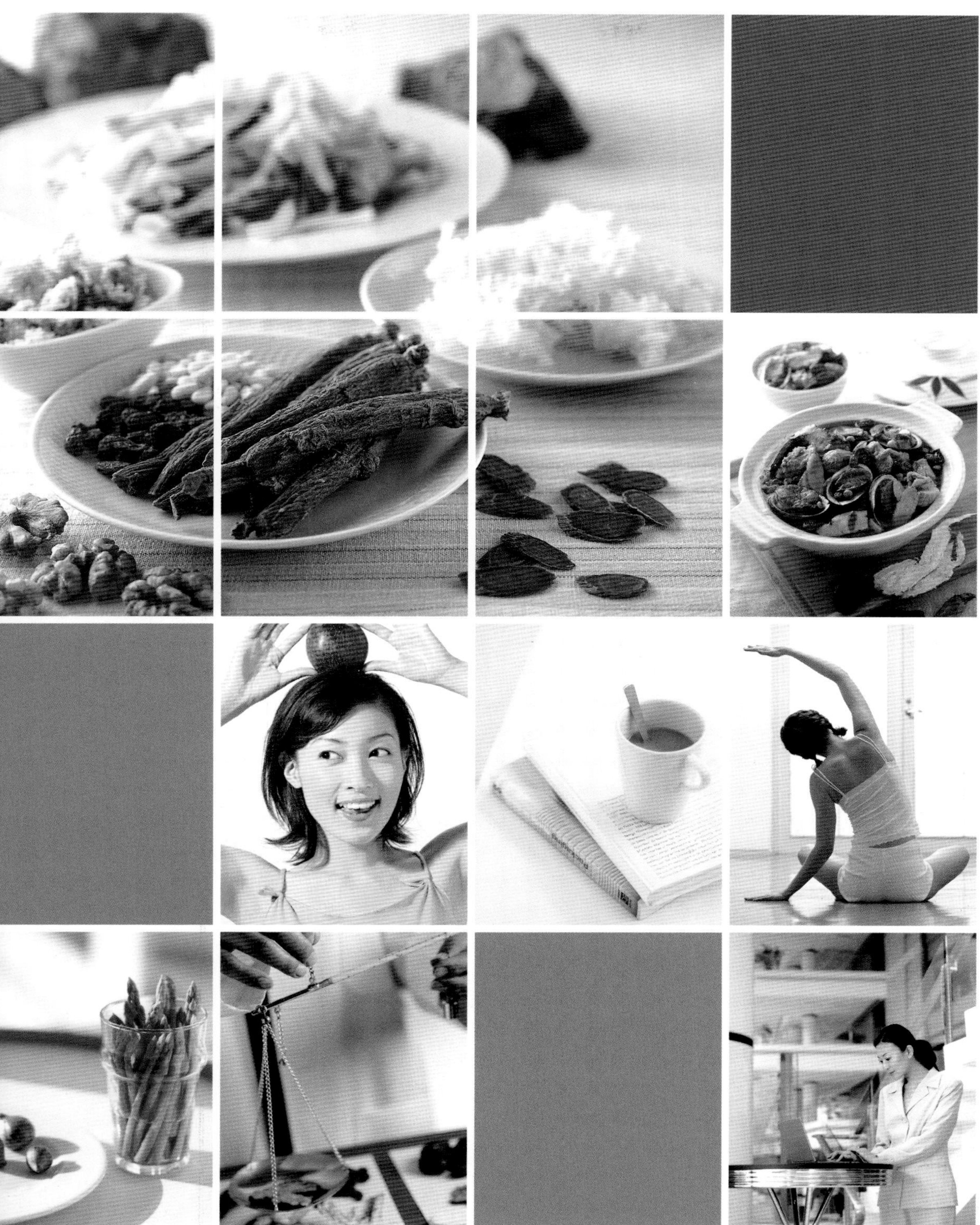

每一種體質的大致表現，略述如下：

寒性體質的特徵

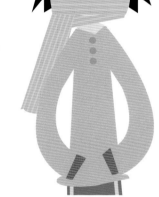

* 容易手足冰冷，怕風怕冷，不喜歡待在冷氣房。
* 容易疲乏無力，說話有氣無力，行動力低。
* 臉色蒼白，唇色不紅潤，舌色較淡紅。
* 大便稀薄，經常腹瀉，小便清長，尿色淡。
* 易頭暈，呼吸短促。
* 偏好熱食、熱飲，但不常覺得口渴想喝水。
* 女性生理週期較遲。

熱性體質的特徵

* 容易口乾口苦、口臭喉燥，嚴重時汗臭味、體味明顯。
* 喜歡冰品冷飲，不喜熱食。
* 怕熱，體溫觸摸感覺較高，但非發燒。
* 容易煩躁、便秘。
* 臉常紅脹，較易冒青春痘，或皮膚過敏病變。
* 睡不安寧，睡眠淺而多夢。
* 尿液少而尿色較深。
* 舌頭偏紅，有厚黃舌苔。
* 較容易緊張、興奮。

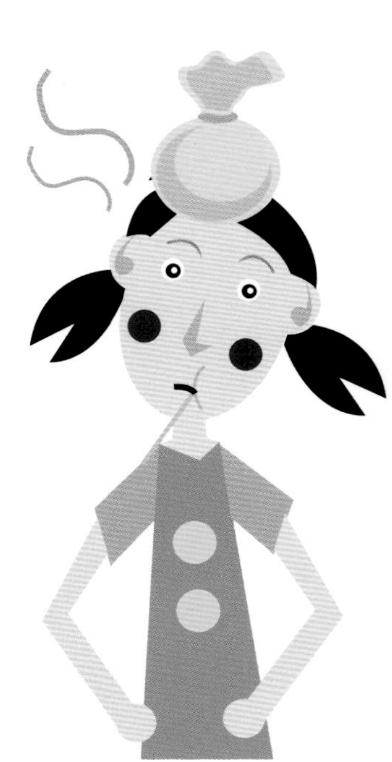

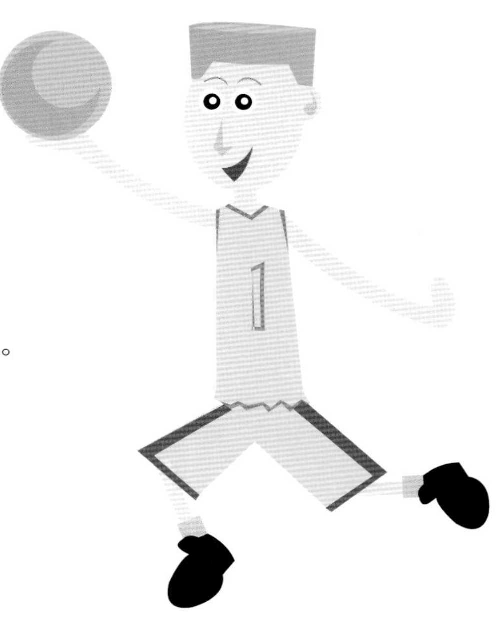

實性體質的特徵

* 言語、行動力足，活動量大。
* 身強體壯，肌理壯碩。
* 聲音宏亮、善言語，體力充沛且較持續。
* 少流汗，便秘、尿色黃。

虛性體質的特徵

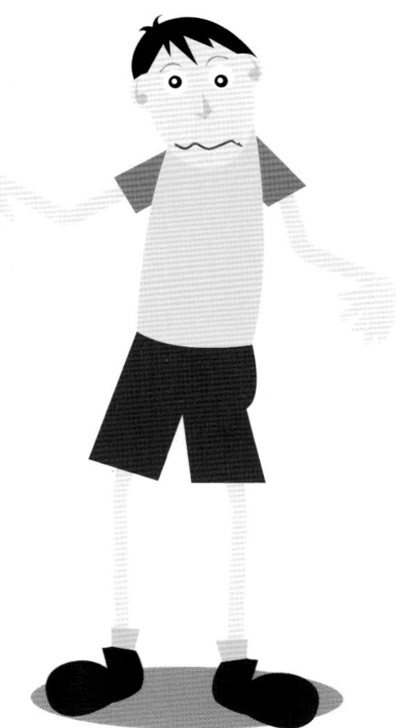

氣虛型

* 臉色蒼白、不喜言語、食慾低落、食量少。
* 不善與人交往，不喜歡活動，動輒頭暈、氣促。
* 久病不癒，重症者多屬此型。

血虛型

* 臉色蒼白，甚至面有菜色，形體消瘦，無精打采。
* 毛髮稀疏，易掉髮，髮色淡。
* 指甲蒼白，唇色不紅潤。
* 女性生理期遲，月經量少。
* 容易頭暈目眩、失眠、心悸、恐慌、健忘。
* 婦女產後、生理期後、或術後或發生大失血者較易發生血虛現象。

陽虛型

- 陽氣不足，畏寒怕冷，怕吹冷氣、怕風。
- 嗜睡，易疲憊乏力。
- 喜歡熱飲熱食，但不常覺口渴想喝水。
- 手足冰冷，腰尻發冷，膝蓋時感無力，臉色蒼白。
- 性慾減退，陽痿早洩，缺乏性致。
- 尿多色淡，且較易腹瀉。
- 多發生在男性。

陰虛型

- 陰血不足，盜汗自汗，手心足心發熱冒汗。
- 經常口渴，偏好冷飲，但未必能充分解渴。
- 形體消瘦不豐盈，心浮氣躁，易情緒失調。
- 小便黃、便秘。
- 臉色發紅頰發燙，舌頭紅，失眠多夢。

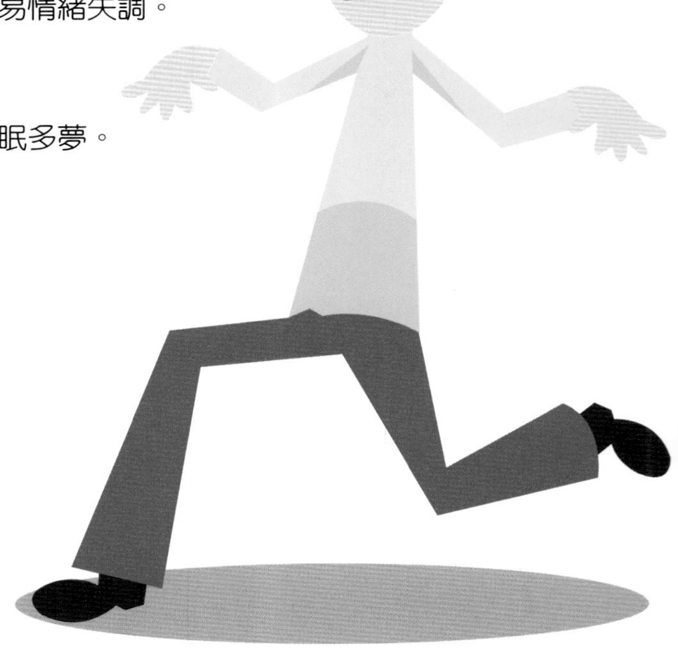

雖然人的體質大致可依以上現象來分類，但別忽略了，人是一個有生命的機體，其複雜性難以言喻，體質表現往往不是單一的或是可絕對分類的。尤其是生活在人際關係錯綜複雜的大都會，加上四季變化多端，家庭、工作等壓力源源不斷，還有對飲食及生活起居的特殊偏好，以及食品過度精製化、人工化……，以上種種原因造成寒熱虛實夾雜之現象比例愈來愈高，身心平衡調節的機制卻愈來愈低落。所以進行中醫治療也好，進行養生保健膳食之調理也好，務必要以全面性、整體性之考量為導向，才能取得適當的調節效益，發揮保健養生、延年益壽的作用。

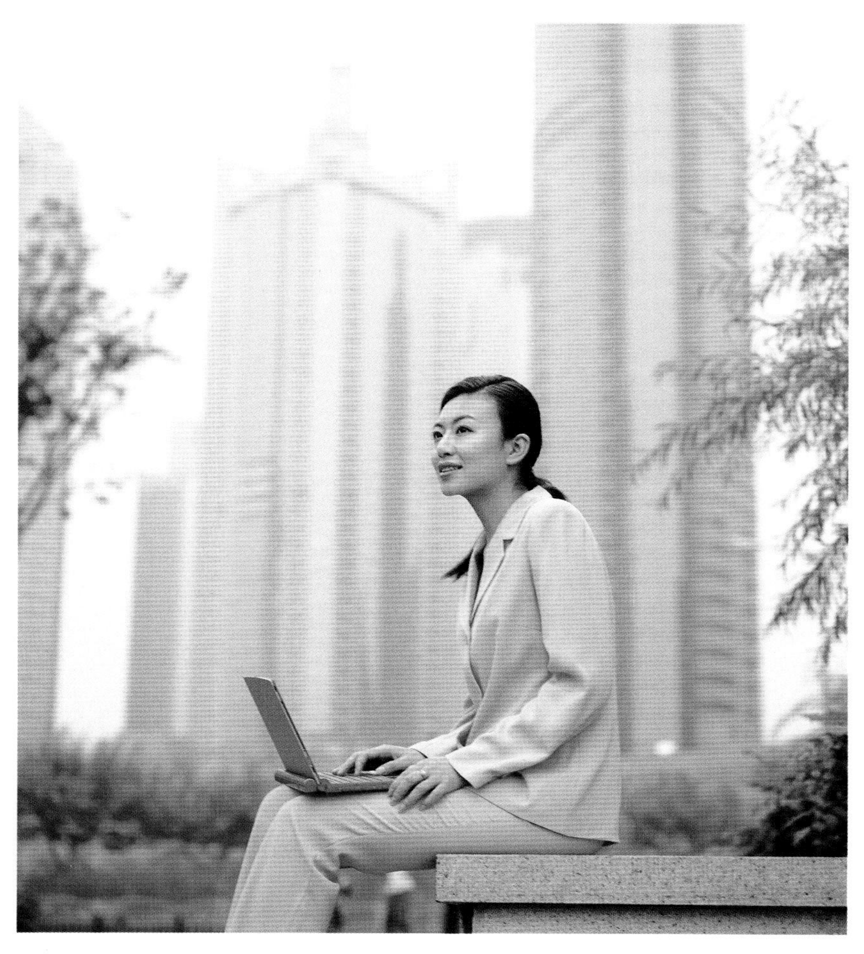

中藥的特性與功能

自古迄今，隨著用藥知識和實際經驗的累積，中藥處方的用藥逐漸由單一味藥（單方），發展到使用多味藥物的組合方（複方）；進而將藥材、食材搭配運用，衍生出食補、食療等多種可直接運用在日常生活食飲上的方法。

在這看似簡單的運用過程中，並非隨心所欲、亂無章法，而是有一定的比例原則。根據不同藥物會在人體中引起的特有作用，或是它在處方中所扮演的是什麼角色，於是有了——君、臣、佐、使——的意象比喻。《內經・至真要大論》言明：「主病之謂君，佐君之謂臣，應臣之謂使。」又說：「君一臣二，制之小也；君一臣三佐五，制之中也；君一臣三佐九，制之大也。」在《神農本草經》亦記載有：「藥有君臣佐使，以相宜攝合和。」說明了中藥處方中有君、臣、佐、使的結構區分和藥物配伍的主從關係，這就是最基本的用藥準則，本書之養生快樂藥膳也是根據這個原則來配伍。

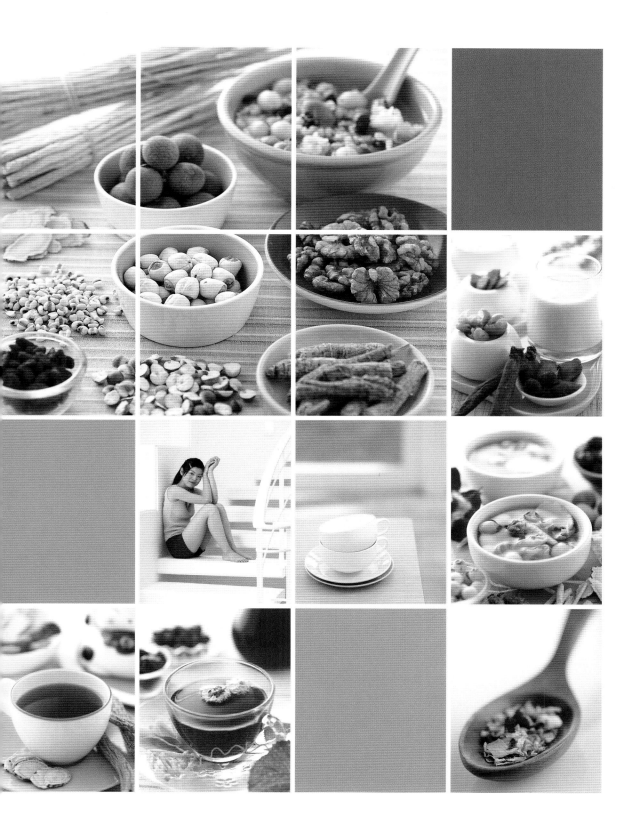

君臣佐使

● 君藥：

即主藥，根據疾病的主要症狀，選擇主治的藥物，以達到獲癒之目的，此種有針對性的藥物就是君藥。一般是藥效大、用量大的藥，可取一至二味，甚至多味當君藥，通常是列在藥方之首。養生食療方一般少用單味藥品來長期食用，因單方的劑量會相對加多，長期累積下來，恐對體內器官造成負擔，產生副作用。

● 臣藥：

即輔藥，是輔助君藥，加強治療作用或補強其效益的藥物。君藥會因臣藥之相輔相成，發揮更大的治療效果。

● 佐藥：

即兼藥，其作用既輔佐君藥，並協助兼治次要的其他症狀，或是減少主藥的副作用，或是消除病人拒藥或無法吸收藥效的現象。

● 使藥：

即引藥，為引經藥或調和藥，是為了引領或驅使藥性抵達生病的身體器官或組織，讓藥效能直接在適當部位發生效果，這與歸經效能相關；或者是調和各藥的藥效，使整體藥效能充分發揮，達到最佳效果。

遵循這個原則來配伍搭食，既能對症下藥，治癒主要病症，又兼顧了次要症狀；同時也約制了藥物間可能產生的互斥，以及調和了人體對藥物吸收的機制；所以因為有君、臣、佐、使的角色扮演及劑量分配，藥物彼此間互相協調，發揮所長，又制約或互補不足，而達到既能癒病又兼及養生保健之目的。

四性五味

藥物之所以具有治療作用，就因為它本身具有性味，表現出藥性與滋味。而以食物或食物配伍藥物來進行養生或食療，也因為食物和藥物一樣，亦各具不同的性味，這也就是「藥食同源」觀念的延伸；而性與味各有區別，又互有關聯，須綜合運用。

藥性又稱藥氣，一般分類為四，稱四氣，就是寒、熱、溫、涼四種藥性，寒涼與溫熱是相對的，而寒與涼、溫與熱，則是藥性相似，只是程度上有差異。

藥物、食物的四氣性質並不是從字面或物體的表現去解釋，例如熱騰騰的食物未必就是熱性食物，放涼了的也未必就變成寒涼之性；而是根據藥物或食物進入體內後所產生的影響或發生的反應，總結歸納出來的。例如酒液、薑汁喝了之後，會令人自舌尖以至於全身發熱發汗，還有祛寒暖身的作用，這就屬於溫、熱之性。西瓜、香瓜吃了則令人心涼脾胃開，暑意大消，但在寒冬或冷氣間大啖西瓜，可能全身起雞皮疙瘩，這就是典型的寒或涼性。

作用在人的身體上，能治療熱性病的藥物屬寒、涼之性；能治療寒性病的藥物屬溫、熱之性。藥性經過長期的實際經驗累積，絕大多數的屬性都能被掌握，根據「寒者熱之，熱者寒之」的大原則，針對病症情況療寒以熱藥、療熱以寒藥，則大大增加獲癒的機會。

- 溫、熱藥多數具有溫中、助陽、散寒等作用，常用來治療寒性病症。
- 寒、涼藥多數具有清熱、瀉火、解毒等作用，常用來治療熱性病症。

此外，有一些藥物的性質較為平和，稱為「平」性，因它的反應或作用，不像其他四性藥那麼明顯，所以一般還是慣稱藥有四性。

五味，就是辛、甘、酸、苦、鹹五種不同的滋味；另有淡味和澀味，但淡味的滋味不顯著，澀味的作用與酸味相近，所以習慣上還是稱「五味」，而不稱七味。這些味是根據味覺器官辨別出來，或是藥物在人體內反應出來的效果來確定的。

滋味不同，作用也不同：

- 辛味：有發散、行氣或潤養的作用；通常能發汗、能行氣的藥物，都有辛味。某些補養性藥物也具辛味。
- 甘味：有滋補、和中，能緩急的作用；通常是滋補性或調和性的藥物，多數有甘味。
- 酸味：能收斂、能固澀，一般有酸味的藥物多具止汗、止尿、止瀉、固精、止渴等作用。
- 苦味：有瀉火、通泄、燥濕、下降的作用；一般具有清熱解毒、燥濕、通便、降逆的藥物，多數有苦味。
- 鹹味：能軟堅、散結或瀉下；一般能消散腫結，潤燥通腸的藥，往往都具有鹹味。
- 淡味：能滲濕利尿；一般將淡味與甘味並列。
- 澀味：能收斂止汗、固精止滑、止瀉、止血，作用與酸味同。

以現代營養學而論，藥味道的不同，與所含的成分有關，例如辛味多含揮發油，甘味多含醣類，酸味多含有機酸，苦味有的含生物鹼、甙類或苦味質，鹹味則多含有鹽分等。

每一種藥物或食物都具有一定的氣和一定的味，其中錯綜不同，產生的作用便不同，必須綜合運用，才能發揮最大效益，在辨識藥物時，並不能將其性、味孤立，因為性同味不同，或味同性不同，或性味皆不同，其功效就有所區別了。在實際養生食療的運用上，如果能掌握氣和味，配合人體質況之所需，配伍適當性味之藥材及食材，其效果才是具體的。

升降浮沉

藥物有不同的趨向，升是升提，降是降逆，浮為上行發散，沉為下行瀉利及收斂。所以升浮的藥物，多數主向上、向外；沉降的藥物主向下、向內。此升降浮沉的趨向是依藥物氣味的厚薄及質地的輕重來決定：「味薄者升，氣薄者降，氣厚者浮，味厚者沉」、「酸鹹無升，甘辛無降，寒無浮，熱無沉」，是以藥物的升降浮沉也是中藥應用上的規則之一。

● 升浮藥材

能向上、向外，屬陽，有發汗、催吐、祛風、散寒、開竅、升陽發表等功效。多數是味甘、辛，性溫、熱，而質地較輕的藥材。

● 降沉藥材

能向下、向內，屬陰，有降氣、清熱、利水、止吐、平喘、斂汗、瀉下、安神、消積等功效。多數是味酸、苦、鹹、澀，性寒涼的藥物。

相應於人體發生疾病的部位，有上、下、裡、外之別，會表現出四種病勢：向上，如嘔吐、咳喘；向下，如泄瀉、遺精、婦女陰道異常出血等；向外，如盜汗、自汗；向裡，如畏寒、頭暈目眩，在施藥時即需針對症狀給予相應的藥物。病勢向上在表，則用升浮的藥物，病在裡向下者，則用沉降性質的藥物來施治，運用在藥膳食療方，其規則不變。

藥性歸經

藥物依各別的性味，會對人體不同臟腑、經脈產生特殊的作用，例如某味藥物歸經入胃經，表示它能產生療治胃及胃經脈病變的作用；再者，一種藥物有的歸入一經，有的歸入二經或數經的，說明了藥物在人體發揮作用，各有它的適應範圍。能歸入較多的經脈，表示其適症範圍也較廣。

換言之，將藥物與五臟六腑十二經脈的關係密切地結合起來，說明某一味藥對某些臟腑經脈的病變產生主要的療治作用，就是所謂藥物歸經的用藥規則。而此規則也是人類自古以來，經過長時期的臨症觀察，分析比較，總結歸納而成的。

而一個病症，所牽引到的臟腑、經脈，以及反應出來的症候，都必須經過辨證，因此在用藥上，不能只拘泥於藥性歸經之來去，至於藥之性味都須全面考量，否則難免以偏概全，無法掌握治病的先機。

關於藥物的歸經，與五味之間亦有一原則性的歸納，《內經・五臟生成篇》述及：「心欲苦，肺欲辛，肝欲酸，脾欲甘，腎欲鹹，此五味之所合也。」也就是說，苦味能入心，辛味能入肺，酸味能入肝，甘味能入脾，鹹味能入腎；加上不同藥物有不同性質，熱藥治寒症，寒藥治熱症，調和四性五味，及斟酌君、臣、佐、使的比例分配，並搭配藥性之升、降、浮、沉，再掌握宜忌等規律，則藥物與食物的搭配，及藥物彼此間的相互協調，將會充分地發揮食療養生及保健的作用。

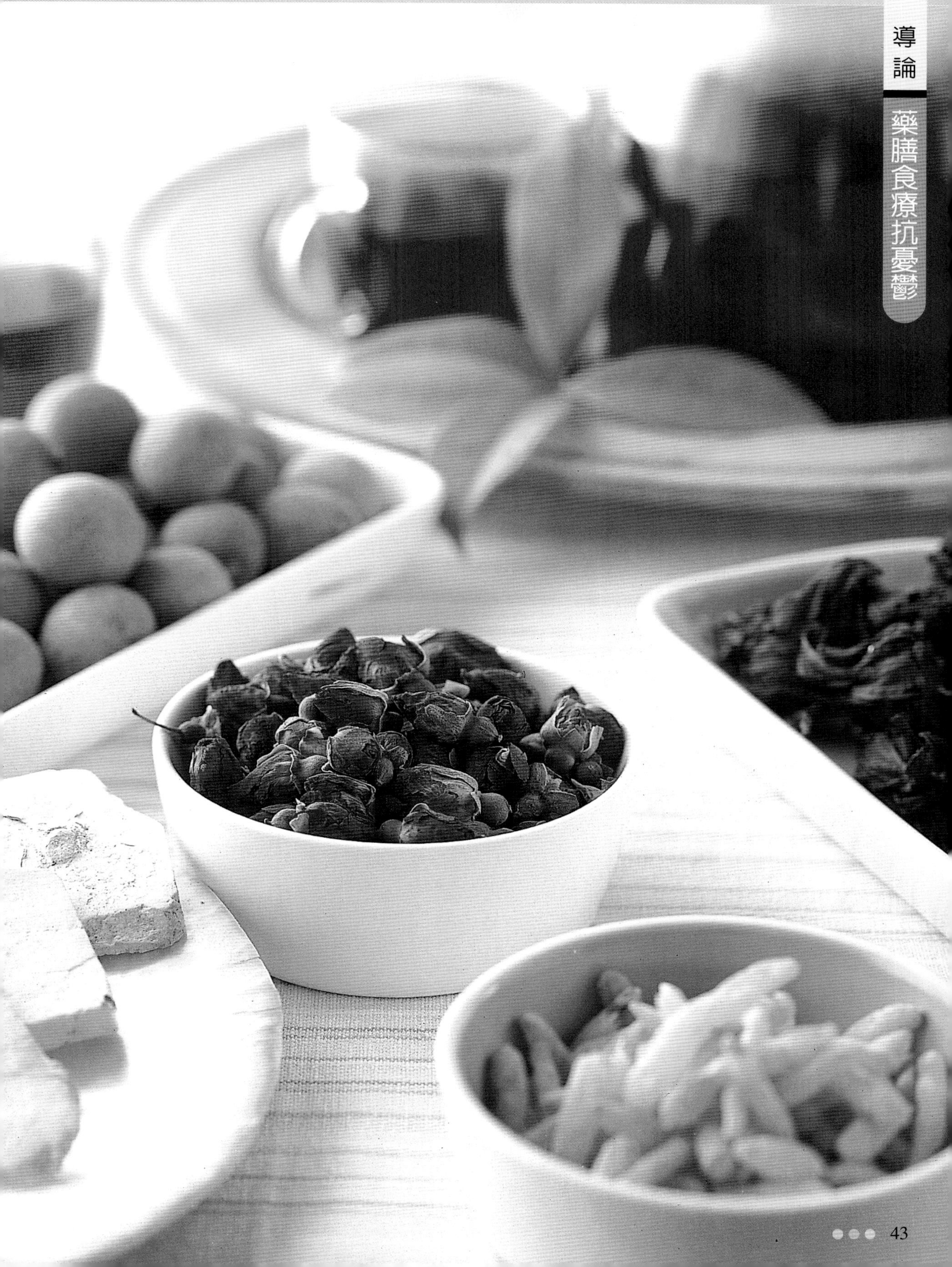

認識中藥用藥禁忌

藥物與人體的關係有明顯的雙重性：一方面是用藥後產生有利的治療作用；另一方面則是引起非預期反應——即產生有害健康的副作用。某些中藥及其製劑也可能會發生這類副作用。所以如果只知道中藥的性味，而不掌握它的不良反應，運用時就會有潛在的危險。

在使用上必須了解中藥材彼此之間的性味是否相容，避免將性味會產生相悖作用的藥材同時並用，以免削減效果，或產生不良反應，甚至產生有毒的副作用。這些藥物上使用的禁忌，主要有藥物配伍的禁忌、孕婦用藥的禁忌，及服用中藥時的飲食禁忌。

配伍的禁忌

在配伍複方藥時，有些藥物宜避免同時合用，《神農本草經・序例》載明用藥配伍之大原則為「勿用相惡、相反者」，在金、元時期已概括為「十八反」與「十九畏」，指出某些藥物合用會「反」，即產生副作用或劇烈毒性；某些藥物合用則會「畏」，即是兩藥相互抵銷藥效。「十八反」、「十九畏」可說是中藥配伍禁忌的代名詞。

十八反

甘草反甘遂、大戟、海藻、芫花。

烏頭反瓜蔞、貝母、半夏、白斂、白芨。

藜蘆反人參、沙參、丹參、玄參、細辛、芍藥。

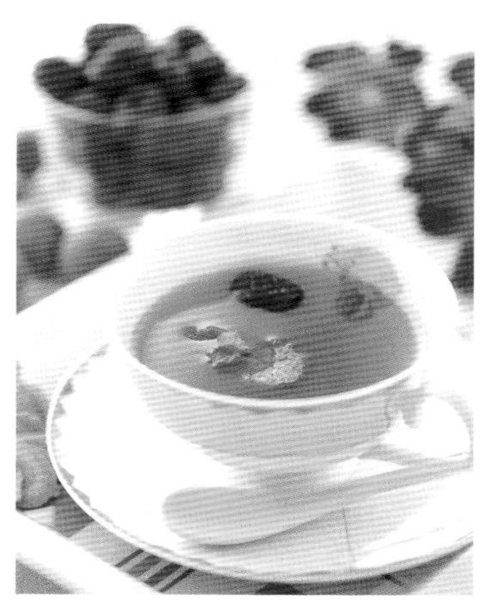

十九畏

硫磺畏朴硝、水銀畏砒霜、狼毒畏密陀僧。

巴豆畏牽牛、丁香畏鬱金、牙硝畏三稜。

烏頭畏犀角、人參畏五靈脂、官桂畏赤石脂。

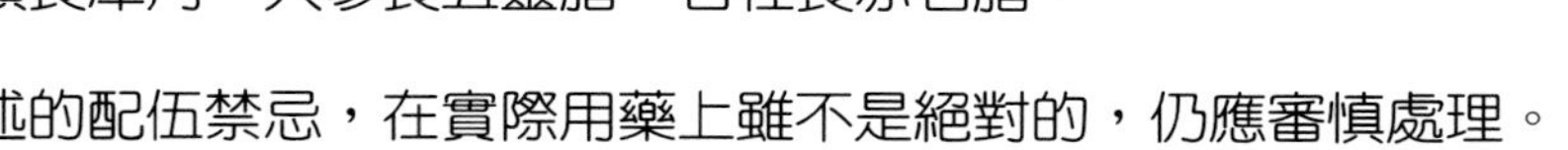

上述的配伍禁忌，在實際用藥上雖不是絕對的，仍應審慎處理。

妊娠用藥禁忌

由於孕婦在生理等方面有別於一般人，使用藥物時尤其要注意有無胎動、墮胎、流產、早產等流弊，或是其他妨害孕婦健康及胎兒發育的不良反應，一般大致可分為「禁用藥材」與「慎用藥材」兩大禁忌藥物。

禁用藥材

多屬毒性劇烈或是峻瀉的藥材，這類藥材孕婦絕對禁用，否則小則動胎氣，大則導致流產。

● 孕婦絕對禁用的藥材有——

三稜、大戟、土鱉蟲、巴豆、水蛭、水銀、甘遂、芫花、附子、砒霜、虻蟲、馬錢子、烏頭、商陸、牽牛子、莪朮、斑蝥、雄黃、蜈蚣、輕粉、藜蘆、蟾酥、蘆薈、麝香……等。

慎用藥材

多數具有活血通經、子宮收縮、破氣、破血，或是辛溫香竄、熱燥、滑利、沉降等性質的藥物，應依醫師指示再謹慎使用。孕婦最好不要使用比較安全，因為這有可能導致胎兒畸型或影響胎兒發育。

● 孕婦慎用的藥材有——

三七、大黃、王不留行、木通、天南星、五靈脂、牛膝、白附子、冬葵子、肉桂、芒硝、卷柏、虎杖、郁李仁、枳實、紅花、穿山甲、凌霄花、常山、硫磺、番瀉葉、漏蘆、瞿麥……等。

服中藥時飲食禁忌

生病之際及服藥期間，為了使藥效充分發揮，並縮短病程，應給予適當的食物或藥物，為「宜」；而不進食某些食物，為「忌」；忌食某些食物即我們常說的「忌口」，又稱「食忌」。

一般禁忌

在服藥期間，或生病即使未服中藥，也應忌食屬於生冷、黏滑、油膩、腥臭、不易消化及某些刺激性的食物，如冰品、瓜類、空心菜、竹筍、白蘿蔔、辣椒、鴨肉、糯米、醃漬物……等，以免增加腸胃負擔，或抵銷藥效。

服用中藥不宜以茶水（茶葉沖泡的）、果汁或牛奶同食，要間隔兩個小時。以茶為例，茶葉的鞣酸成分會與藥物中的蛋白質、生物鹼、重金屬鹽等產生化學變化而沉澱，將影響療效，或發生副作用。

如果兼服西藥，中、西藥服用的間隔至少要兩個小時；飯前或飯後服藥也應依照醫生指示。一般補養類藥劑，評估消化情形可於飯前服用；而清熱解毒、消炎藥類則宜飯後服用；某些動物類藥方具明顯腥味，為了避免反胃嘔吐，不宜空腹服用。

藥物與食物配伍禁忌

養生食療藥膳是以中藥為材料，搭配其他食材烹調而成的。但要注意，中藥與食物配伍也是有一些禁忌，這是長久以來的經驗累積，雖非完全獲得實驗證實，但可提供我們應用時作為參考。大致的原則是：發汗藥禁食生冷、調理脾胃藥禁油膩厚味、消腫消脹理氣藥禁豆類、止咳定喘祛痰藥禁魚腥蝦蟹、止瀉藥禁瓜類……等等。

另外食物、藥物配伍的禁忌是：

- 豬肉反烏梅、桔梗、黃連，與蒼朮共食令人動風，與蕎麥共食令人落髮、患風病，與鴿肉、鯽魚、黃豆共食令人滯氣。
- 豬血忌地黃、何首烏，與黃豆共食令人氣滯。
- 豬心忌吳茱萸。
- 豬肝與蕎麥、豆醬共食令人發痼疾，與魚肉共食令人生癰疽。
- 羊肉反半夏、菖蒲，忌銅、丹砂及醋。
- 鯽魚反厚朴，忌麥冬、芥菜、豬肝、天冬。
- 鴨蛋忌李子、桑椹子。
- 雞肉忌李子。
- 鱉肉忌兔肉、鴨肉、莧菜、雞蛋。

● 蘿蔔忌人參、地黃、何首烏。

● 蔥忌常山、地黃、何首烏、蜂蜜。

● 海帶、菘菜忌甘草。

● 醋忌茯苓、丹參。

● 茶忌土茯苓、威靈仙。

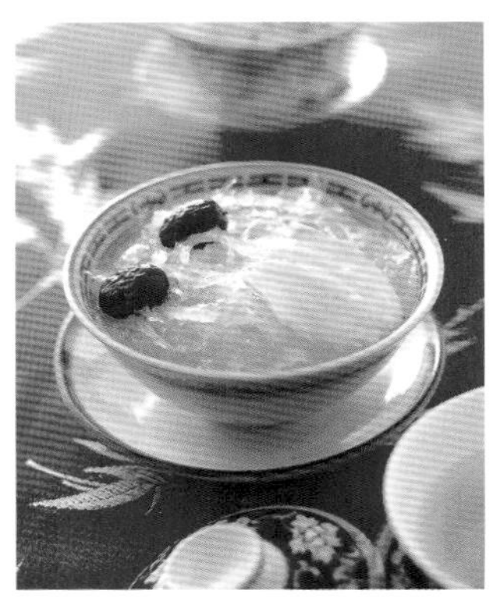

病中食療宜忌

● 四季補益

春季宜升補、夏季宜清補、長夏（仲夏）宜淡補、秋季宜平補、冬季宜滋補。

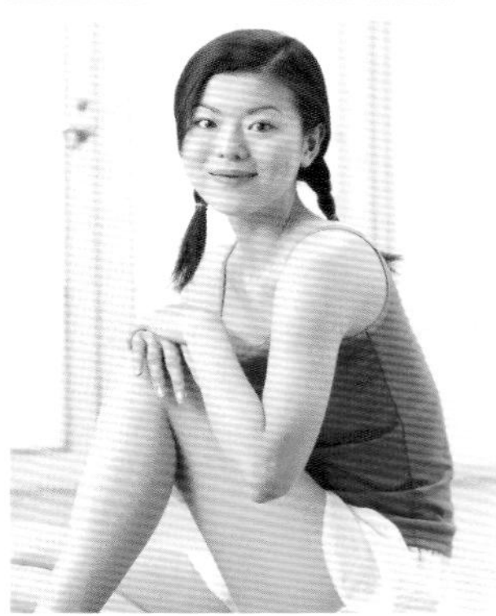

● 五臟疾病

肝病忌辛味，肺病忌苦味，心、腎病忌鹹味，脾、胃病忌甘酸。

● 病人體質

體質虛弱宜補益，忌發散、瀉下；體質壯實宜清淡，不宜過用溫補；偏陽虛宜溫補，忌鹹寒；偏陰虛宜滋陰，忌辛熱。

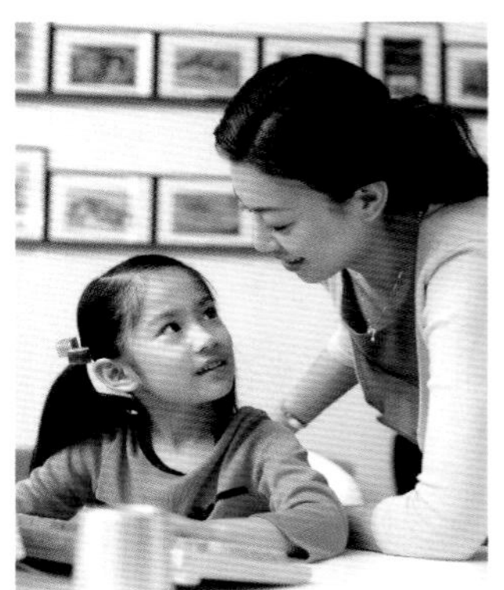

● 疾病性質

熱性病宜寒涼，忌油膩辛熱辣；寒性病宜溫熱，忌寒涼生冷。

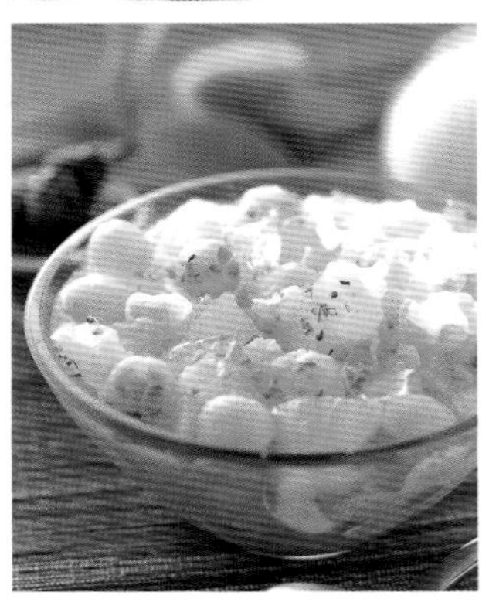

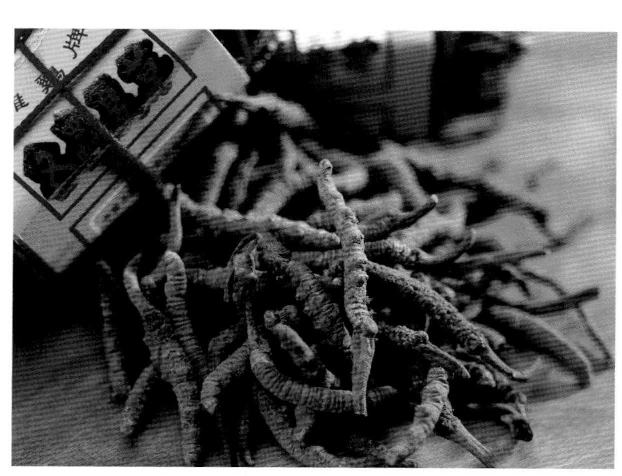

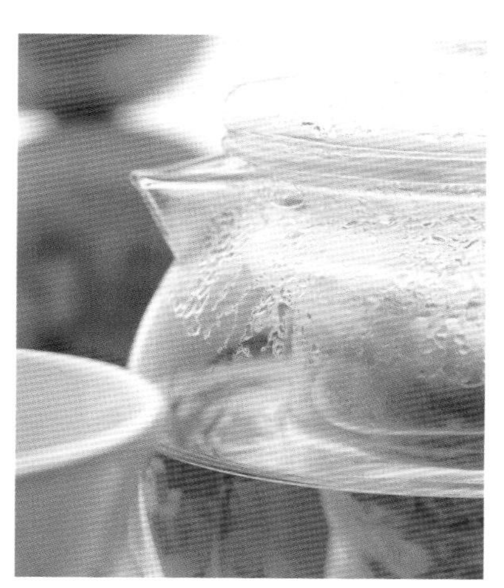

疾病種類	注意事項
脾胃虛弱、消化不良	忌油膩、油炸物、香蕉。
心臟病	忌油膩、動物性脂肪、重鹹味。
心悸、心絞痛	忌動物內臟、肥肉。
高血壓	忌煙、酒、油膩、重鹹、情緒激動。
失眠	忌茶、咖啡、胡椒、辣椒等刺激性高的食物飲料。
肺病、氣喘、咳嗽	忌過度油膩、辛辣、過甜、煙酒。
肝病	忌動物內臟、油膩、酒。
腎病	忌飲食過鹹、酒。
中風	忌蝦、高膽固醇食物。
膿腫潰瘍、皮膚病	忌容易引起過敏之食物，如香菇、南瓜、魚腥蝦蟹、竹筍、鴨肉、過燥食品、芒果。
青春痘、面皰	忌豬腳、豬頭皮、油炸物、過燥食物。
風濕病	忌豆類、動物內臟、香蕉、油炸物、肥肉及含高嘌呤之食物。
骨折癒後筋骨仍痠痛	忌香蕉。
減肥瘦身	忌高糖食物和高糖水果、碳酸飲料。
失血、痔瘡	忌胡椒、辛辣、酒類、過燥食物。

如何煎煮中藥最健康

煎煮中藥是小事一樁，但其中大有學問！從鍋具取材、煎煮方法、用水量、煎多久，到要煎幾次，都值得大家來瞭解。

鍋具選擇

中藥煎劑即所謂的湯藥，食療養生的湯品、飲品、粥品……等等帶有湯汁的烹調方法，可說絕大多數都是由湯藥衍生而來。無論是煎藥或料理養生食療膳，建議選用砂鍋、瓦鍋、陶瓷器皿，因這類鍋具本身性質穩定，不易與成分複雜的中藥產生化學變化，且受熱均勻、保溫效果佳、聚熱作用好，較不易燒焦燒糊，又能讓藥材與食材的有效成分充分地釋放出來。

如果沒有砂鍋、陶瓷鍋，則可改用不鏽鋼鍋、搪瓷鍋或玻璃材質的鍋子，但都要有蓋子，才能受熱均勻、具保溫效果，並且不會讓藥材中的揮發油成分過早消散。但絕不宜使用銅、鐵、鋁、錫等材質的鍋具，這些金屬元素與藥物成分可能會產生化學反應，輕則降低藥效，重則產生有毒之副作用。目前市面上有販售自動煎藥壺，可以節省看顧燒煮的時間，有其便利性。但缺點是容量不夠大，無法煎煮劑量較大的藥帖，也無法用來料理食療養生膳。

藥物處理

中藥煎煮前，到底要不要先清洗？原則上是不宜清洗。原因在於許多藥物需經過某些製作過程才能發揮藥效，若經過水洗將會使加工的這一部分有效成分流失，而降低了藥效。

中藥不宜水洗後再煎煮的原因：

一、水溶性成分流失

有不少藥材含有可溶解於水的醣類和甙類，水洗後會使部分有效成分流失而降低藥效。

二、粉末類藥材流失

許多中藥材已經研磨成粉末狀，或搥搗得較為細碎，如果再以水洗滌，會使這些藥材流失。劑量變少，當然藥效也發揮不全。如胡桃、酸棗仁、滑石等。

三、部分藥材輔料流失

某些藥材在炮製或加工過程中加入了蜂蜜、酒液、膽汁等輔料，如果水洗，將使輔料溶於水而流失。如炙黃耆、炙甘草、酒製大黃等。

四、細小體積藥材流失

有些種子類藥材體積十分細小，如果沒有先以棉袋裝盛，很容易穿過網篩而流失掉。如青葙子、車前子、芫荽子、紫蘇子等。

五、芳香揮發成分流失

某些藥材的有效成分主要就在其揮發油中，或是其芳香氣息內，一旦經過水洗，會使香氣逸失或揮發油成分隨水流失，而減弱了藥效。如玫瑰花、菊花、肉桂等。

因本島氣候濕熱，藥材容易受熱受潮而變質，建議不宜一次購買過多藥材或囤放太久。如有蜜炙類、甜度高或本身具油脂成分或芳香氣息的藥材，可分類放入冰箱冷藏。或以密封罐、封口袋存放，以保品質鮮度。

煎藥用水

古早時代在煎煮藥物或烹調養生食療膳時極為講究用水，時至今日，只要是新鮮清潔的自來水都可以。但一般認為已經過多次反覆滾沸，或長時間放在電熱水瓶內的水都不宜拿來煎藥。其實也不一定要用礦泉水或罐裝水煎藥，除非水質已達不能飲用的程度。

水的用量

煎藥或烹煮食療膳的用水量恰當與否，會影響到治療效果。用水太少，將無法使藥材及食材有效成分完全釋出，且容易燒乾燒焦；用水太過，則要花較長時間煎煮，有些成分反而會被破壞掉，或有效成分被稀釋而影響藥效。

因此要斟酌藥材的性能、服用量的需求、藥材量的多寡，及藥味數多少來拿捏，但一定要一次加足水，不要在煮的過程中發覺水不夠才加，這樣會妨害藥效或營養成分之釋出。通常加水量約是藥物量的5～10倍，或是淹沒藥物或食材面再高出2～3公分，但這是一般性的煮法，倘若醫師有特別囑咐，那麼就遵從醫師的指示。也有人以飯碗來量水，但碗的大小有別，一般大約以230c.c.左右為一碗來計算煎藥之用水量。

煎藥前置作業

煎煮藥材前先以水浸泡約30分鐘，好讓水分滲入藥材細胞內，之後再加熱煎煮，這樣會令更多有效成分釋放出來。否則有些藥物表面具有蛋白質、澱粉質等成分，如果直接加熱會使之凝固，反而阻礙了內在成分的溶出。浸泡的時間不必過長，以免藥物變質。

有的藥材則因藥性特殊不必先行浸泡，如阿膠、龜鹿膠、麝香等，須依醫師指示的方法處理；或是揮發性、芳香藥等，只需短暫煎煮以確保其藥效，亦不宜先行泡水。一般以常溫的水浸泡為宜，不要用滾水或高過50℃的水來浸泡。另外，提醒您體積細小之種子類、粉末狀、有黏性或帶有細毛絨、毛刺的藥材，應先以棉布袋或密度較高的紗布袋裝妥再下鍋煎煮。另外，一般購買中藥材時所說的「1錢」，約等於3.75公克。

煎藥火候及時間

因藥之性味不同，必須掌控好火勢的大小緩急。一般性藥物需先以大火（武火）燒沸後，再轉小火（文火）慢煮，一來可避免藥汁溢出或快速乾涸，二來也能使藥效充分釋出。而自水滾沸轉小火後，再看藥物之狀況，繼續煎50分鐘至1小時左右。

料理食療養生膳的時候，因所用藥材不似純粹煎藥時的劑量那麼多，而且有的食材亦不必久煮久燉，可視實際情況，煮40分鐘至1小時即可完成。

對於發散性藥或芳香性藥則不宜久煎久煮。有的在大火煮沸後，轉小火續煮3～5分鐘即可熄火；有的則等水大滾後放入藥材就熄火，再燜5～10分鐘，類似泡茶一般。目的都是為了避免香氣揮發，折損藥性，也失藥味。一般藥類茶品即可參考這一類煎泡法。而補益類、滋養類的藥物，或礦石類、硬甲殼類藥物，則需較長時間的熬煮才能逼出有效成分，通常可先下水煎煮20～30分鐘，再加入其他藥材一道煮。

煎藥次數

有人主張最少可煎兩次，再將前後兩次的藥汁混和均勻後服飲；但有人並不認為需要煮超過一次，因為有些藥物在第一次煎煮時，有效成分已經釋盡，尤其經過炮製、蜜炙、酒製的藥物，煮完一次幾乎已成藥渣了，所以煎煮次數是見仁見智。

皇漢養生食譜

快樂藥膳DIY

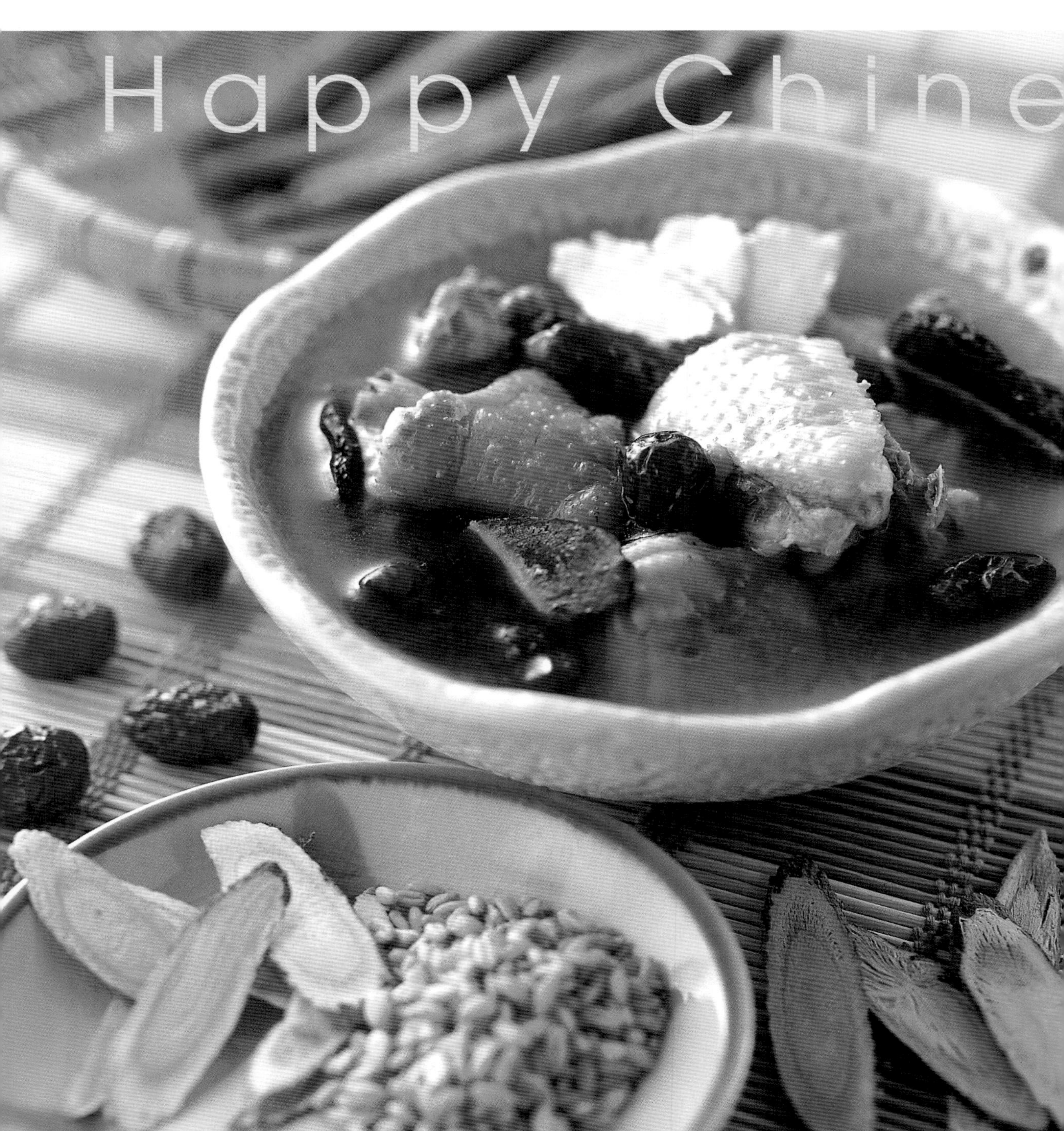

e Herb Meals

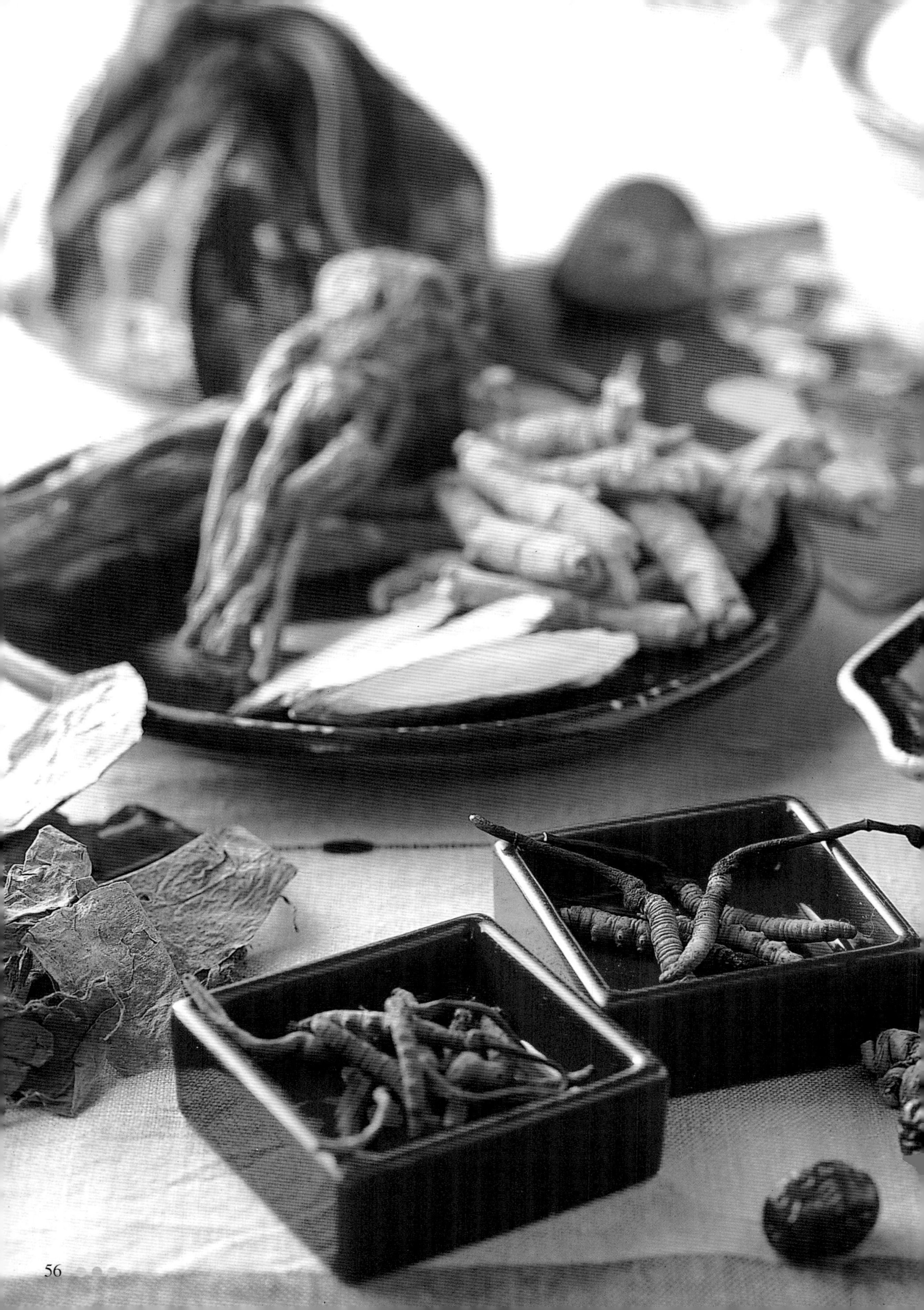

PART 1

歡喜益智燉品

誘發憂鬱症的原因十分複雜，雖被認為是重大的文明疾病之一，但並非絕症。從飲食營養、生活起居、人際互動……各方面多管齊下，確實能使生命改觀。

食物能影響情緒，首先就是要求營養均衡，再者，多攝取有抗憂作用的營養成分，多能使身心迎向陽光。選擇天麻、紅棗、酸棗仁、百合、何首烏、金線連、粉光、蟲草、玉竹、遠志、杜仲、茯苓、當歸、黃耆……等等中藥材，分類燉煮排骨、雞肉、鮮魚、豬心、羊腎等不同食材，能充分提供維生素B群、蛋白質及磷、鐵、鈣……等礦物質，發揮清神醒腦、益智解鬱、消弭緊張、愉悅歡喜、減輕疲勞、促進睡眠，並賜予活力等效果。

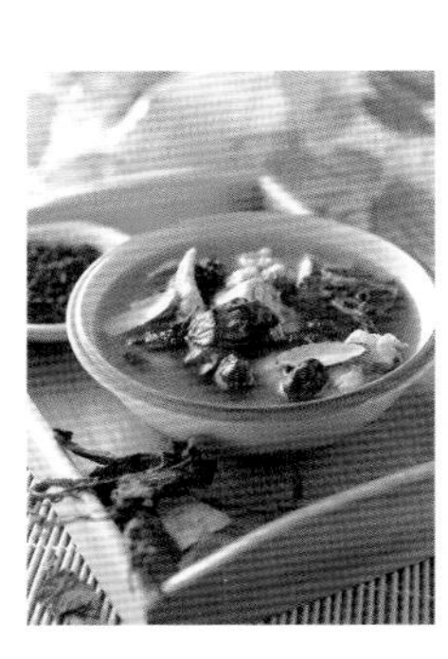
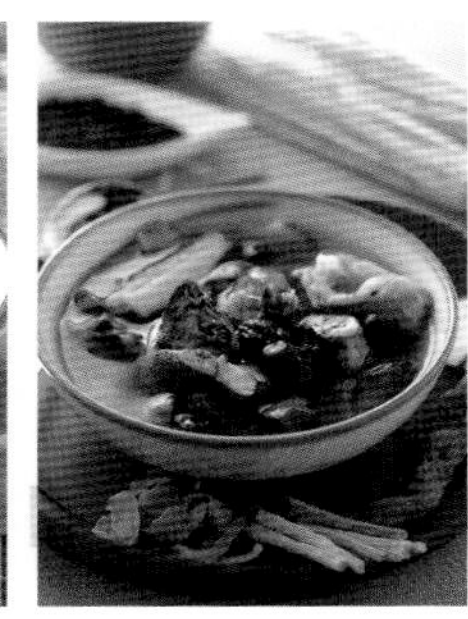
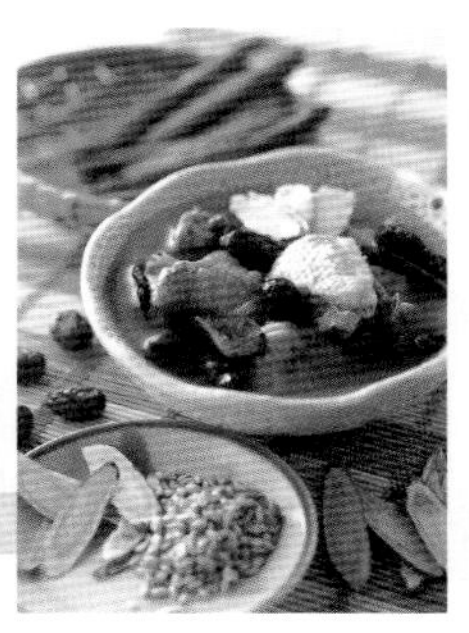
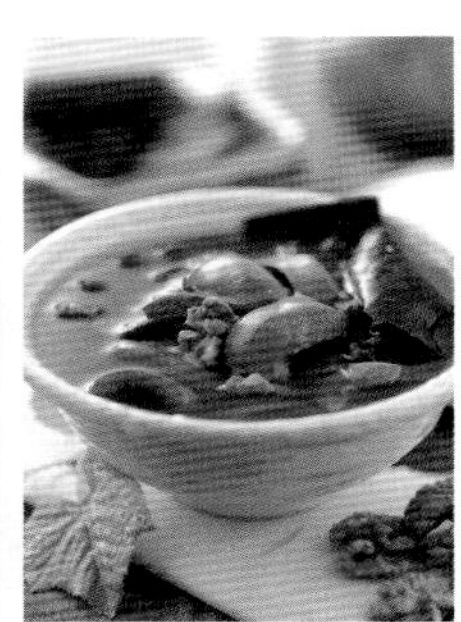

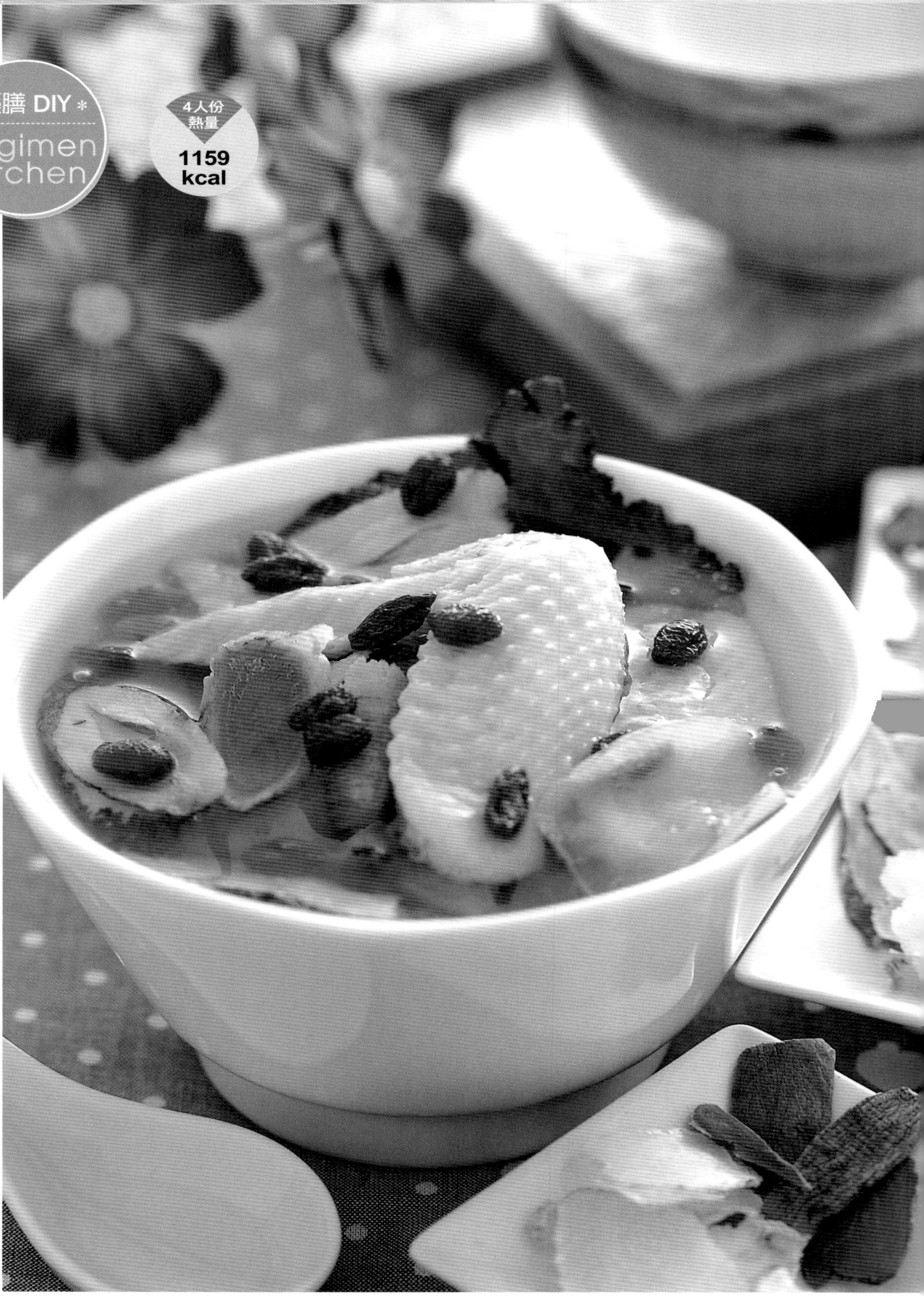

＊藥膳 DIY＊
Regimen Kitchen

4人份
熱量
1159 kcal

天麻

別名 ● 明天麻、赤箭、鬼督郵

- **藥性**／甘、平，作用於肝臟及肝經。
- **功效**／安心寧神、益智醒腦，減輕頭痛暈眩、風濕痺痛。
- **適應症**／暈眩頭痛、癲癇驚厥、麻木痺痛、神經衰弱。
- **一般用量**／1錢至3錢。

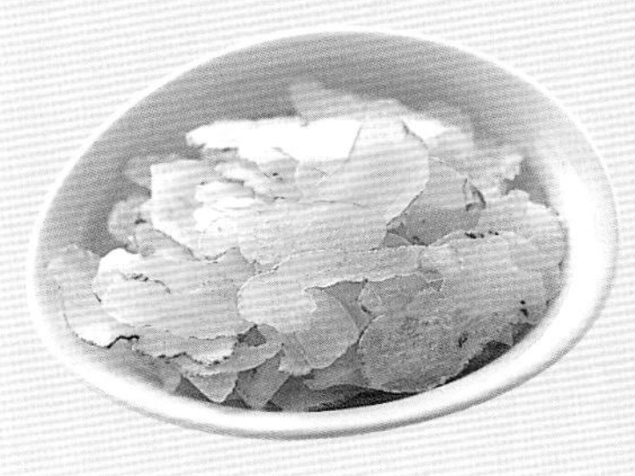

天麻益智湯

注意事項 個性急躁、常頭痛、經常熬夜或宿醉後頭痛欲裂者可常進食。

藥材：天麻3錢、人參2錢、洋參2錢、枸杞子5錢、黃耆1兩、川芎1錢、五彩龍骨3錢。

食材：雞翅1斤半。

作法：

1. 雞翅洗淨，置入沸水中汆燙去血水。
2. 將去血水後之雞翅，加入藥材並加適量開水燉煮（可加少許米酒調味）。
3. 燉煮約50分即可。

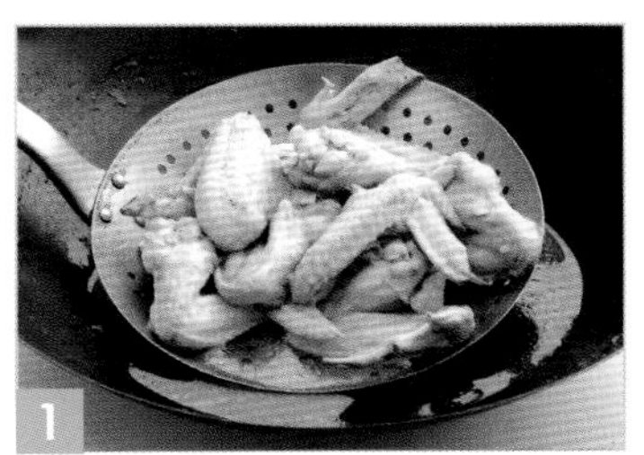

1

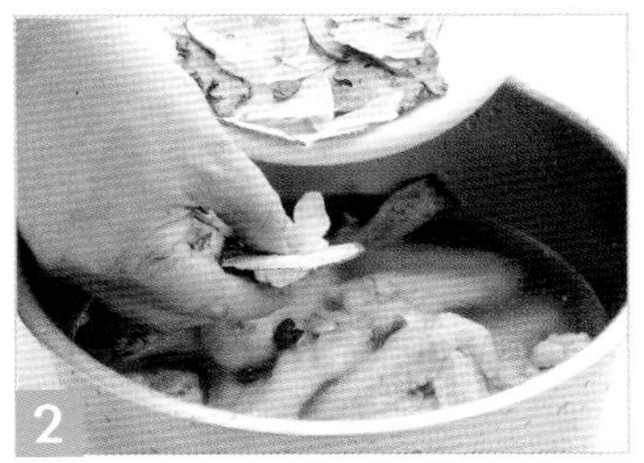

2

天麻有調理肝功能失調引起之暈眩頭痛、癲癇痙攣、肢體麻木、言語不暢之藥理作用，能鎮靜寧神，舒緩精神刺激，對神經衰弱、頭痛暈眩、耳鳴、風濕痺痛、肢體麻木有一定的緩解效果，能令人神清腦醒、思緒明瞭。

營養成分表

營養素	單位（毫克）	營養素	單位（毫克）
蛋白質	110	脂肪	74
醣類	14	鈉	466
鋅	8.1	鐵	5.0
維生素B2	0.53	維生素B12（微克）	4.8
菸鹼酸	26.3		

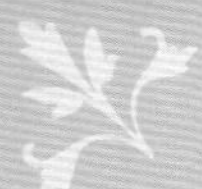

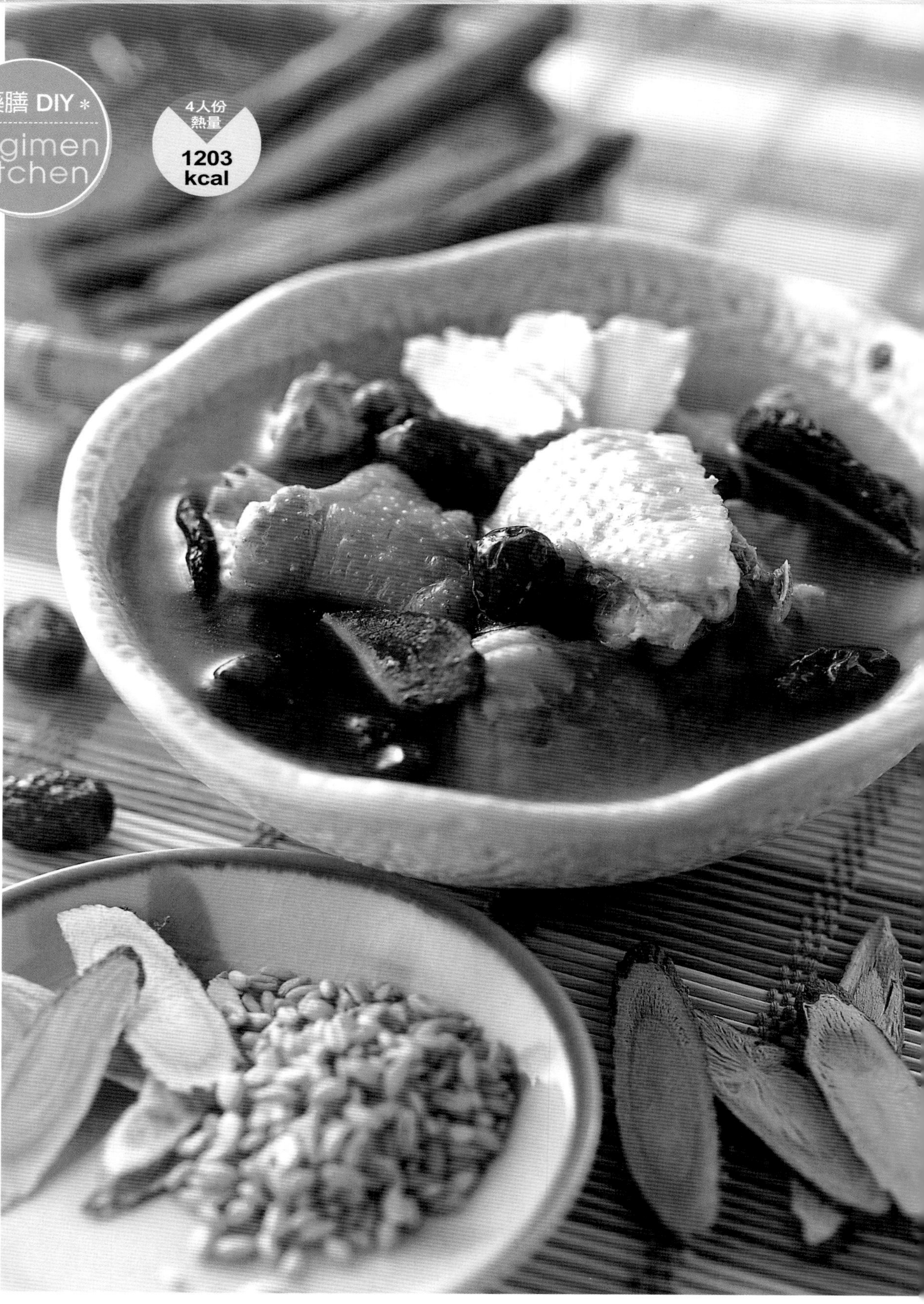

＊藥膳 DIY＊
Regimen Kitchen

4人份
熱量
1203
kcal

紅棗

別名 ● 大棗、乾棗、良棗

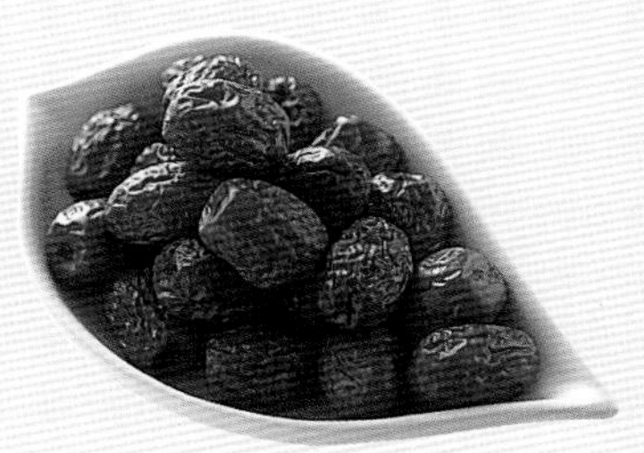

- **藥性**／甘、平，作用於脾、胃經。
- **功效**／抗憂鬱除焦躁、改善精神官能症、促進氣血循環。
- **適應症**／憂鬱症、焦躁症、月經失調、消化吸收不良。
- **一般用量**／2錢至1兩。

歡喜紅棗湯

注意事項 精神恍惚、意志不堅、抗壓指數低者可常食。唯紅棗一次不宜多量，易腹部悶脹、舌苔黃膩者亦不宜使用。

藥材：紅棗1兩、炙甘草3錢、浮小麥1兩、人參3錢、黃耆5錢。

食材：全雞1隻、生薑適量。

作法：

1. 將雞肉洗淨切成小塊、汆燙去血水、盛入燉鍋。
2. 加入上述藥材和8碗水，先以大火煮開。
3. 煮沸後轉文火燉60分鐘，加入少許鹽調味即可。

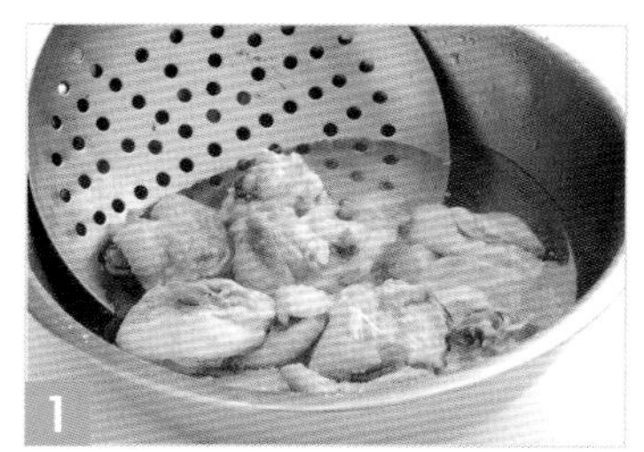

1

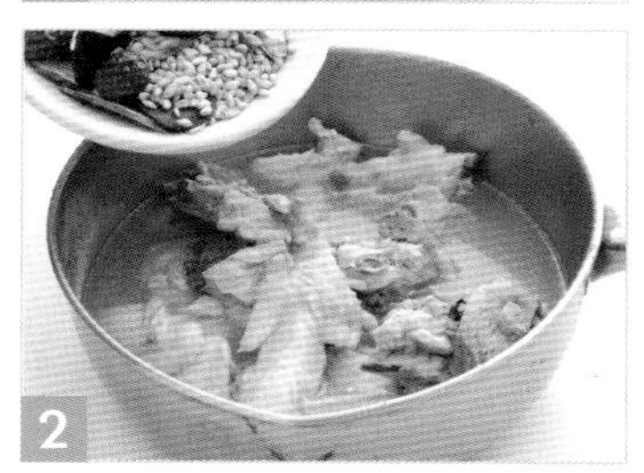

2

memo

1碗水大約是230cc。紅棗是兼具補血與養氣的食材，能安神定心、和理脾胃、活血調經。搭配甘草、浮小麥是調理臟躁症，就是類焦慮症、憂鬱症的代表食療方，有效改善煩躁不安、失眠、倦怠、喜怒無常之現象，並能保護肝臟，增進體能和肌力。

營養成分表

營養素	單位（毫克）	營養素	單位（毫克）
蛋白質	115	脂肪	73
醣類	22	鈉	541
鋅	9.6	維生素B1	0.6
維生素B2	1.2	維生素B12（微克）	6.4
菸鹼酸	30.3		

備註：鹽的鈉含量，不併入計算。1克的鹽含有400毫克的鈉，請依所加鹽量併入計算。

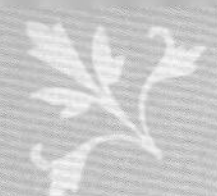

＊藥膳 DIY＊
Regimen Kitchen

4人份熱量
444.5 kcal

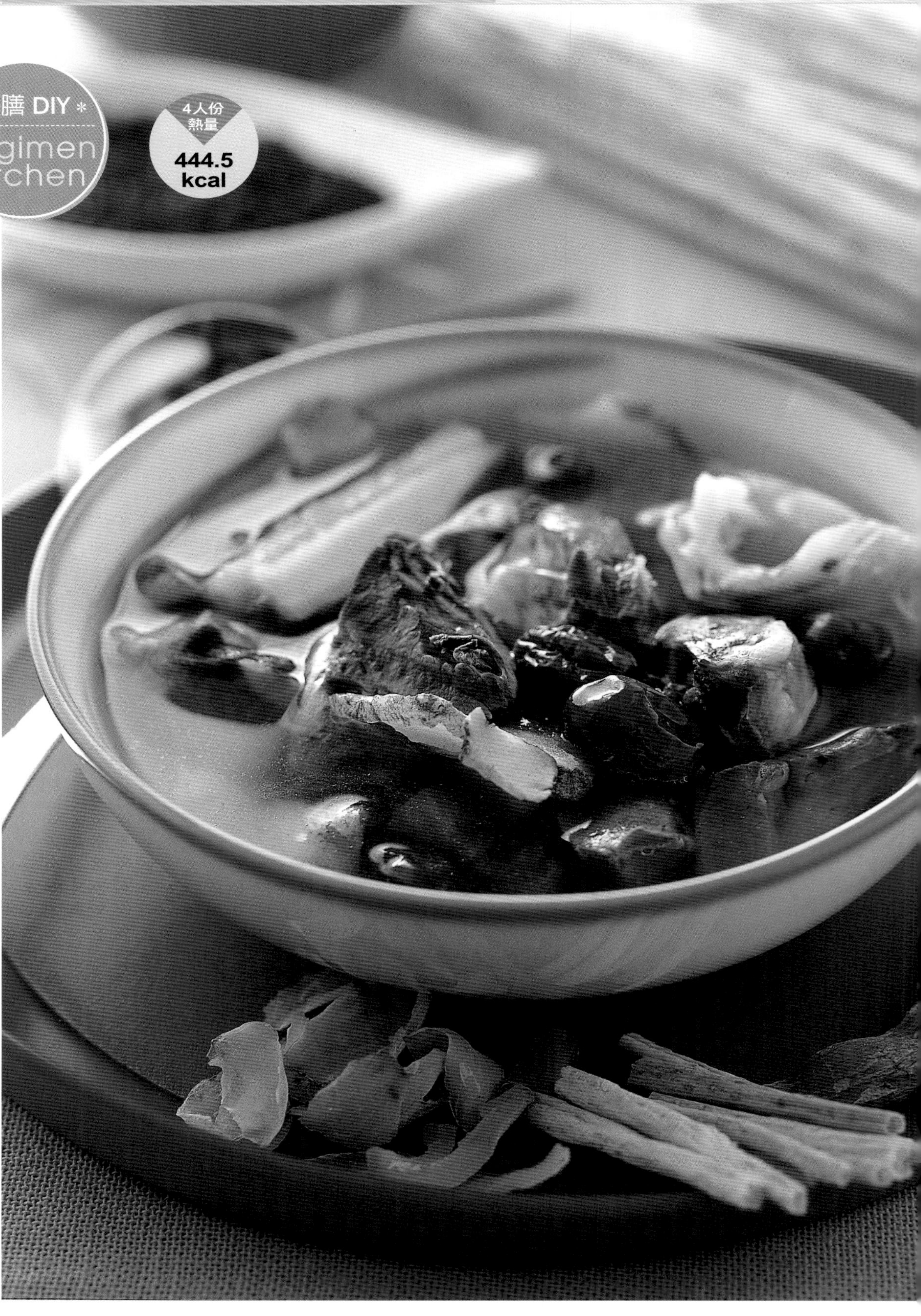

酸棗仁

別名 ● 棗仁、樲仁

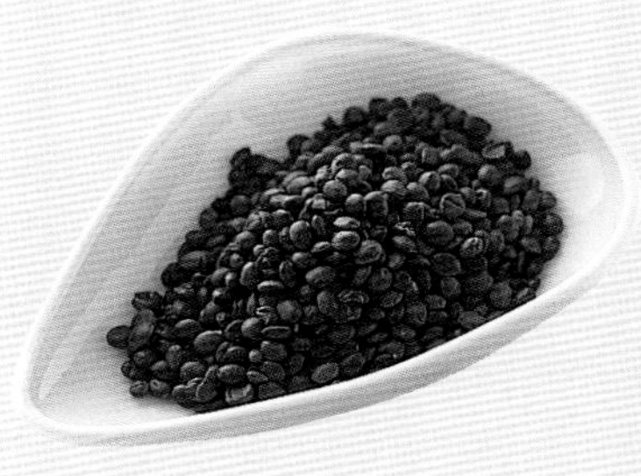

- **藥性**／甘、酸、平，作用於心、脾、肝、膽等經。
- **功效**／防治憂鬱症、提升睡眠品質、維護呼吸道健康。
- **適應症**／心神不寧、魂不守舍、失眠煩躁、盜汗自汗。
- **一般用量**／2錢至5錢。

安神清心湯

注意事項 除能安心助眠外，更年期婦女亦適合以此湯品來紓緩更年期症候群，緩解熱潮紅、盜汗、失眠之苦。

藥材：酸棗仁2錢、百合3錢、沙參4錢、玉竹5錢、茯神3錢、紅棗5錢。

食材：豬心1個。

作法：

1. 將以上藥材，加水5碗先以大火煮沸，轉文火煮30分鐘。
2. 豬心切塊，擠出血水洗淨，再放入燉鍋內煮15分鐘即成。

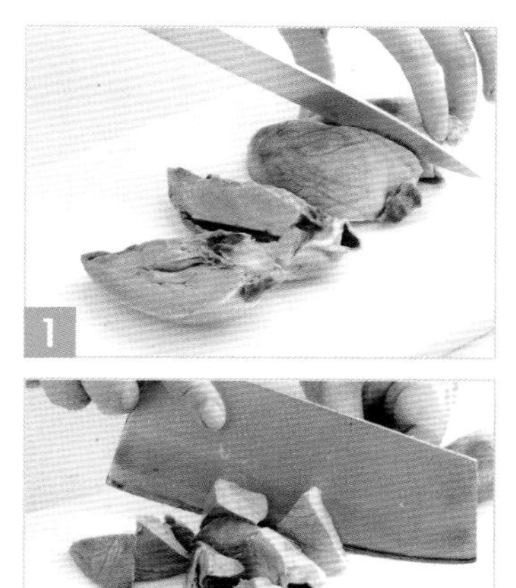

memo

酸棗仁安神助眠效果佳，能養心血、順肝氣，改善虛煩浮躁、失眠多夢、自汗盜汗。搭配百合、茯神、紅棗等藥材與豬心同食，更發揮安心定神、除煩解憂、幫助睡眠及斂汗之效果，並能潤肺止咳、保護呼吸器官、增強免疫力。

營養成分表

營養素	單位（毫克）	營養素	單位（毫克）
蛋白質	52	脂肪	20
醣類	14	鈉	313
鐵	15.7	維生素B1	1.2
維生素B2	3.3	維生素B12（微克）	7.1
菸鹼酸	18.3		

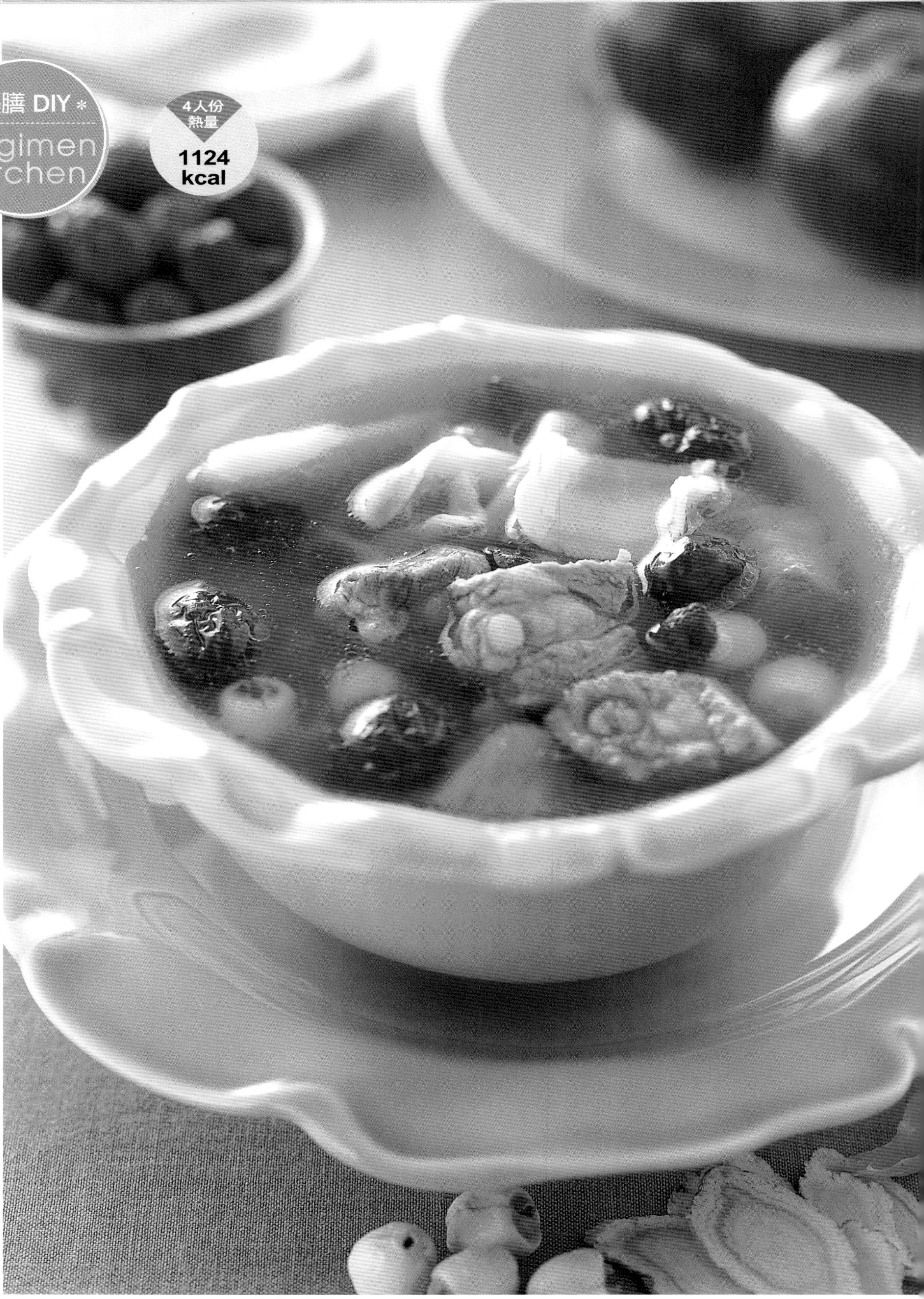

＊藥膳 DIY＊
Regimen Kitchen

4人份
熱量
1124
kcal

百合

別名 ● 白百合、蒜腦藷、卷月、倒垂蓮

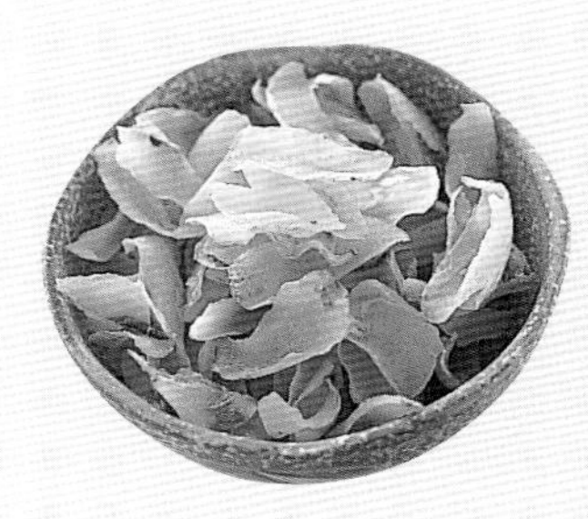

- **藥性**／甘、微寒，作用於心、肺經。
- **功效**／潤肺止咳、清心安神。
- **適應症**／發燒後餘熱未清、心煩失眠、肺弱易咳。
- **一般用量**／3錢至1兩。

百合蓮子湯

注意事項 容易腹胃悶脹者，不宜一次多量食用，症狀嚴重者不宜。

藥材：百合1兩、白蓮子1兩、巴參5錢、紅棗1兩、枸杞子5錢。

食材：排骨2斤。

作法：

1 排骨切塊、汆燙去血水。

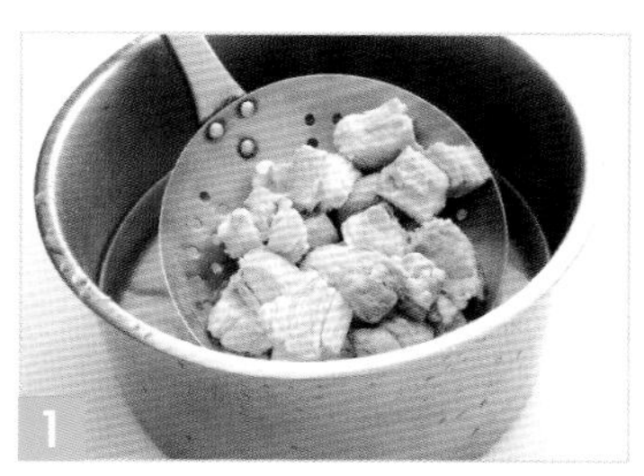

2 加入藥材及5碗清水、1碗米酒，燉煮40分鐘即可。

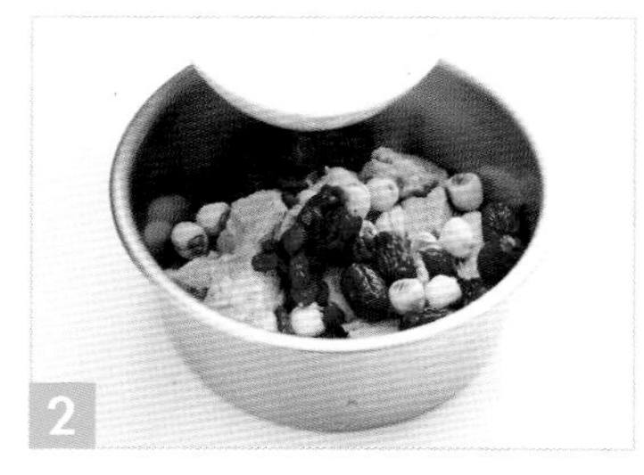

百合具有清心潤肺、止咳化痰、安神助眠之功效，改善心中煩熱、口乾舌燥、失眠多夢、神志恍惚，亦能減輕更年期症候群造成不適的程度。配伍蓮子、巴參、紅棗等能令人歡欣愉悅，並改善體質，預防支氣管炎。

營養成分表

營養素	單位（毫克）	營養素	單位（毫克）
蛋白質	74	脂肪	71
醣類	46	鈉	441
鐵	12.1	鋅	8.6
維生素B1	2.4	維生素B2	0.2
菸鹼酸	15.8		

＊藥膳 DIY＊
Regimen Kitchen

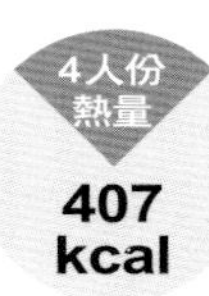

4人份
熱量
407 kcal

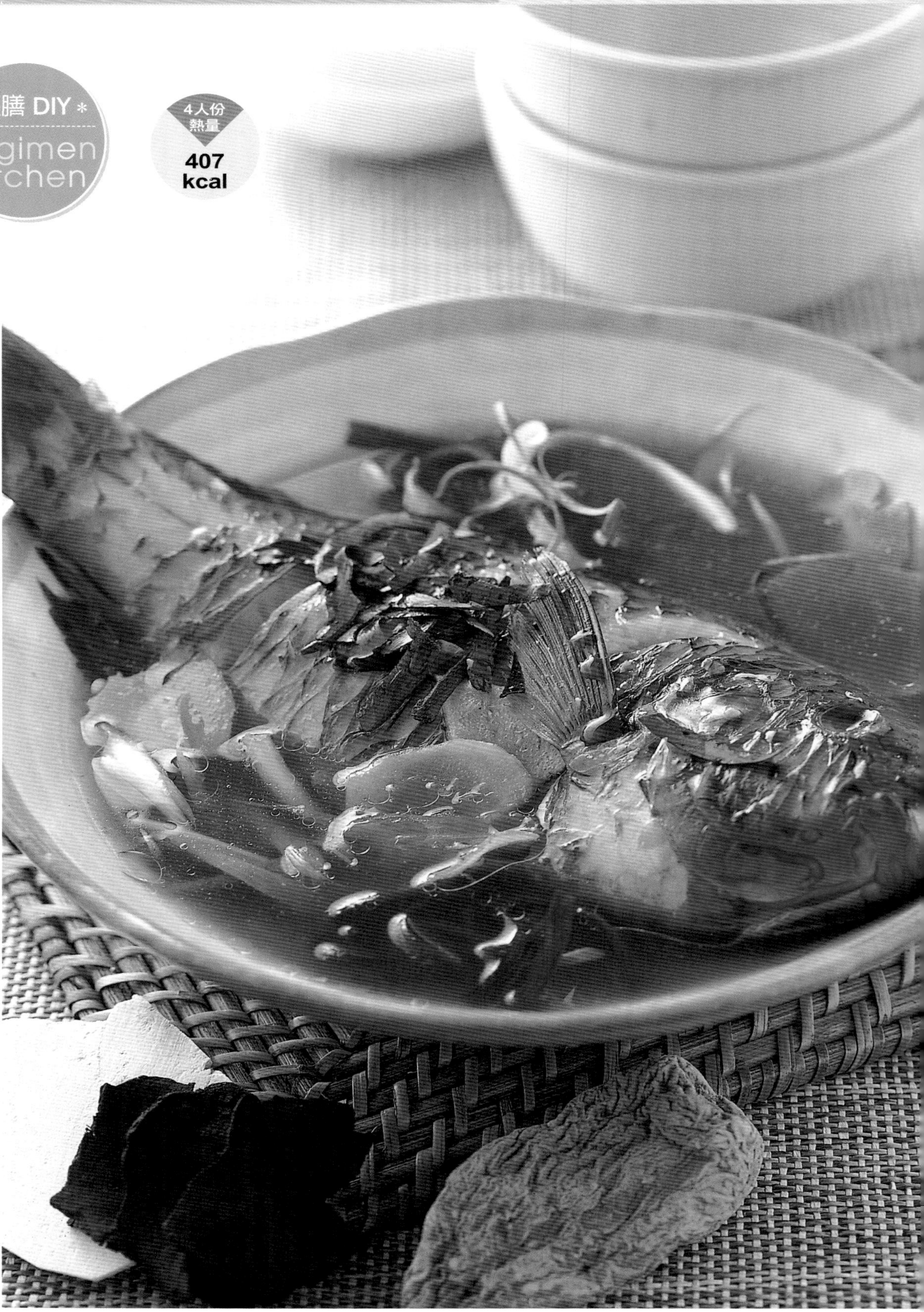

何首烏

別名 ● 首烏、赤首烏、地精、馬肝石

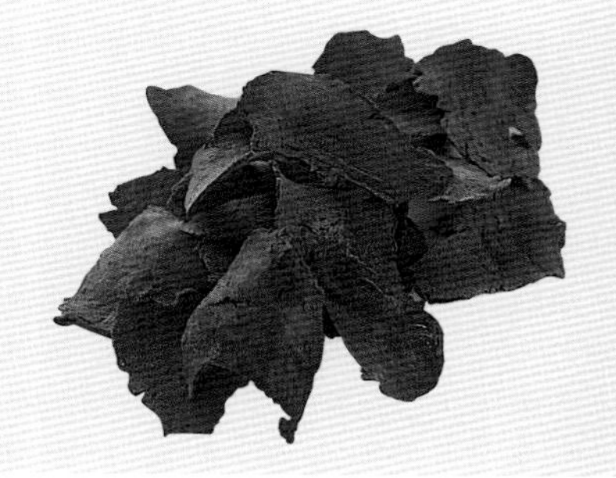

- **藥性**／苦、澀、微溫，作用於肝、腎經。
- **功效**／烏髮美髮、固精益腎、健腦安神、抗老防衰。
- **適應症**／發燒後餘熱未清、心煩失眠、肺弱易咳。
- **一般用量**／3錢至1兩。

首烏美髮湯

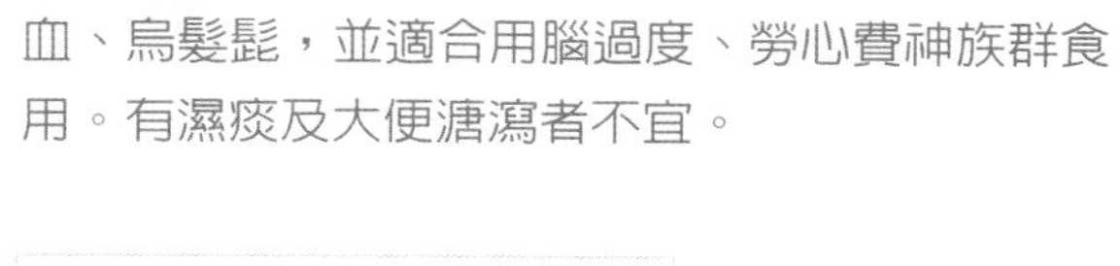

注意事項 首烏生用潤腸、解毒、補肝腎、益精血、烏髮髭，並適合用腦過度、勞心費神族群食用。有濕痰及大便溏瀉者不宜。

藥材：何首烏1兩、天麻3錢、枸杞子5錢、川芎1錢、茯苓3錢、肉桂5分（後下）。

食材：鮮魚1斤、生薑少許。

作法：

1. 鮮魚洗淨、薑切片。
2. 將藥材放入燉鍋加入清水8碗，煮40分鐘。
3. 以濾網過濾去藥渣，留下藥汁。
4. 將鮮魚、薑、肉桂放入藥汁中煮，待水再滾沸，加入少許酒、鹽調味。

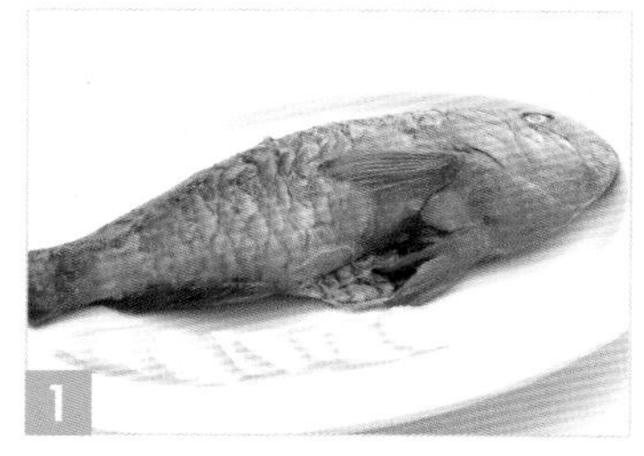

1

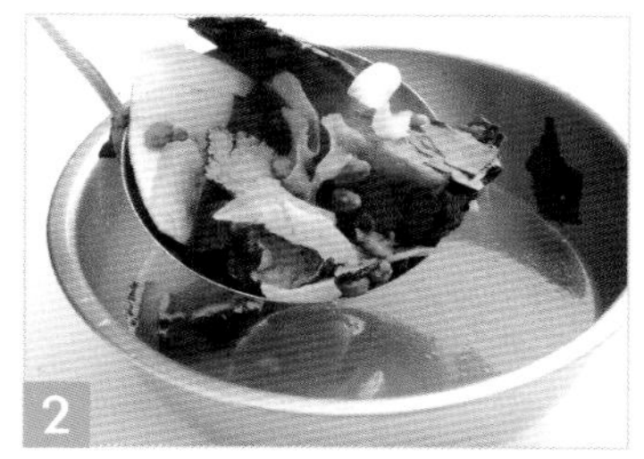

2

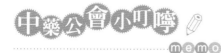

何首烏有強筋健骨、烏黑髮髭、補益精血、抗老防衰的作用，對鬚髮早白、腰膝酸軟、肢體僵滯、頭暈耳鳴、性能力衰退等症狀有效，能延緩老化，提高人體禦寒能力，搭配川芎、肉桂等，不僅留住青春，且有活血護子宮之效。

營養成分表

營養素	單位（毫克）	營養素	單位（毫克）
蛋白質	61	脂肪	8
醣類	23	鈉	245
鐵	3.9	磷	545
維生素B2	0.6	維生素B12（微克）	1.9
菸鹼酸	12.2		

備註：1.鹽的鈉含量，不併入計算。1克的鹽含有400毫克的鈉，請依所加鹽量併入計算。
2.鮮魚的熱量及營養成分以鱸魚計算

＊藥膳 DIY＊
Regimen Kitchen

4人份
熱量
620
kcal

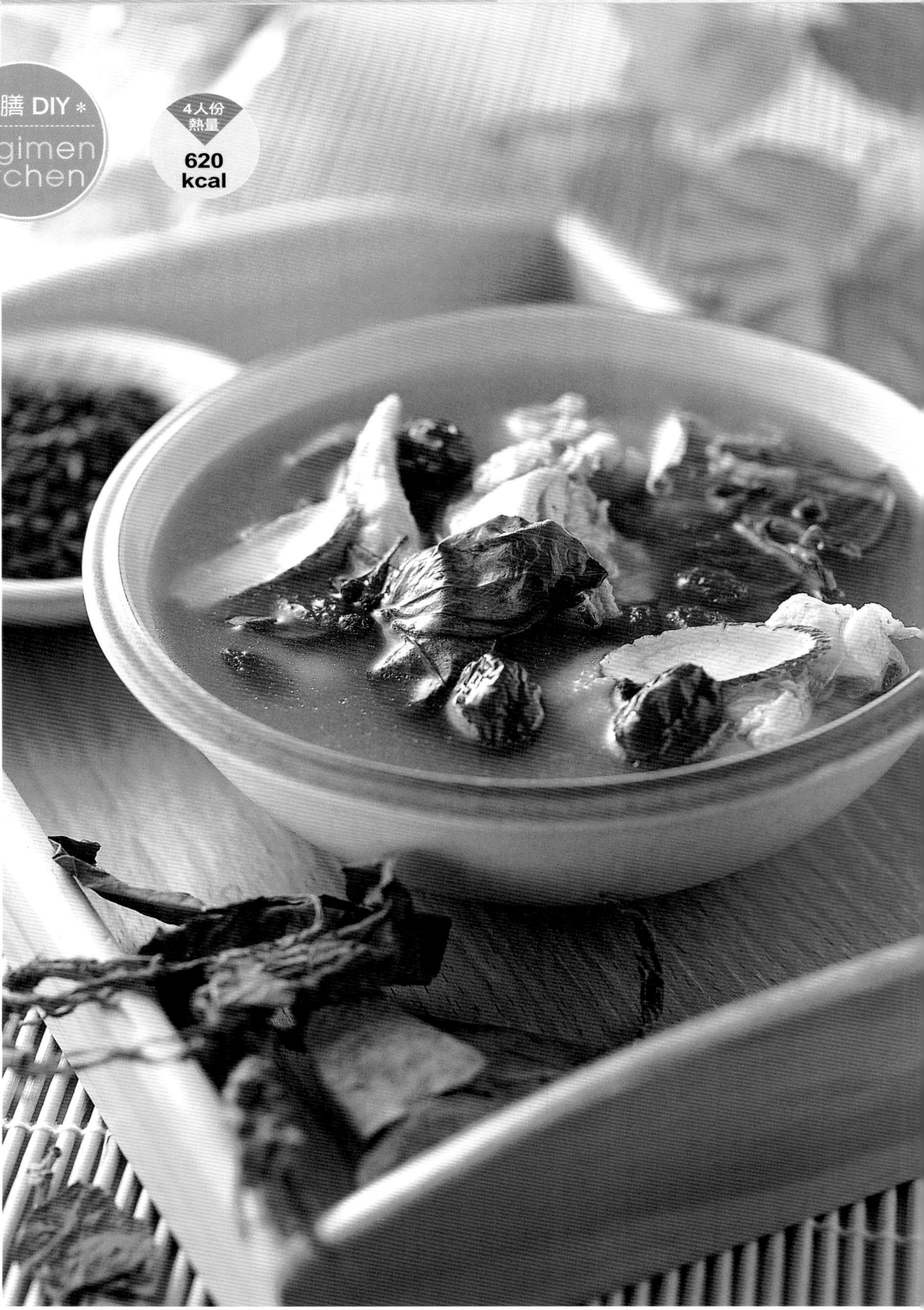

金線連

別名 ● 金草、本山石松、金石松藥花、金線蓮

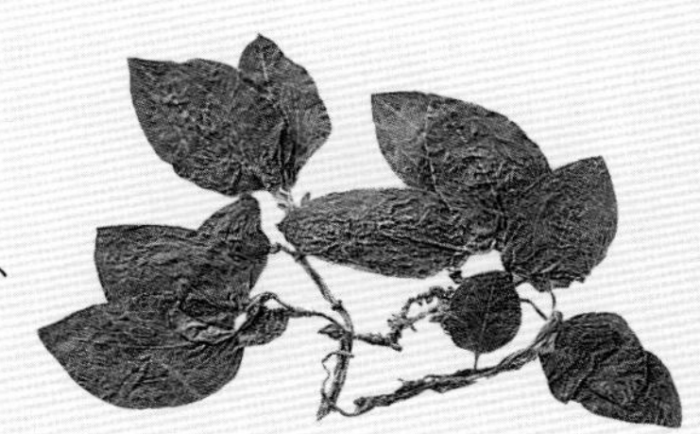

- **藥性**／味甘微苦，性平微寒，作用於肝經。
- **功效**／調降血糖、調節血壓、保肝、抗氧化、防癌變。
- **適應症**／糖尿病、高血壓、肝功能障礙如急性或慢性肝炎、青春痘膿腫、小便不利。
- **一般用量**／3錢。

金連解鬱湯

注意事項 有家族性肝病史或是外食族群，適合適量以此湯品來調理，可增進肝功能。

藥材：金線連3錢、黃耆5錢、桂子1錢、枸杞子5錢、紅棗1兩。

食材：雞肉1斤。

作法：

1. 雞肉洗淨切小塊、汆燙去血水。
2. 將去血水之雞肉放入燉鍋，加入以上藥材及清水5碗。
3. 先以大火煮開，然後再轉文火燉50分鐘即可。

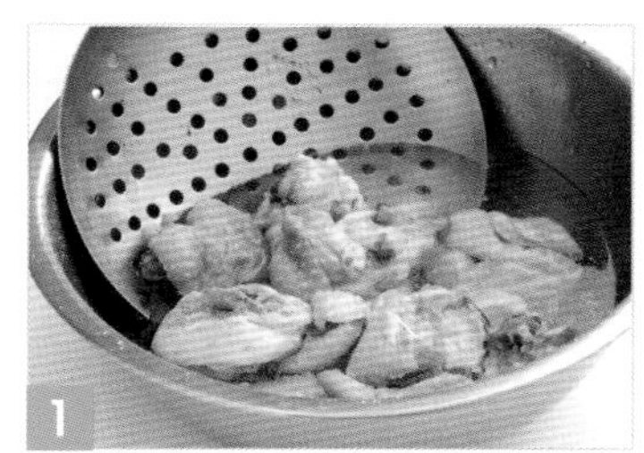
1

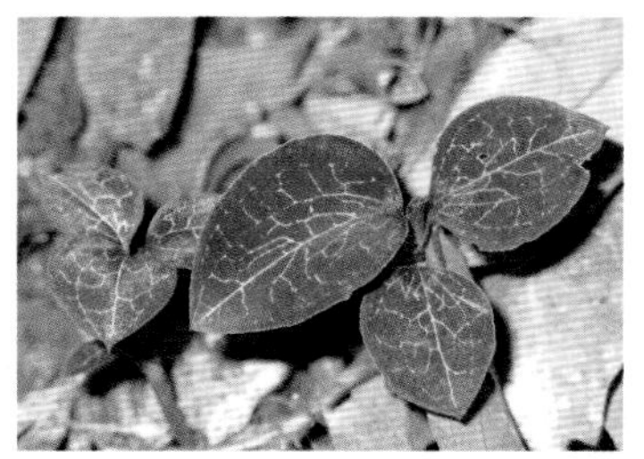

金線連全株草皆有養生保健效果，素有藥王、藥虎、帝王食品之喻，可利用為緩和肝炎不適、消炎消腫、解熱退燒、調節血壓、改善糖尿病的輔助食材，亦有緩和青春痘腫痛及發痘頻率，淡化斑點等美容作用。國科會的農業生物技術專案計畫也研究發現金線連具有抗氧化、抗癌變、保肝及預防動脈硬化的作用。

營養成分表

營養素	單位（毫克）	營養素	單位（毫克）
蛋白質	74	脂肪	20
醣類	36	鈉	660
鐵	5.4	鋅	7.7
維生素B2	0.8	維生素B12（微克）	2.8
菸鹼酸	18.3		

＊藥膳 DIY＊
Regimen Kitchen

4人份
熱量
843
kcal

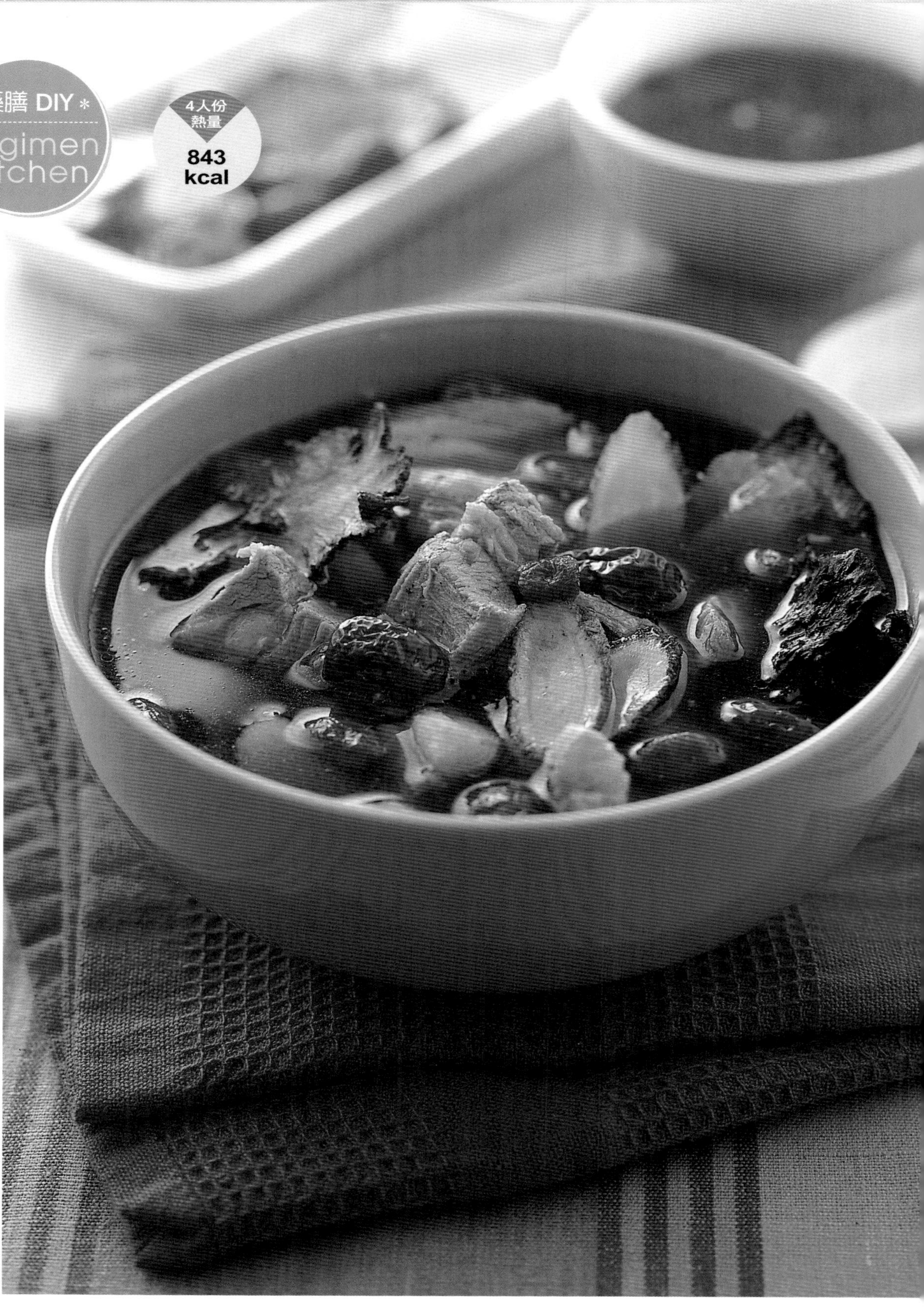

熟地

別名 ● 熟地黃

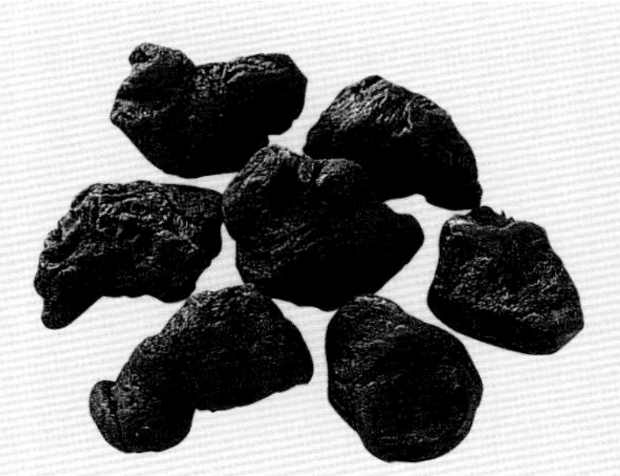

- **藥性**／甘、微溫，作用於肝、腎經。
- **功效**／滋陰補血、填充骨髓、生肌益精。並有強心、利尿、調降血糖的作用。
- **適應症**／體力衰弱、糖尿病及性功能失調。
- **一般用量**／3錢至5錢。

參耆養生湯

注意事項 脾胃虛弱、濕阻胸悶、食少便溏者不宜應用。

藥材：粉光參3錢、黃耆5錢、熟地3錢、川芎2錢、枸杞子5錢、紅棗1兩、桂子2錢。

食材：排骨1.5斤。

作法：

1. 排骨洗淨切小塊、汆燙去血水後放入燉鍋。
2. 加入藥材及清水5碗，先以大火煮開。
3. 煮開後轉文火燉50分鐘即可。

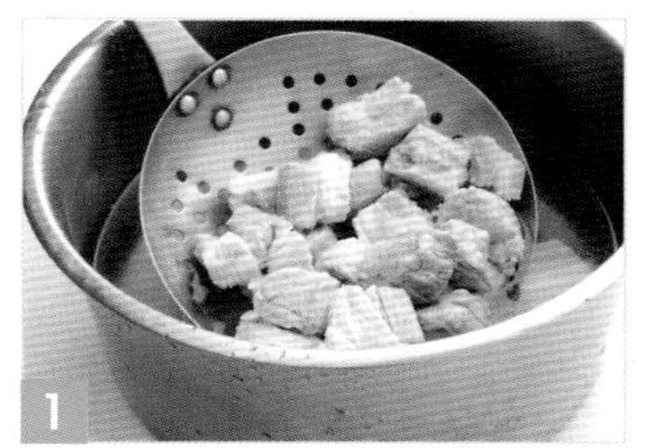

1

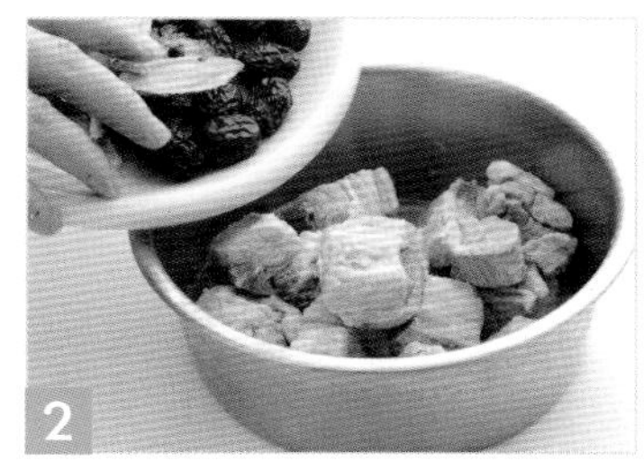

2

熟地能改善血虛、腎氣不足所致之腰膝痠軟、盜汗遺精、失眠、痿黃、眩暈耳鳴、鬚髮早白，並有強心、利尿、調降血糖的作用。也適合用來調理婦女月事不順、神經衰弱、貧血易暈等現象。

營養成分表

營養素	單位（毫克）	營養素	單位（毫克）
蛋白質	54	脂肪	53
醣類	37	鈉	316
鐵	6.4	維生素B1	1.9
維生素B2	0.6	維生素B12（微克）	2.3
菸鹼酸	12.1		

＊藥膳 DIY＊
Regimen Kitchen

4人份熱量
731 kcal

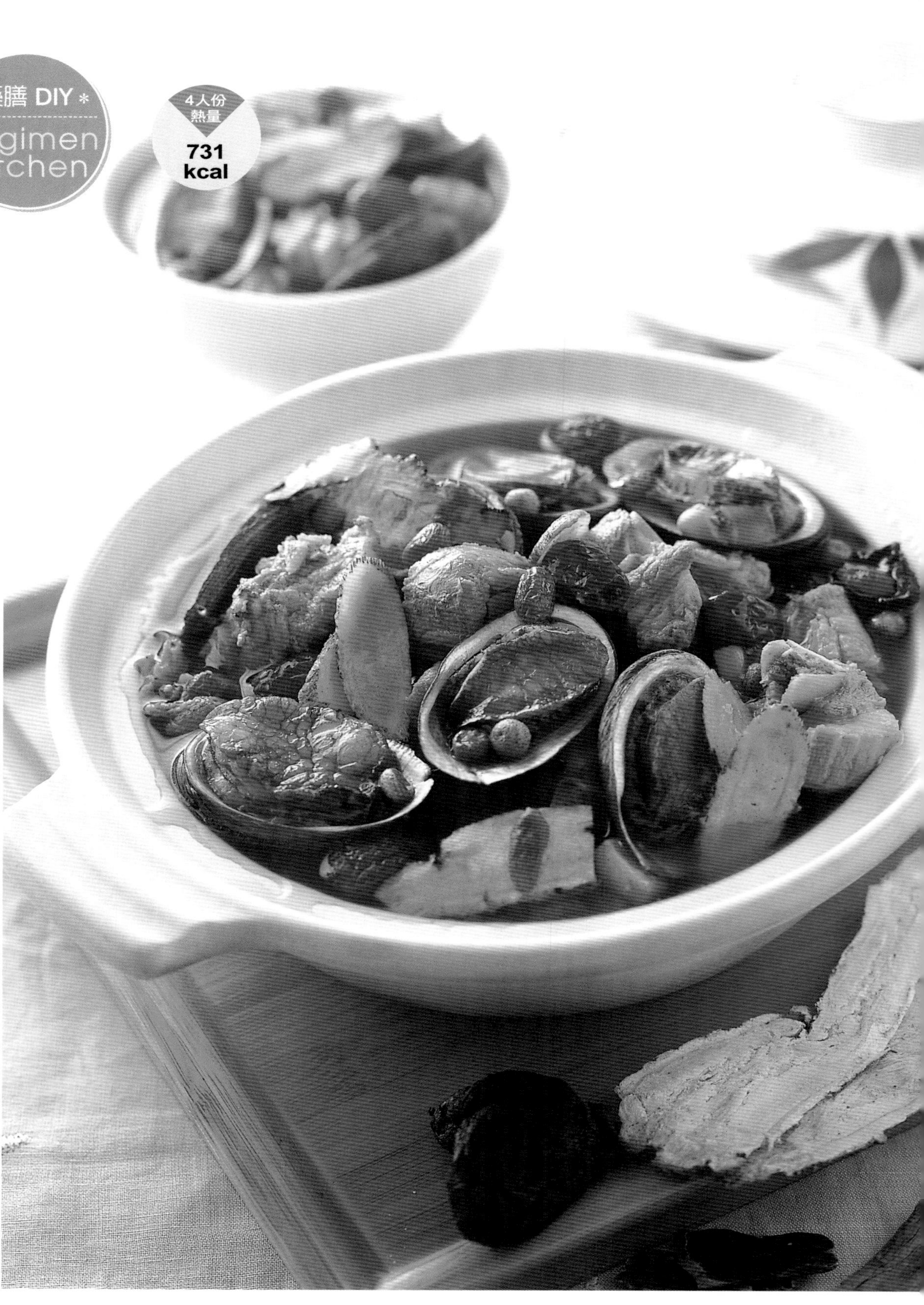

冬蟲夏草

別名 ● 蟲草、冬蟲草、夏草

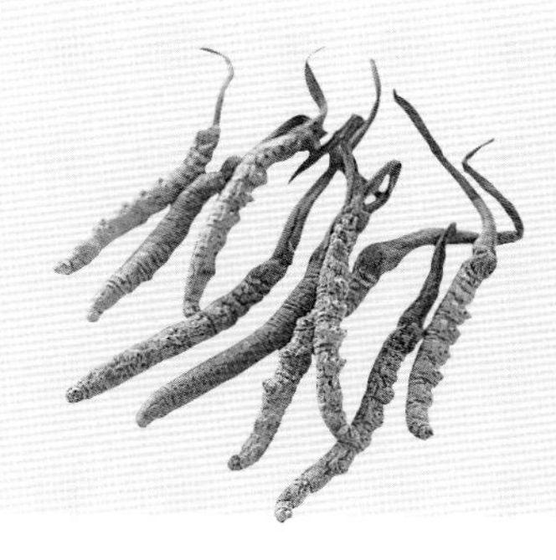

- **藥性**／甘、溫，作用於肺、腎經。
- **功效**／補肺益腎、止咳化痰，調理體虛滑精。
- **適應症**／陽痿遺精、腰膝酸痛、久婚不孕、經常感冒喘咳。
- **一般用量**／1錢至3錢。

冬蟲精明湯

注意事項 肺熱咳嗽痰黃濃者不宜。虛咳日久不癒而痰淡白，或病後虛弱體能難恢復者則可多食。

藥材： 冬蟲夏草1錢、人參2錢、黃耆1兩、枸杞子5錢、黃精1兩、穀精草3錢、紅棗5錢、當歸1錢、川芎1錢。

食材： 九孔（又稱鰒魚）1斤、排骨半斤、生薑少許。

作法：

1 先將九孔洗淨，排骨切塊汆燙，生薑切片備用。

2 燉鍋（也可用電鍋）內放入藥材加水先浸泡10分鐘後，加入九孔、排骨、生薑5片、清水5碗及米酒少許，燉50分鐘即可食用。

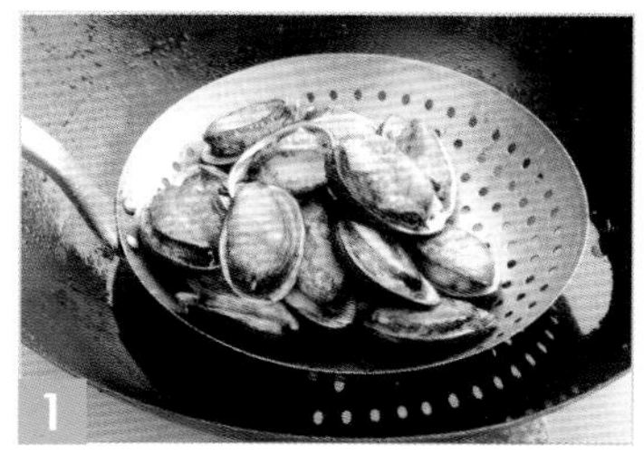

1

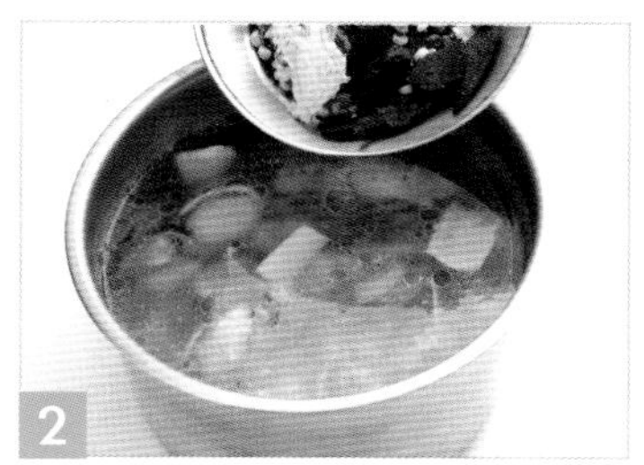

2

冬蟲夏草能滋肺補腎、止咳血化積痰，有擴張支氣管、發揮平喘、抑菌、增強免疫功能之作用。配伍棗、耆、杞、芎及黃精、穀精草等藥材與九孔同煮，不僅清肝明目、滋補強身，並能鎮靜、抗癌、抑菌，常服輕身延年。

營養成分表

營養素	單位（毫克）	營養素	單位（毫克）
蛋白質	83	脂肪	22
醣類	50	鈉	1540
鎂	45.3	鐵	52
維生素B2	9	維生素B12（微克）	325
葉酸（微克）	243.6		

＊藥膳 DIY＊
Regimen Kitchen

4人份
熱量
399
kcal

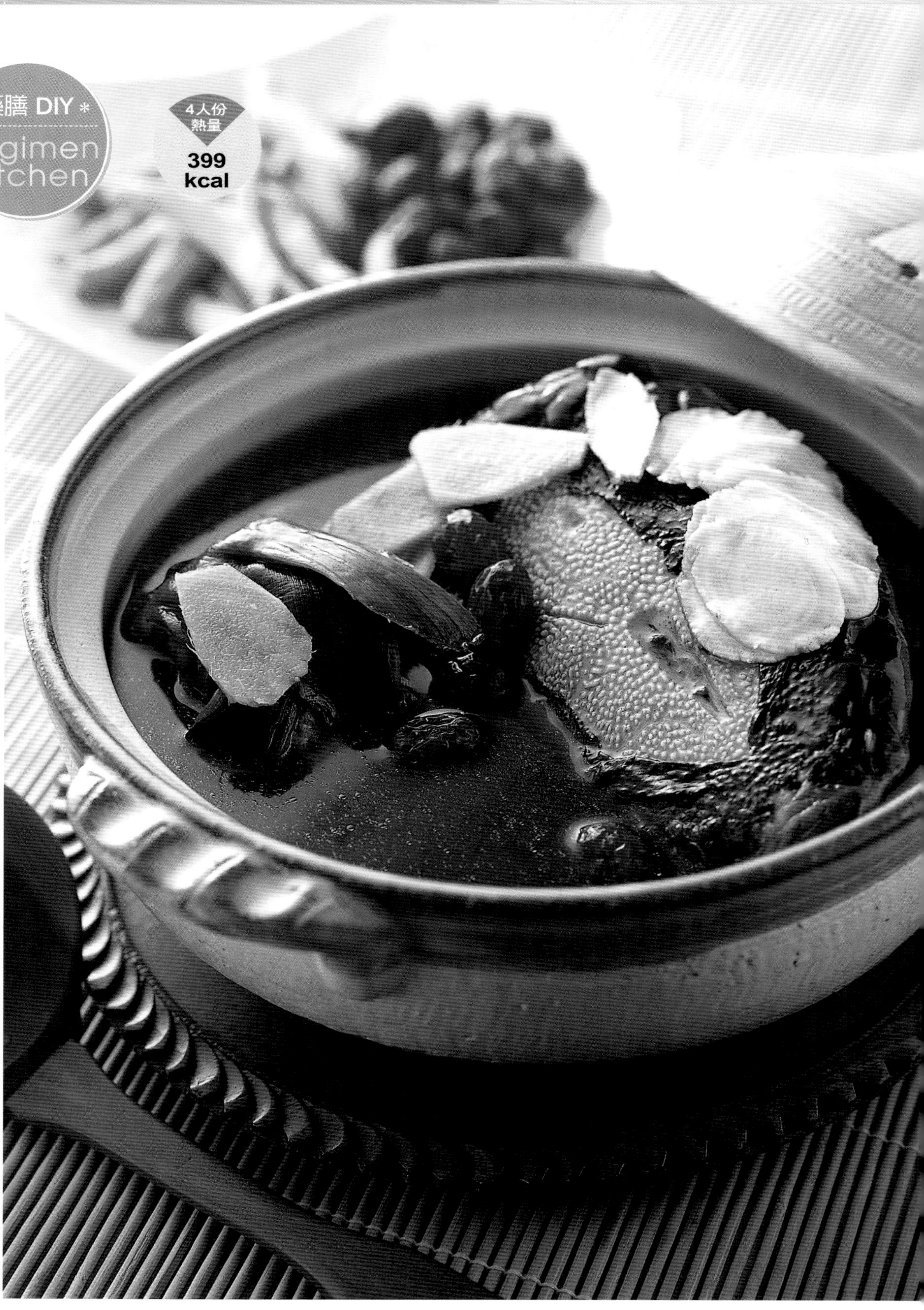

東洋參

別名 ● 洋参、太極参

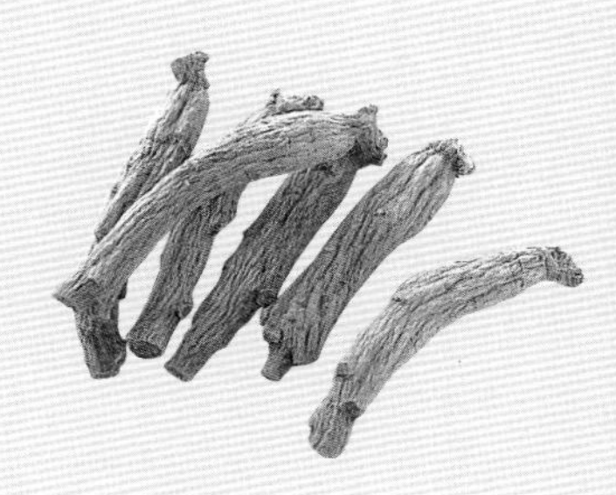

- **藥性**／味甘、微苦，性微涼，作用於脾、肺二經。
- **功效**／強化身體機能、滋補元氣、提振精神、延緩老化。
- **適應症**／常覺疲勞且恢復慢、無精打采、全身使不上力，容易緊張、頭暈頭痛者。
- **一般用量**／2錢至1兩。

洋參活龍湯

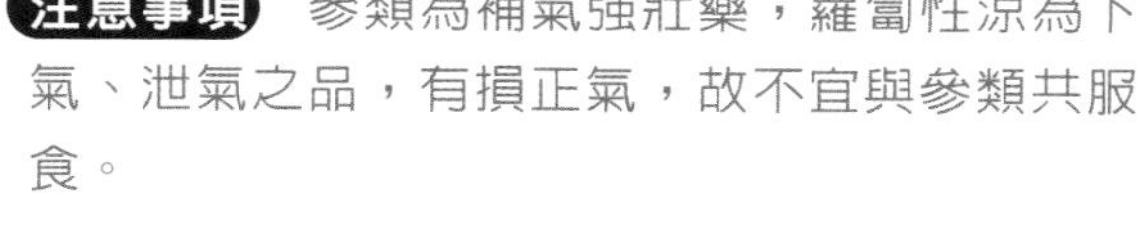

注意事項 參類為補氣強壯藥，蘿蔔性涼為下氣、泄氣之品，有損正氣，故不宜與參類共服食。

藥材：東洋參1兩、紅棗1兩。

食材：鰻魚或土龍1斤、生薑5片、米酒1瓶。

作法：

1. 先將東洋參以開水浸泡1小時。
2. 鰻魚或土龍以清水洗淨、加入米酒一瓶浸泡20分鐘。
3. 接下來再將洋參（帶水）、紅棗、生薑及清水3碗放入燉鍋，燉30分鐘即可。
4. 可加上少量白蘭地酒口味更佳。

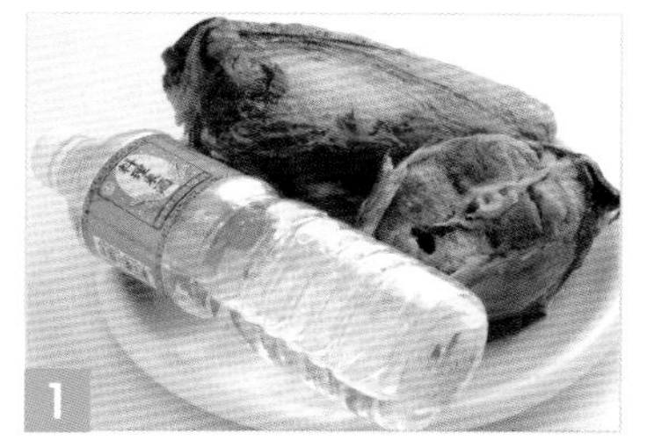
1

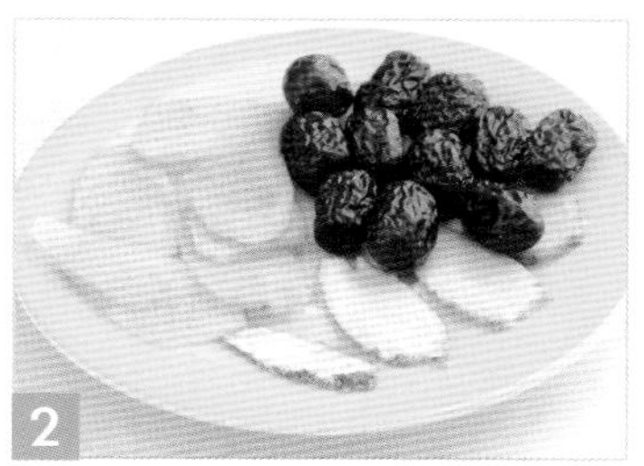
2

memo

東洋參是用韓國原產地人參或大陸東北產地人參的種子，在日本栽培採收，故有此稱。有強化器官機能，充盈元氣、穩定精神、提振活力、消食開胃的作用，改善體力不濟、食量小、容易疲倦、頭痛暈眩、睡眠品質不佳等現象。搭配鰻魚或土龍燉補，能安神益智，增進體能、延緩老化。

營養成分表

營養素	單位（毫克）	營養素	單位（毫克）
蛋白質	64	脂肪	3
醣類	22	鈉	258
鎂	108	磷	776
鈣	208.5	維生素B12（微克）	2.4
菸鹼酸	10.8		

備註：營養成分以鰻魚計算。

＊藥膳 DIY＊
Regimen Kitchen

4人份熱量
555 kcal

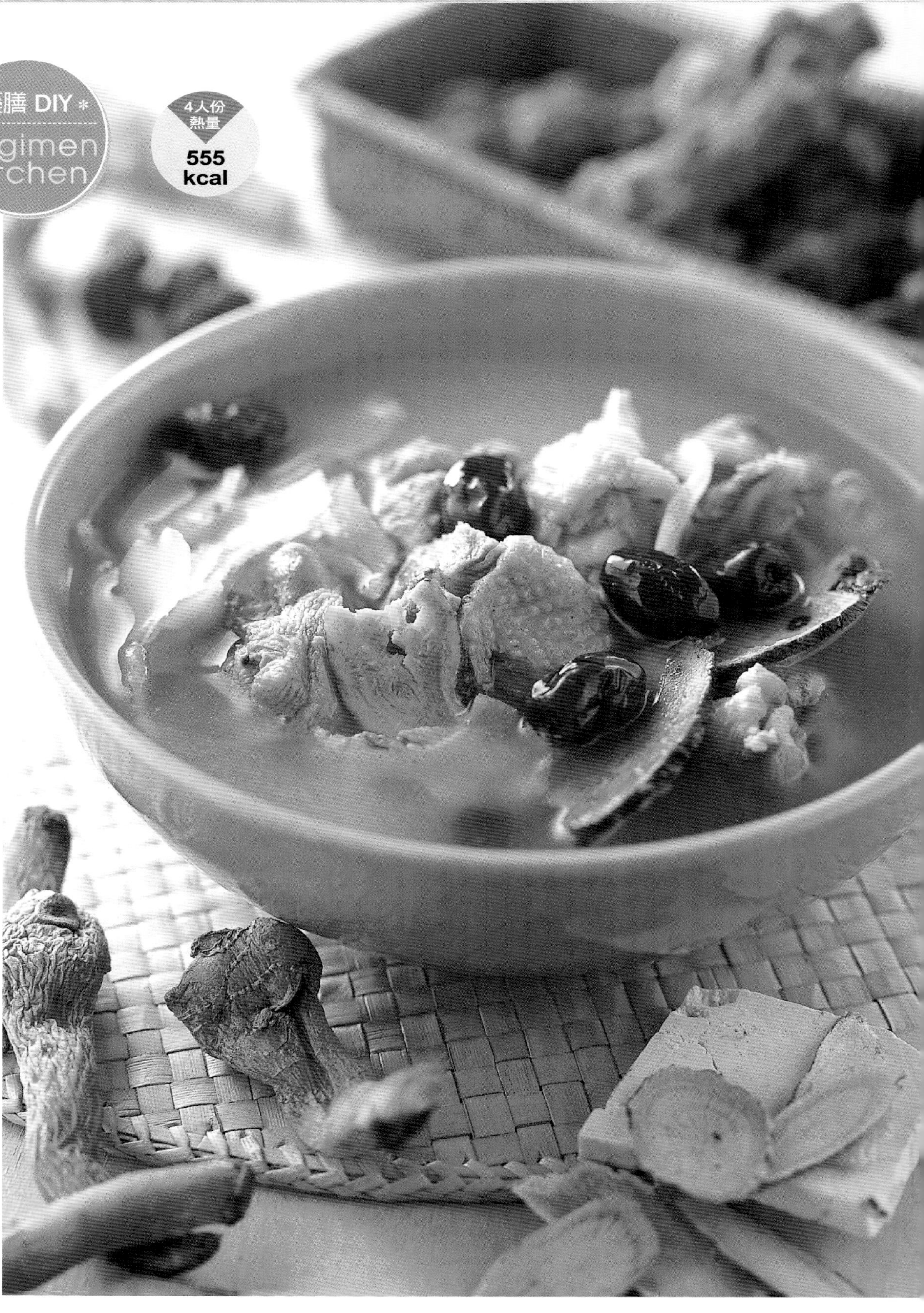

玉竹

別名 ● 葳蕤、萎香、尾參、玉參

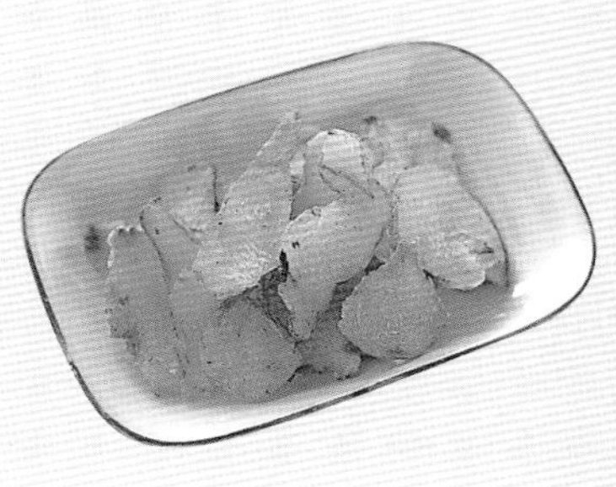

- **藥性**／甘、平，作用於肺、胃二經。
- **功效**／除煩止渴、降低血糖、改善虛弱、咽痛乾咳。
- **適應症**／口乾舌燥、勞倦發熱、心煩心悸、糖尿病、頻尿。
- **一般用量**／3錢至5錢。

玉竹元氣湯

注意事項 常覺胸悶肺熱、胃燥胃脹者可以此品調養；但積痰阻滯、腹瀉者慎食。

藥材：玉竹5錢、西洋參5錢、茯神3錢、白朮2錢、甘草1錢、黃耆1兩、紅棗1兩。

食材：雞肉1斤。

作法：

1. 雞肉洗淨切成小塊、汆燙去血水。
2. 將去過血水的雞肉放入電鍋，加入藥材及清水6碗、米酒1碗，大火煮開。
3. 待煮開後轉文火燉50分鐘即可。

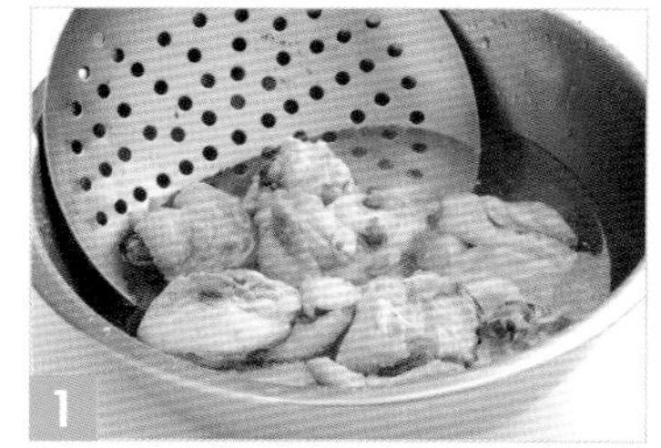

1

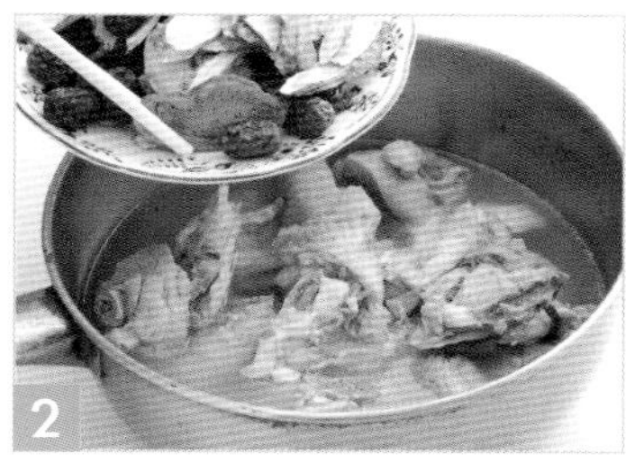

2

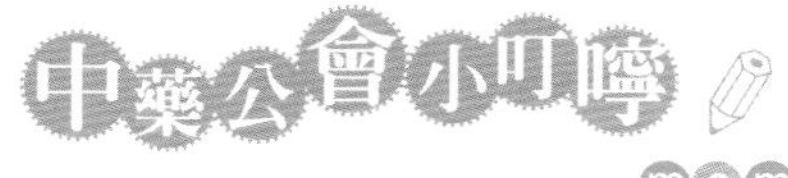

memo

玉竹原名葳蕤，柔潤、多脂、味甘的特質，可以潤肺養胃，生津止渴，調理脾胃中氣，並有降血糖的作用。搭配洋參、茯神、白朮、黃耆等燉補雞湯，能促進代謝循環，調節免疫功能，並寧定心神、減輕心悸、失眠，可增強體力、安心除煩、改善體質、鎮靜助眠。

營養成分表

營養素	單位（毫克）	營養素	單位（毫克）
蛋白質	72	脂肪	20
醣類	22	鈉	568
鋅	7.5	磷	533.6
維生素B2	0.7	維生素B12（微克）	2.8
菸鹼酸	17.5		

＊藥膳 DIY＊
Regimen Kitchen

4人份熱量
492 kcal

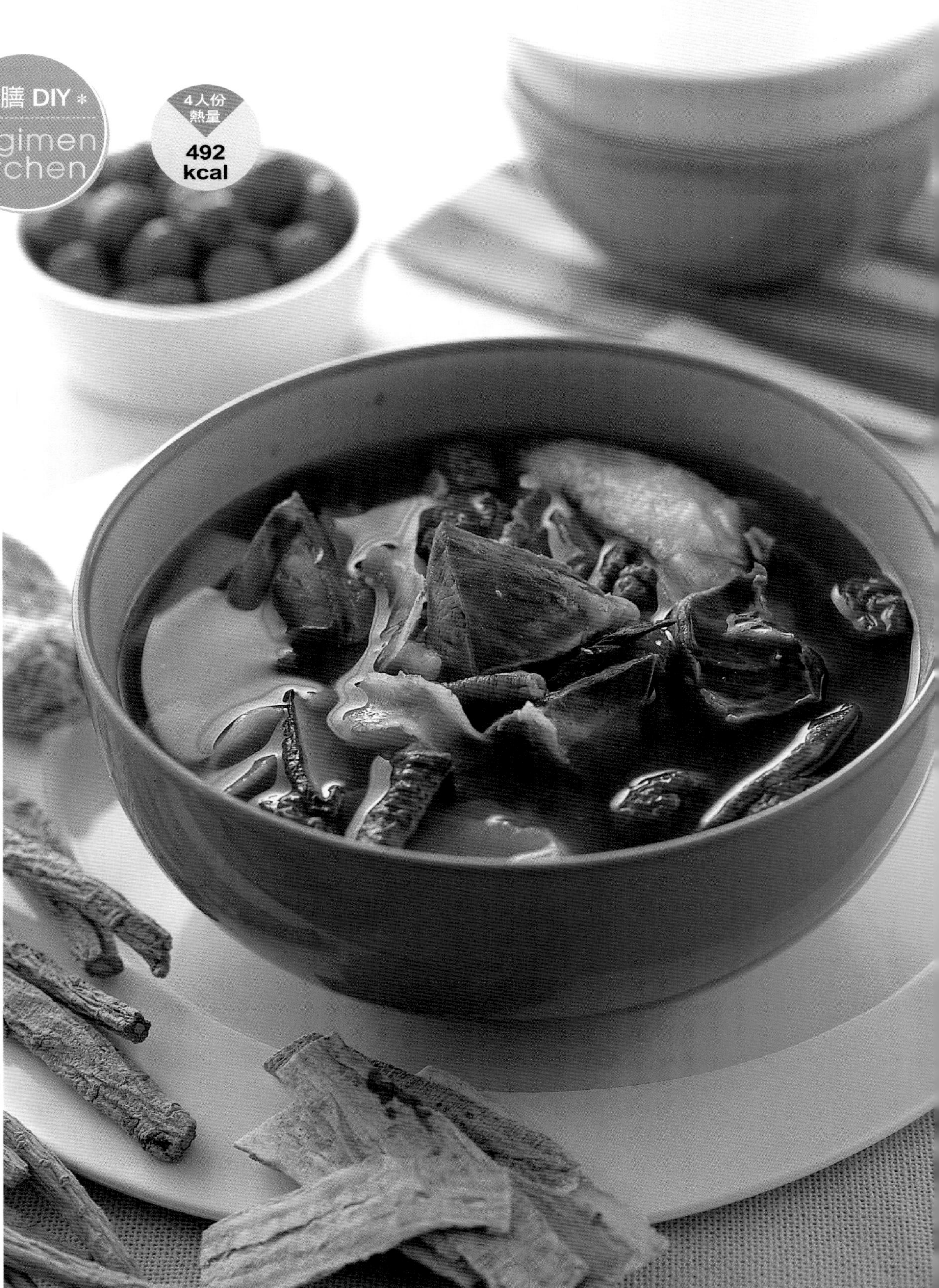

丹參

別名 ● 紫丹參、赤參、紅根、山參

- **藥性**／苦、微寒，作用於心及心包經，即心及其周圍組織。
- **功效**／安神鎮靜、活血調經、祛瘀止痛，促進血液循環。
- **適應症**／心神不寧、子宮外孕或出血、產後惡露瘀滯腹痛、經閉不出。
- **一般用量**／1錢至5錢。

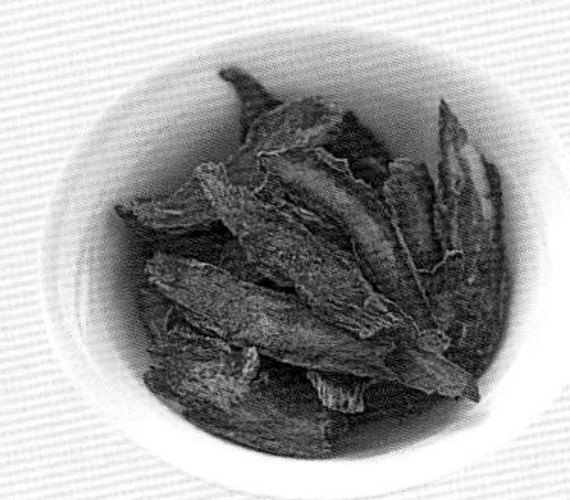

丹麥養心湯

注意事項 丹參雖活血祛瘀作用甚佳，但用量宜斟酌，尤其月經血量多、血塊多或惡露排泄正常者以及孕婦都不適用。

藥材：丹參2錢、遠志3錢、黨參3錢、天麻2錢、麥冬2錢、紅棗1兩。

食材：豬心1個。

作法：

1. 將以上藥材，加水4碗先以大火煮沸，轉文火煮30分鐘。
2. 豬心切塊，擠出血水洗淨，再放入燉鍋內煮15分鐘即成。

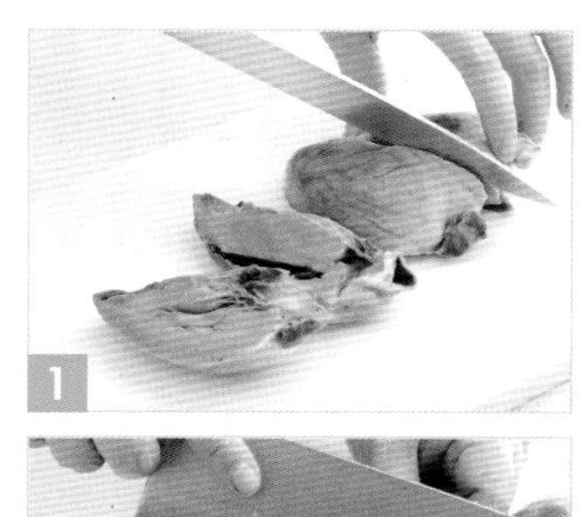
1

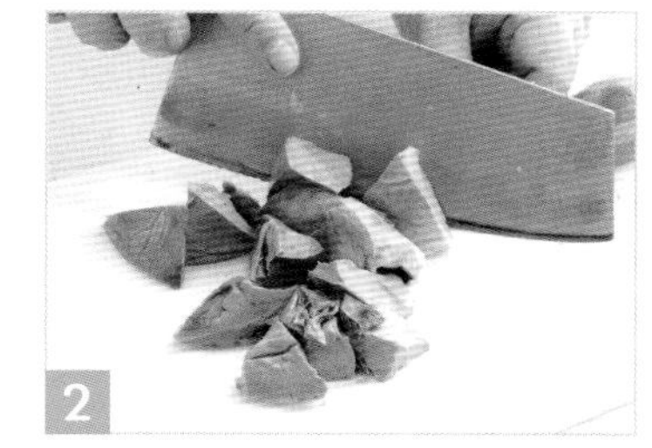
2

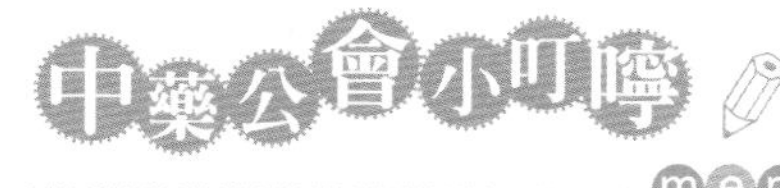

丹參是調理婦女經帶病症常用藥，能活血祛瘀，改善月經失調、經痛、閉經及產後惡露不下、腹痛之症狀，並能安神鎮靜、除煩助眠。丹參能增強心肌收縮力，提高身體的耐缺氧力，改善血液循環、調整心律。配伍麥冬、遠志、黨參加豬心燉食，能活血養心、開心解熱、調經理帶。

營養成分表

營養素	單位（毫克）	營養素	單位（毫克）
蛋白質	52	脂肪	20
醣類	25	鈉	315
鐵	16	維生素B1	1.3
維生素B2	3.3	維生素B12（微克）	7.1
菸鹼酸	18.7		

＊藥膳 DIY＊
Regimen Kitchen

4人份熱量
899 kcal

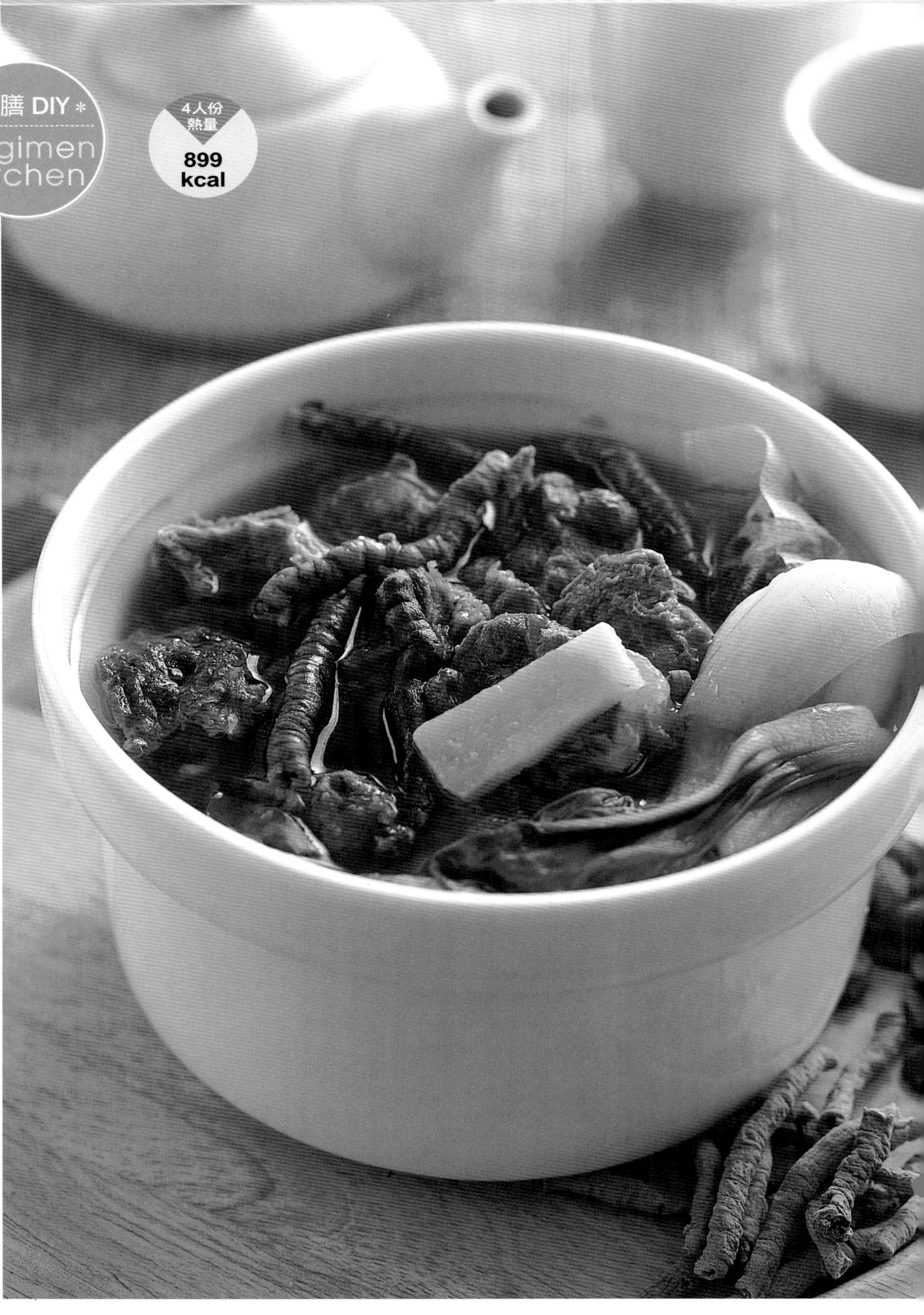

遠志

別名 ● 炙遠志、遠志肉、棘苑、葽繞、小草

- **藥性**／苦、辛、溫，作用於肺、心、腎三經。
- **功效**／安神助眠、暢通痰涎、鎮靜解鬱、預防神經衰弱。
- **適應症**／精神恍惚、睡不安眠、煩躁多夢、喪志健忘。
- **一般用量**／1錢至3錢。

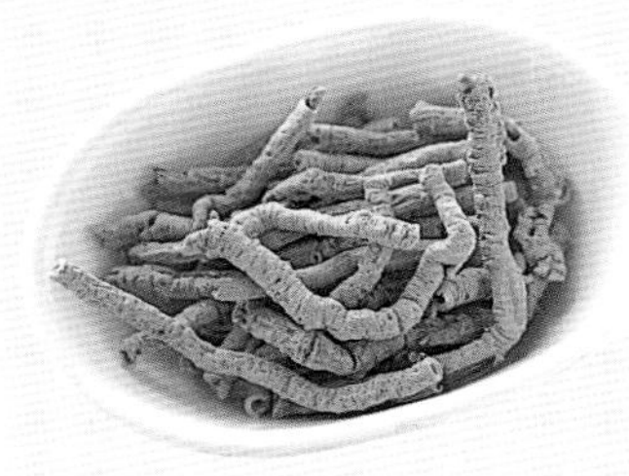

遠志牛肉湯

注意事項 遠志所含成分會刺激胃黏膜，所以胃發炎、胃潰瘍者都不宜。支氣管脆弱、動輒受風寒或記憶力明顯衰退者可常食用。

藥材：遠志3錢、枸杞子5錢、炒酸棗仁4錢（打碎袋入）。

食材：牛肉1斤、青江菜半斤、生薑、米酒少許。

作法：

1. 酸棗仁搗碎袋入並將牛肉洗淨，用開水汆燙後撈出，稍涼切成小塊備用。
2. 橄欖油加熱，油熱後加入生薑、米酒炒香。
3. 接下來放入牛肉塊、遠志、酸棗仁、枸杞子，然後加清水6碗，先以大火煮開再轉文火燉60分鐘。
4. 最後加入青江菜悶煮5分鐘即可。

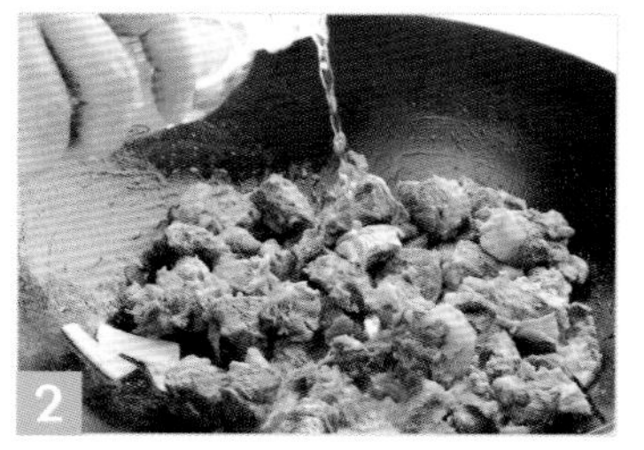
2

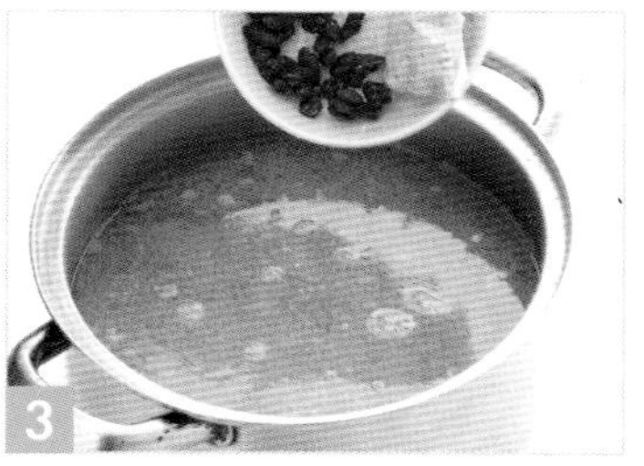
3

遠志有鎮靜、止咳嗽作用。配伍酸棗仁、枸杞子煮食，不但能提振精力，紓解暈眩頭痛，並能停止虛汗、避免睡中驚醒，令人一夜好眠。

營養成分表

營養素	單位（毫克）	營養素	單位（毫克）
蛋白質	104	脂肪	32
醣類	48	鈉	555
鐵	25.2	鋅	51.2
維生素A（RE）	495	維生素B12（微克）	13.2
菸鹼酸	23		

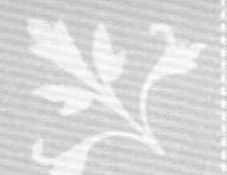

＊藥膳 DIY＊
Regimen Kitchen

4人份熱量
331 kcal

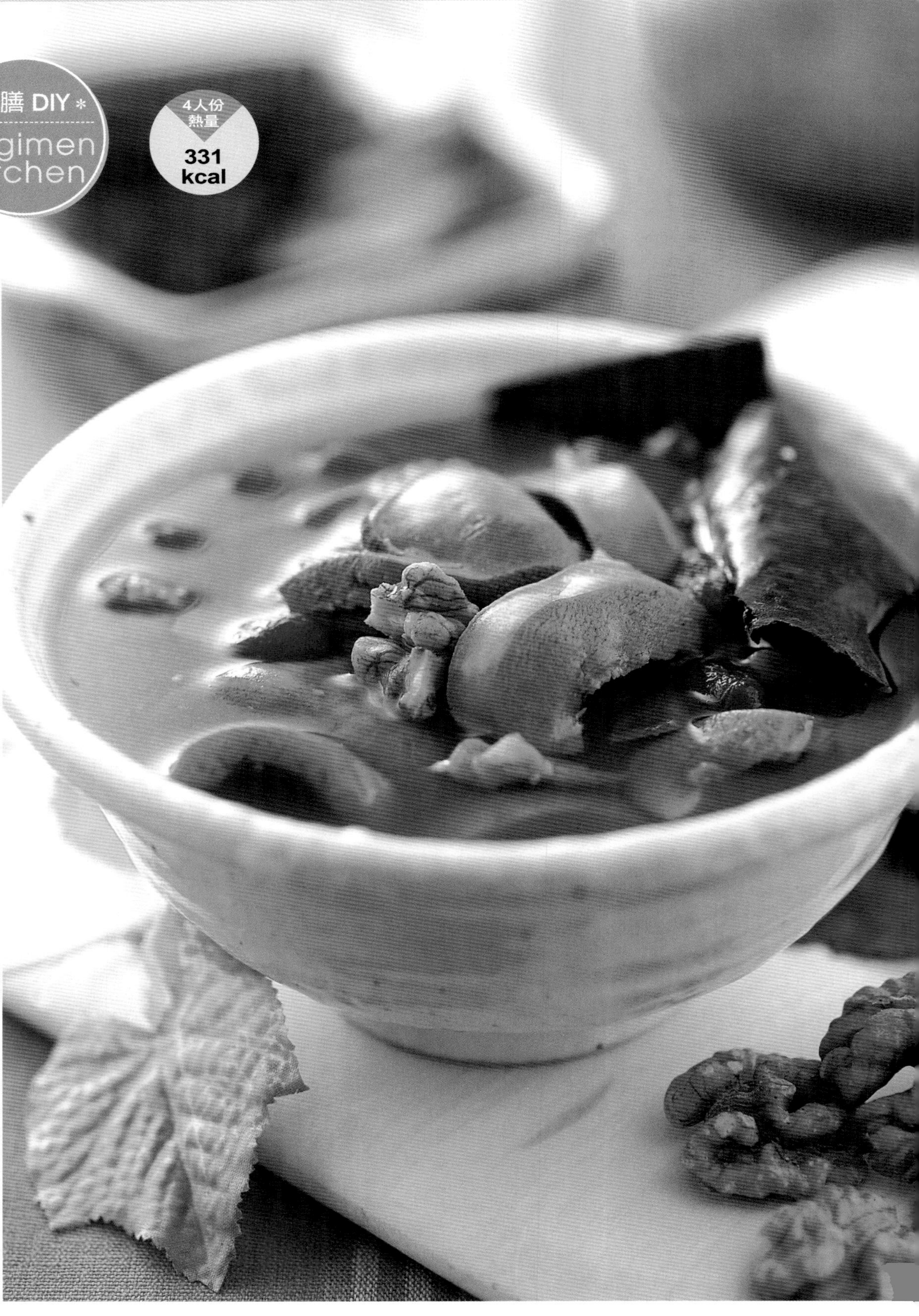

杜仲

別名 ● 絲綿皮、思仲、扯絲皮、木棉

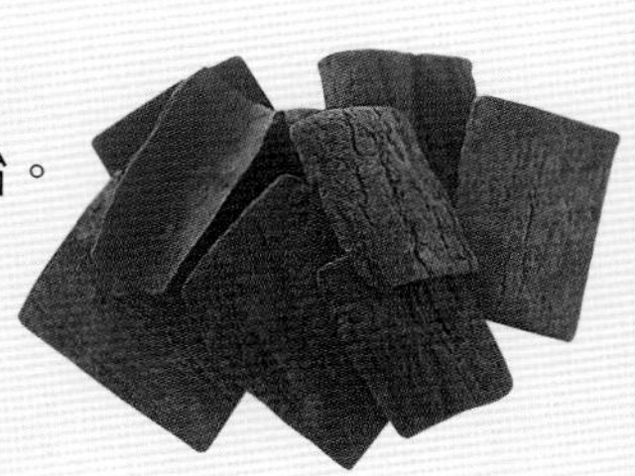

- **藥性**／甘、溫，作用於肝、腎經。
- **功效**／補肝腎、強筋骨、改善腰酸背痛、膝足酸軟、耳鳴、安胎。
- **適應症**／性功能失調、陽痿滑精、胎動出血、習慣性流產、高血壓。
- **一般用量**／3錢至1兩。

杜仲羊腎湯

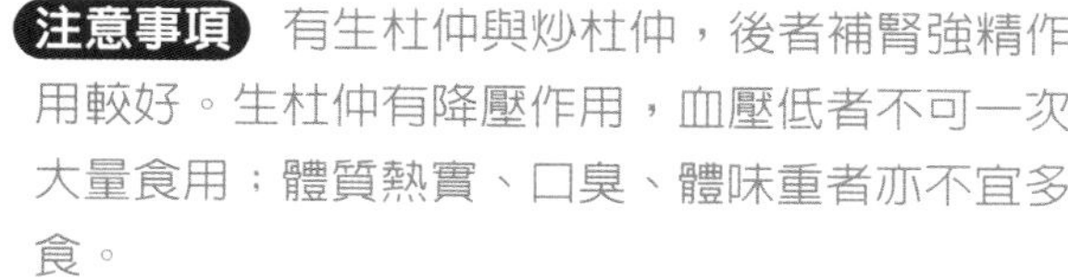

注意事項 有生杜仲與炒杜仲，後者補腎強精作用較好。生杜仲有降壓作用，血壓低者不可一次大量食用；體質熱實、口臭、體味重者亦不宜多食。

藥材：炒杜仲1兩、核桃仁5錢、肉蓯蓉5錢、何首烏5錢、枸杞子5錢、白胡椒5錢（袋入）。

食材：羊腎1對。

作法：

1. 將羊腎切片，汆燙去血水，然後加入藥材一起放入鍋內。
2. 在鍋內加清水4碗、米酒1碗，以文火燉40分鐘即可。

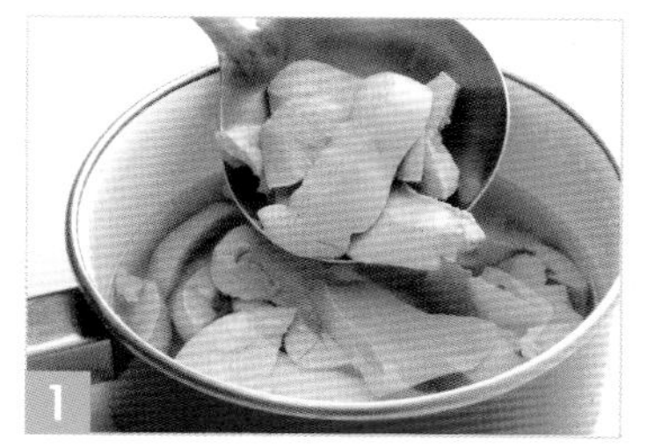

1

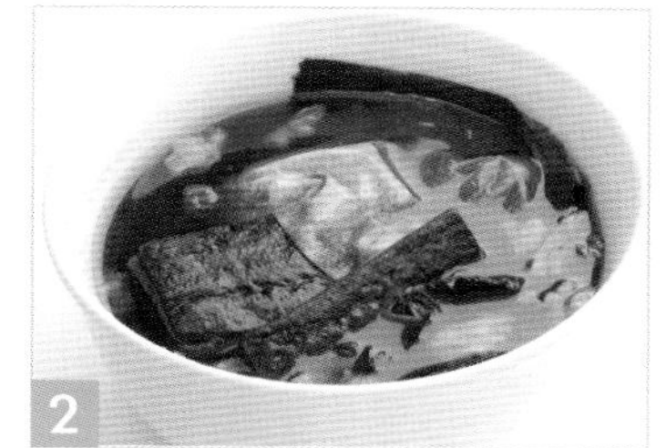

2

炒杜仲能滋補肝腎、強壯筋骨、固精及安胎，還能增強腎上腺皮質功能，活化身體免疫功能，增進抗病力、緩解風濕性關節炎之症狀。常被利用來調理腎虛陽痿、腰酸背痛、膝腿酸軟、小便頻數、下部濕癢、胎氣不順及高血壓。配伍核桃、首烏、肉蓯蓉、枸杞子等加羊腎燉服，最能補益精氣、安胎固元，調理久婚不孕、精蟲稀少及習慣性流產。

營養成分表

營養素	單位（毫克）	營養素	單位（毫克）
蛋白質	28	脂肪	17
醣類	17	鈉	252
鐵	11.2	維生素B2	3.5
葉酸（微克）	128	維生素B12（微克）	14.3
菸鹼酸	11		

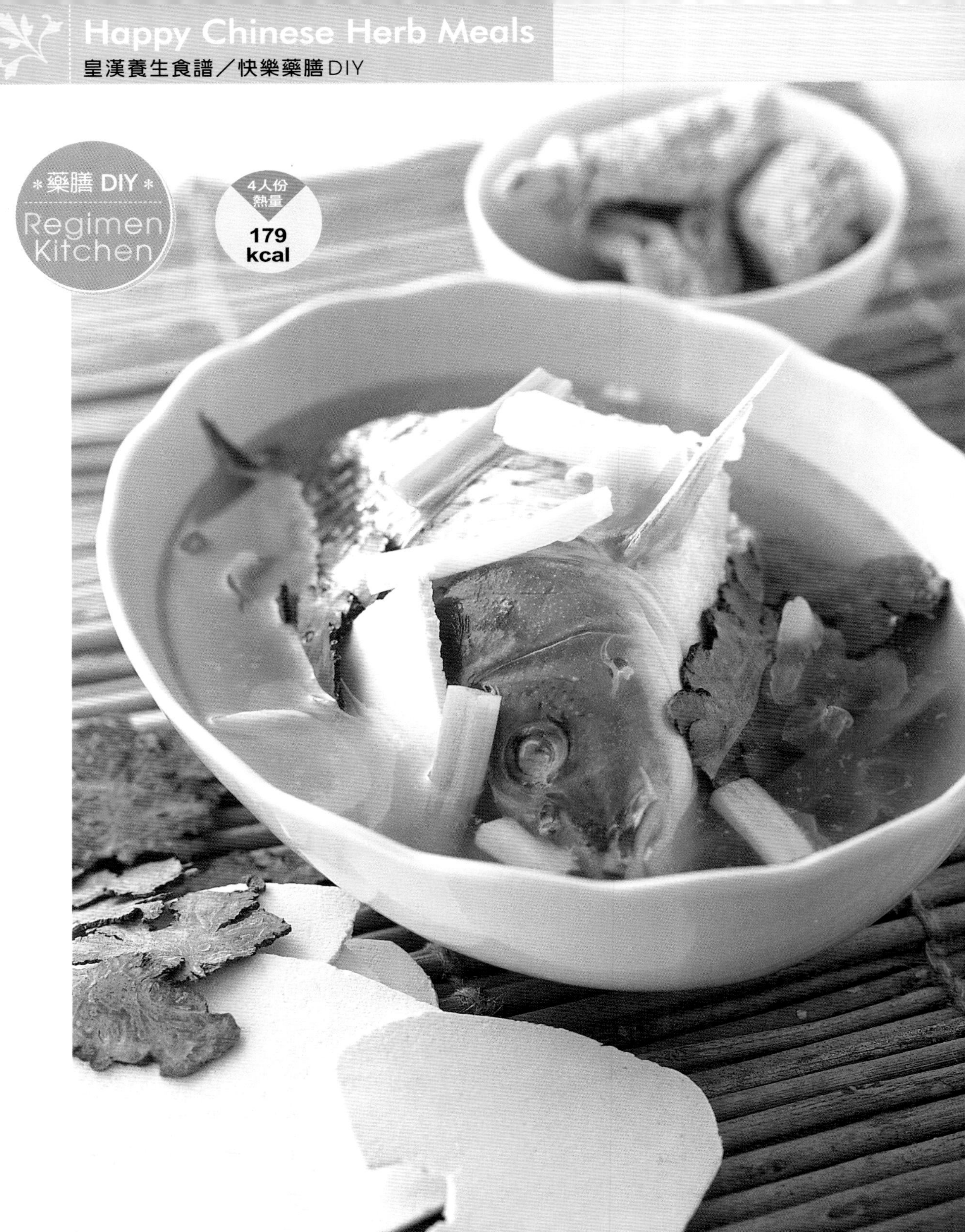
＊藥膳 DIY＊
Regimen
Kitchen
4人份
熱量
179
kcal

茯苓

別名 ● 白茯苓、雲茯苓、松苓、云苓

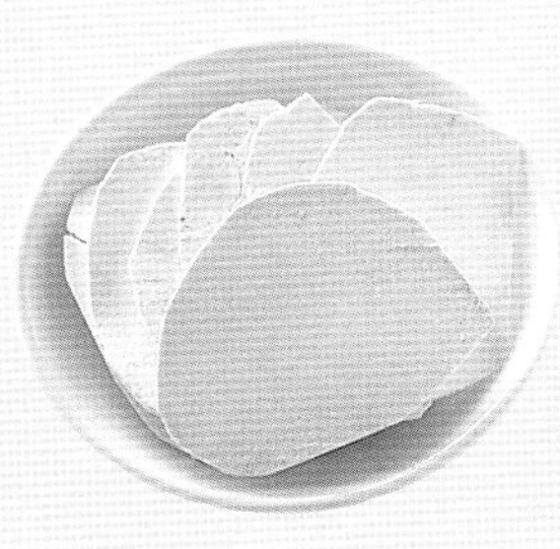

- **藥性**／甘、平，作用於心、肺、脾、胃、腎等經。
- **功效**／利尿滲濕消水腫，改善脾胃功能促消化，安心寧神助睡眠。
- **適應症**／水腫尿少、食少腹瀉、驚悸失眠、浮腫虛胖者。
- **一般用量**／3錢至5錢。

茯苓天尊湯

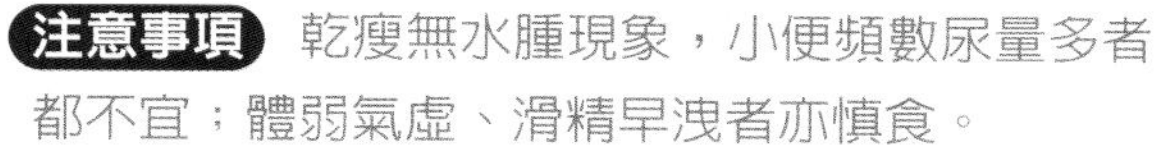

注意事項 乾瘦無水腫現象，小便頻數尿量多者都不宜；體弱氣虛、滑精早洩者亦慎食。

藥材：茯苓3錢、天麻2錢、川芎1.5錢。

食材：鯉魚頭1斤、生薑片、米酒、蔥少許。

作法：

1. 將鯉魚頭去鰓洗淨，備用。
2. 將鯉魚頭、茯苓、川芎、天麻片放入砂鍋內，加入適量生薑片、米酒和清水6碗，以大火燒開。
3. 大火燒開後轉文火燉煮1.5小時即成。可加入少量鹽、胡椒粉調味。

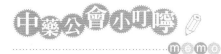

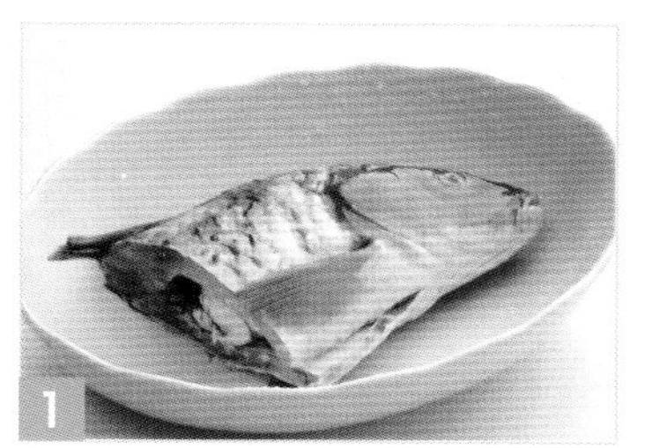

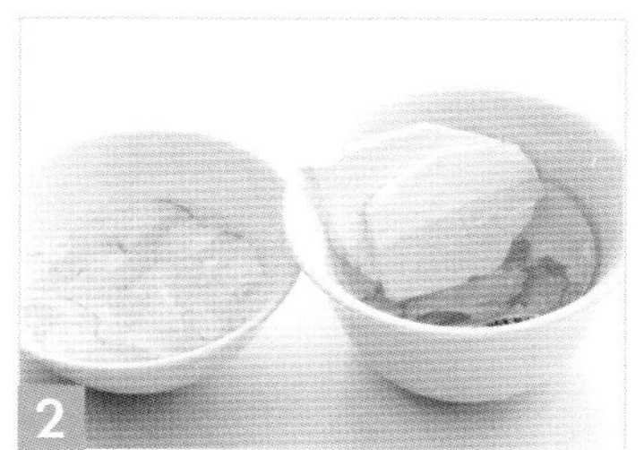

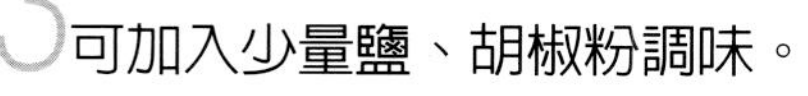

中藥公會小叮嚀

茯苓能利尿消水腫，去體內濕氣，令人顯得神清氣爽、手腳靈活，並能健胃利脾、調節食量和排泄狀況。茯苓對養心安神有一定的鎮定作用，可改善心悸、失眠、心神不寧。配伍天麻、川芎與鯉魚頭煮食，能健腦益智、祛風止頭暈、頭痛，並利通大小便、幫助消化，消手足肢端腫脹。

營養成分表

營養素	單位（毫克）	營養素	單位（毫克）
蛋白質	22	脂肪	5
醣類	12	鈉	57
鐵	2.1	磷	305.3
		維生素B12（微克）	72.5

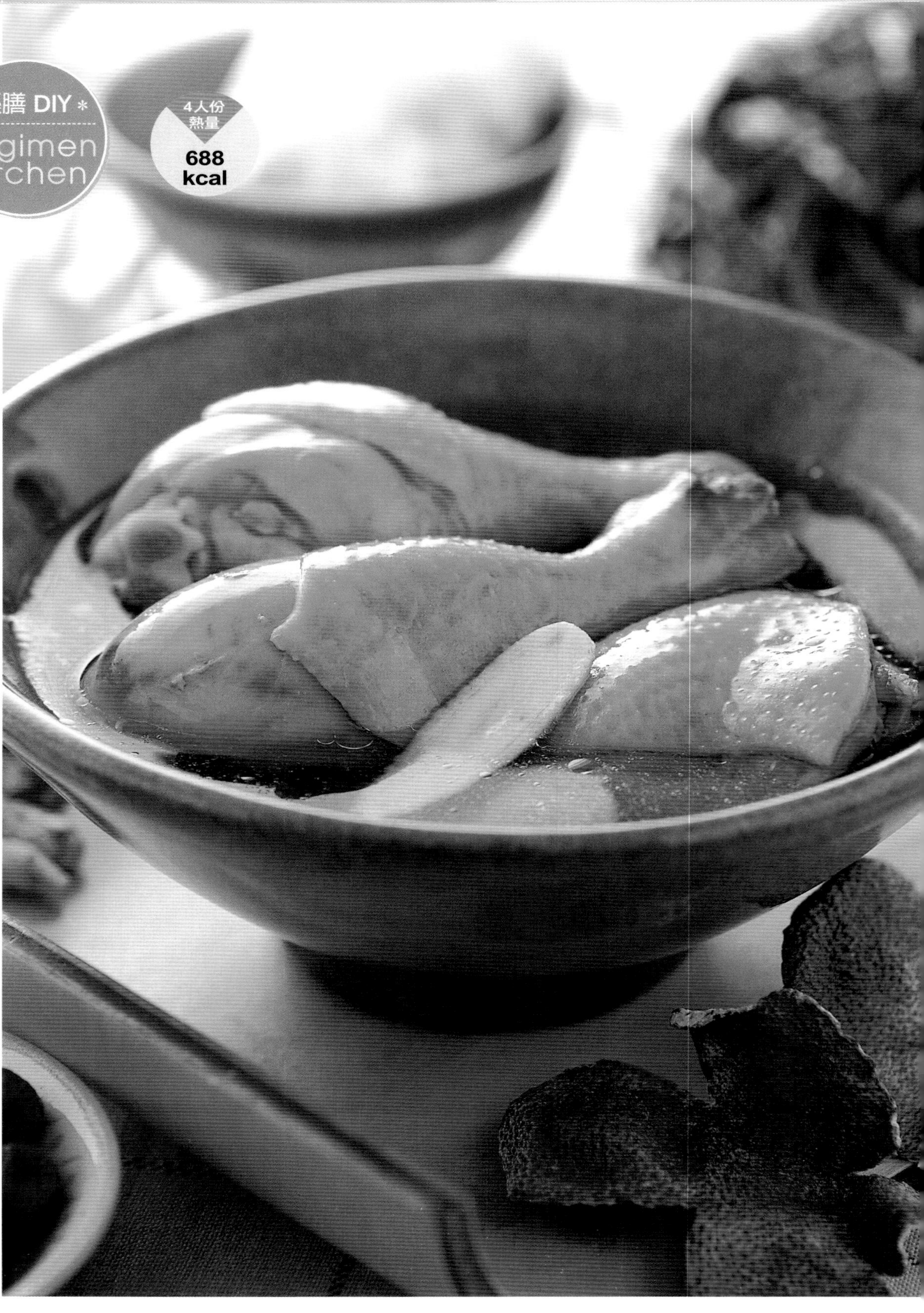

＊藥膳 DIY＊
Regimen Kitchen

4人份
熱量
688
kcal

雞骨草

別名 ● 珠仔草

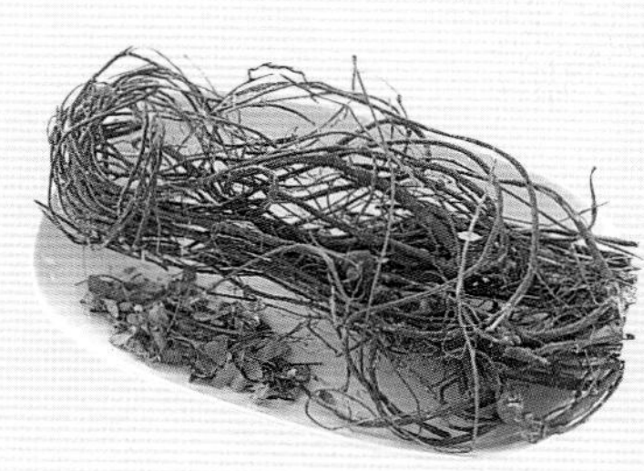

- **藥性**／甘、涼，作用於肝、肺經。
- **功效**／清涼消炎、解熱解毒、安定情志、定神解鬱。
- **適應症**／肝炎、肺炎、腸胃不適、情緒失控、容易感冒。
- **一般用量**／5錢至3兩。

粉光雙鳳湯

注意事項 此湯品保肝疏肝效果佳，因肝藏血，影響婦女月經循環，月經過多亦適合以此來調理。唯體質虛寒者慎食。

藥材：粉光參3錢、雞骨草2兩、紅棗2兩、廣陳皮2錢。

食材：雞腿3隻。

作法：

1. 雞腿洗淨汆燙去血水。
2. 將去過血水之雞肉與藥材一起放入燉鍋，加清水8碗，隔水燉60分鐘即可。

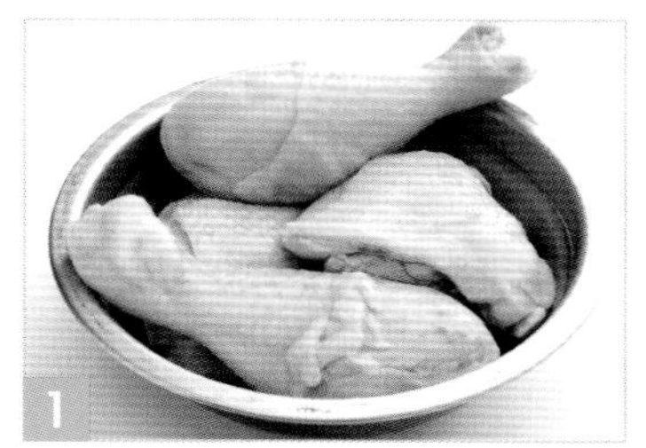

1

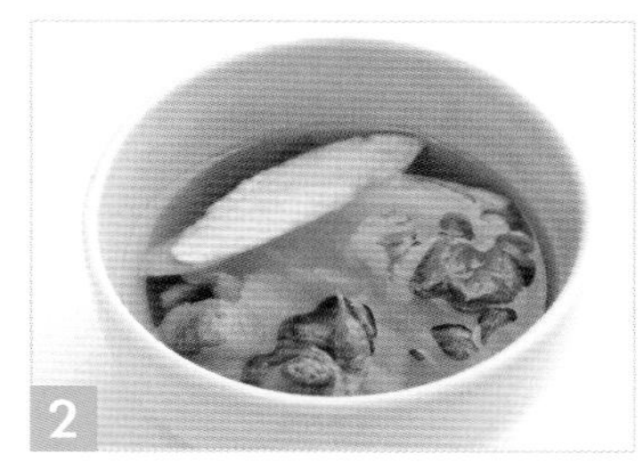

2

雞骨草是珠仔草之別名，能清涼解熱、消炎解毒、疏肝解鬱、可緩解肝炎之不適症狀、撫定躁擾不安、脾氣暴烈、情緒起伏等屬於情志方面的現象。對肺炎、支氣管炎、喉頭炎也有消炎之效，配伍粉光、紅棗、廣陳皮等燉煮雞湯，能強化肝臟排毒功能，減輕腸胃障礙，並維持神經系統健康、增強呼吸系統抵抗力。

營養成分表

營養素	單位（毫克）	營養素	單位（毫克）
蛋白質	79	脂肪	22
醣類	45	鈉	619
鋅	8.3	維生素C	8.8
維生素B2	0.8	維生素B12（微克）	3.1
菸鹼酸	19.7		

＊藥膳 DIY＊
Regimen Kitchen

4人份
熱量
867
kcal

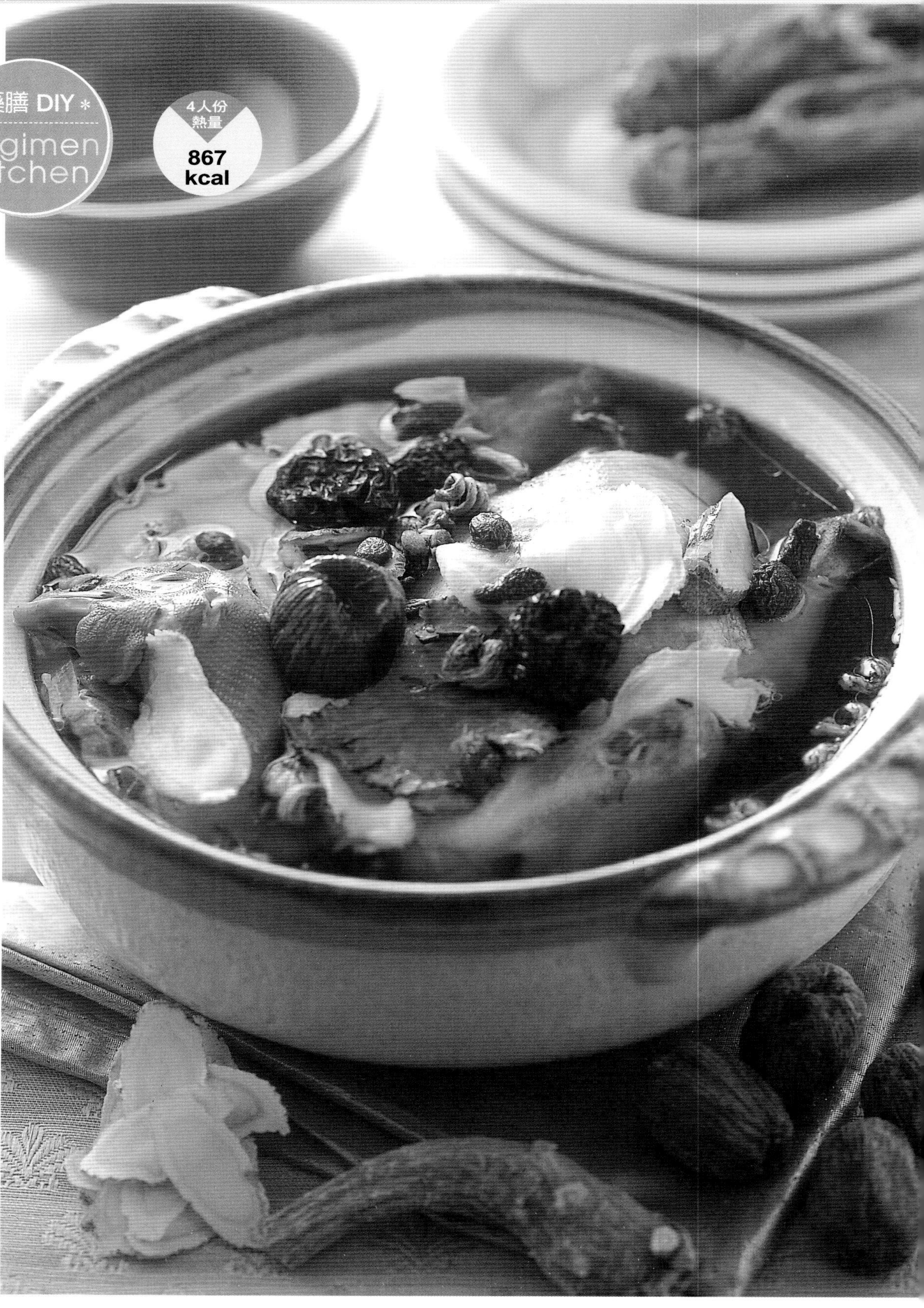

當歸

別名 ● 乾歸、山蘄、文無

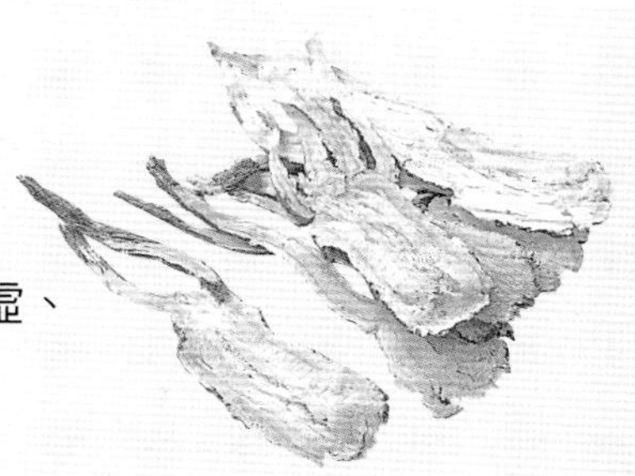

- **藥性**／甘、辛、溫，作用於肝、心、脾經。
- **功效**／補血活血、調經止痛、滋補強身、潤腸通便。
- **適應症**／月經失調、經痛、產後血瘀腹痛、跌打損傷、血虛、腸燥便秘、風濕痹痛、皮膚乾澀過度角質化。
- **一般用量**／1錢至3錢。

龍鳳清涼湯

注意事項 當歸潤腸，習慣性腹瀉者慎食。

藥材：當歸3錢、粉光3錢、川芎3錢、黃耆5錢、枸杞子5錢、天麻3錢、龍鳳草3錢、黑棗2兩、蜜棗5錢、桂子3錢（袋入）。

食材：童子雞一隻。

作法：

1. 童子雞洗淨，然後加入以上藥材及米酒、清水各3碗。
2. 放入燉鍋隔水燉60分鐘即可。

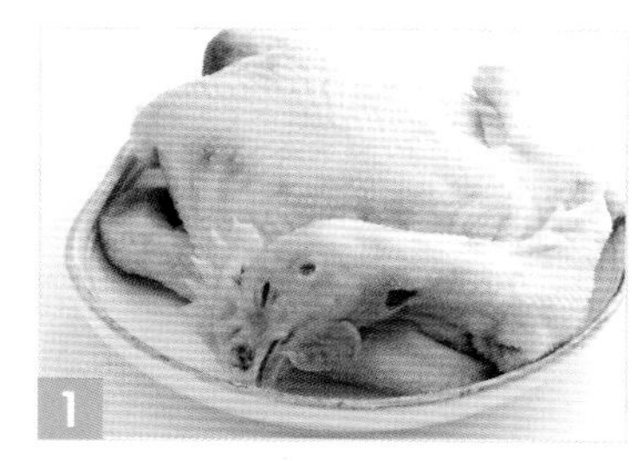

1

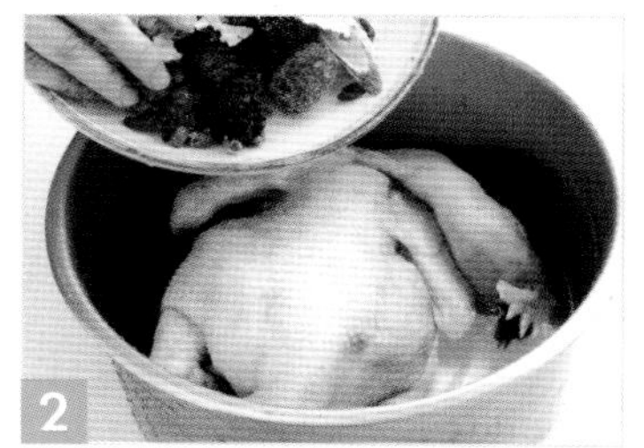

2

中藥公會小叮嚀 memo

當歸是婦女的保健良品，有補血活血、調經止痛、潤腸通便之效。因能活血散瘀，也能紓解跌打損傷瘀滯、產後血滯腹痛、風濕痹痛，筋骨酸痛等。當歸兼具潤膚、美化臉色、抗早衰、促進傷口癒合之美顏效果。選購當歸以新鮮味清無出油者為佳，若有雜味或酸味、辛嗆味等可能是以硫磺燻過的。

營養成分表

營養素	單位（毫克）	營養素	單位（毫克）
蛋白質	62	脂肪	37
醣類	74	鈉	366
鐵	6.5	維生素B1	0.5
維生素B2	0.8	維生素B12（微克）	3.2
菸鹼酸	16.9		

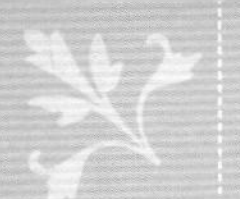

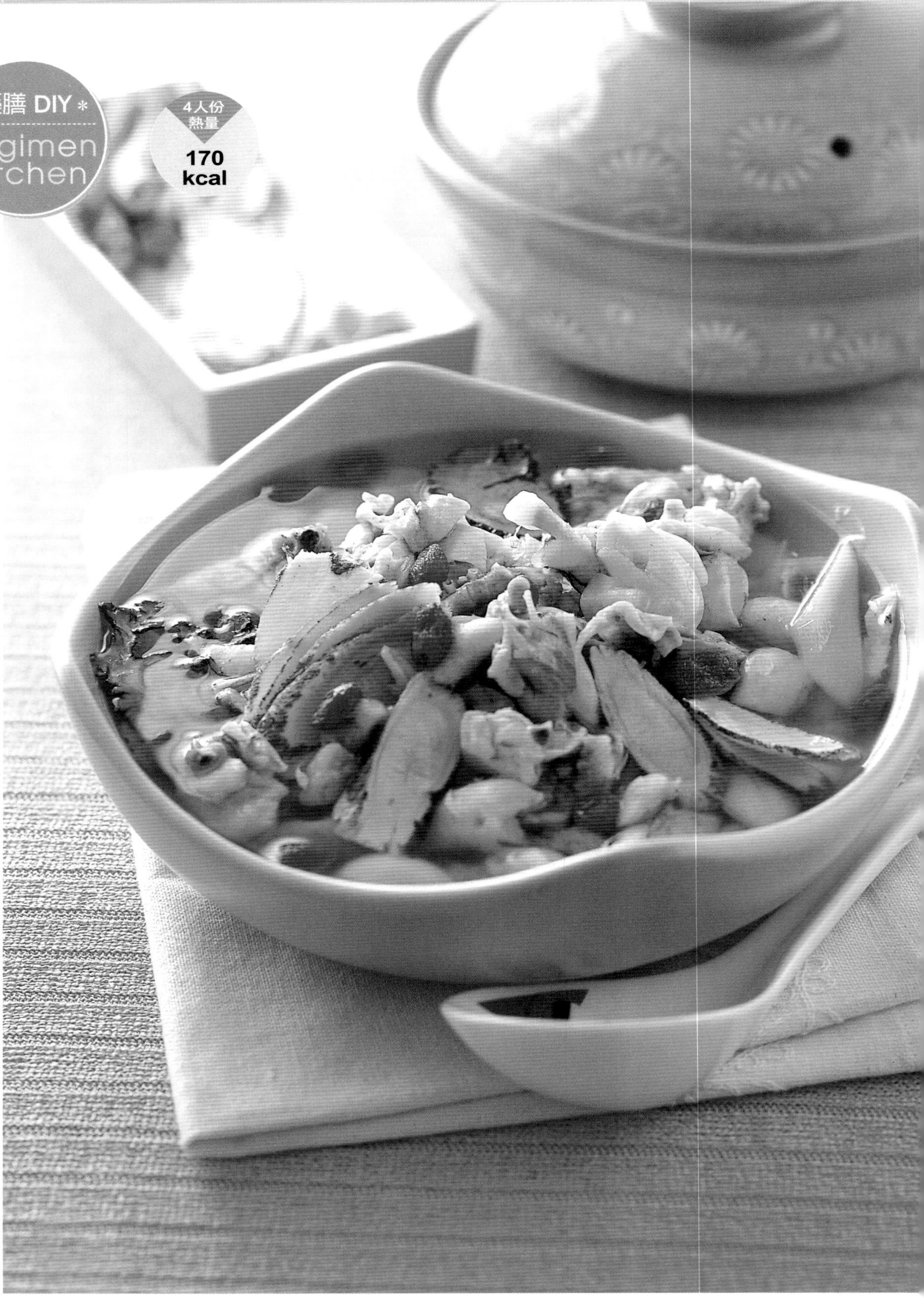

＊藥膳 DIY＊
Regimen Kitchen

4人份
熱量
170
kcal

黃耆

別名 ● 黃芪、箭黃耆、綿黃耆、北口耆、王孫

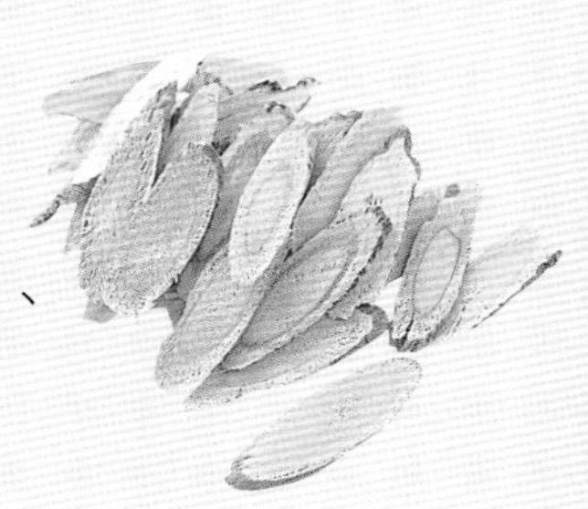

- **藥性**／甘、微溫，作用於脾、肺經。
- **功效**／補氣升陽、止汗、消腫、生肌、保肝、提升免疫力。
- **適應症**／元氣不足、體力明顯衰退、水腫、營養不良、虛弱貧血、傷口難癒、抵抗力低落及臟器脫垂者。
- **一般用量**／3錢至2兩。

香蒜田雞湯

注意事項 發高燒而唇頰燦紅者不宜食用，高血壓患者及氣喘患者要慎食。

藥材：黃耆3錢、東洋參3錢、當歸1錢、川芎1錢、枸杞子2錢。

食材：田雞1斤、大蒜2兩。

作法：

1. 將田雞剝皮去頭腳內臟洗淨。
2. 大蒜分瓣、去外膜。
3. 加上藥材及清水6碗裝入燉鍋，隔水燉60分鐘。

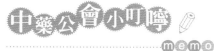

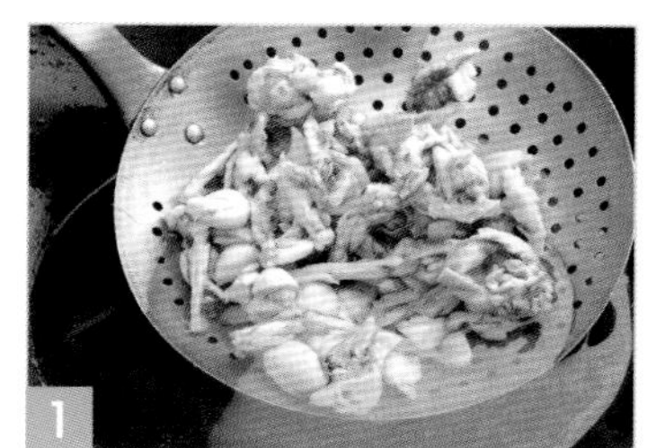

1

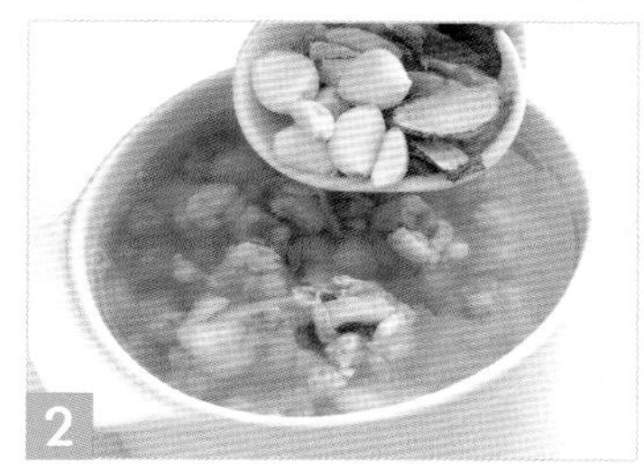

2

黃耆猶如藥中耆宿，是大補元氣的要藥。對氣虛乏力，中氣不足、體力不濟、虛汗不止，能補氣助陽、快速消除疲勞。又能增加細胞吞噬細菌的能力，預防發炎化膿，促進傷口癒合。並可消水腫、腳氣、面目浮腫、促進體內水分代謝，並有強壯作用，改善全身營養狀態，保護肝臟、提升免疫功能、抵抗流感。配伍蒜頭、洋參、當歸等煮食，更補強抗病力。

營養成分表

營養素	單位（毫克）	營養素	單位（毫克）
蛋白質	26	脂肪	1
醣類	15	鈉	172
鐵	3.5	維生素B1	0.4
維生素B2	0.3	維生素B12（微克）	7.4
菸鹼酸	9.7		

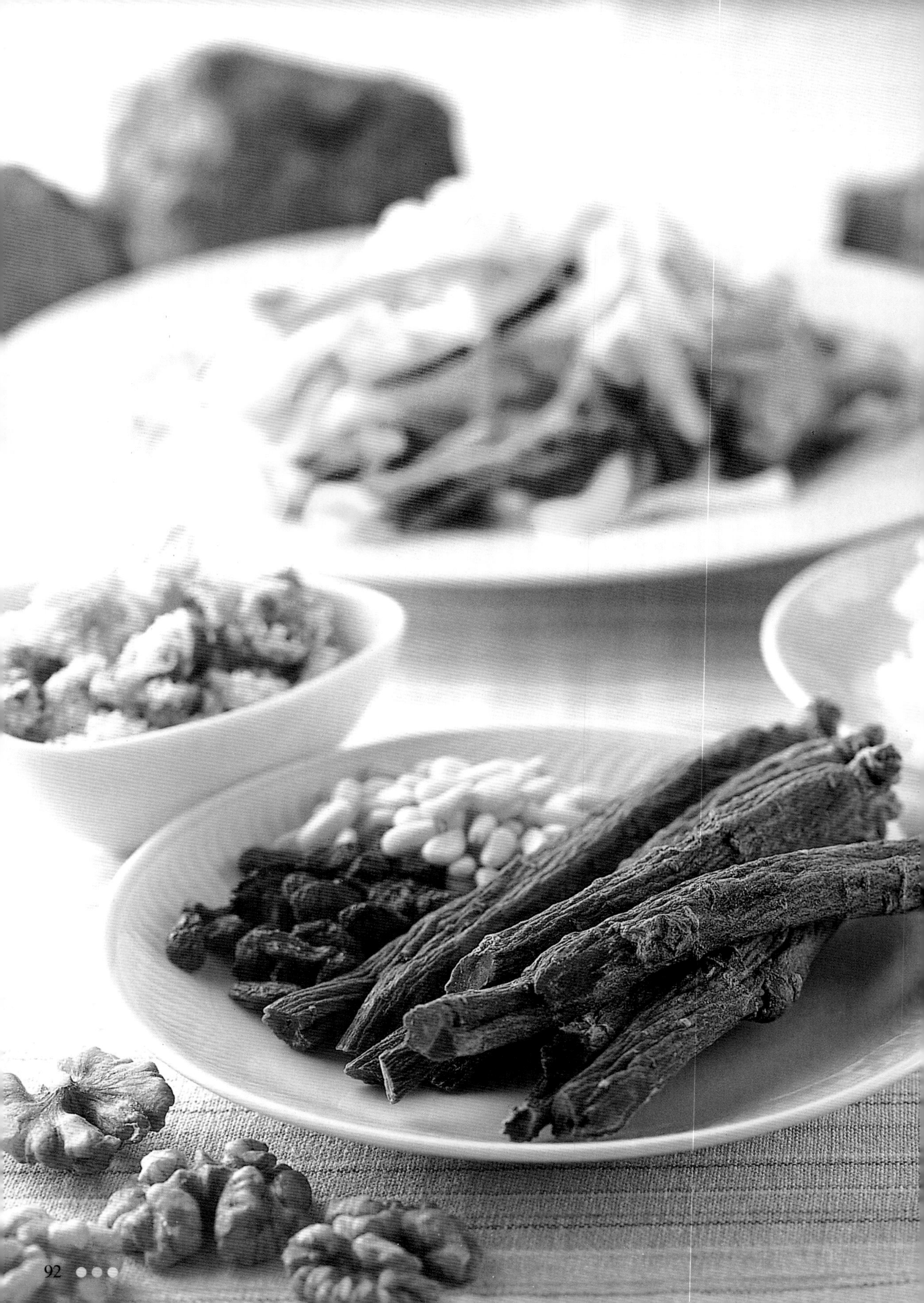

PART 2 解憂抗壓炒品

炒品有開發胃口、促進食慾的特性，各式各樣的熱炒，結合多種藥材與食材的營養效益，再透過食用油的催化，使人體更能充分吸收利用各種營養成分，特別是脂溶性的維生素，如A、E等，能疏肝解鬱、安定魂魄、醒神明目、抗壓力、抗氧化等。

造成憂鬱症的原因之一是肇因於個人健康亮紅燈，病痛不癒會導致身心現象惡性循環，所以藉著飲食建立起個人的健康信心，避免細胞及心智加速老化，衍生早衰或病變，自然也能營造積極、有朝氣的精神層面。換句話說，炒品促進食慾，增加人體營養吸收，而達到抗壓、解憂、除煩之目的。

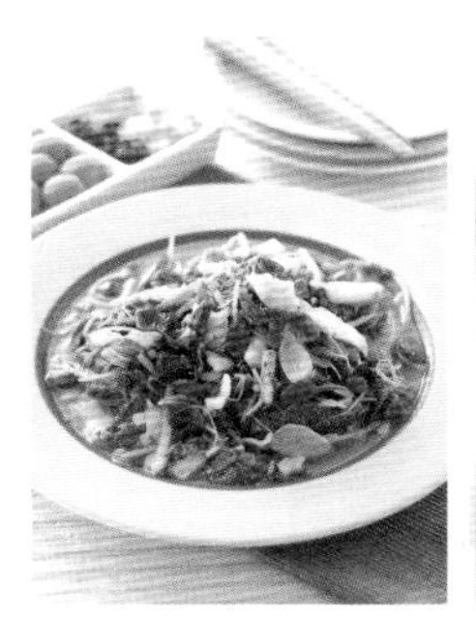

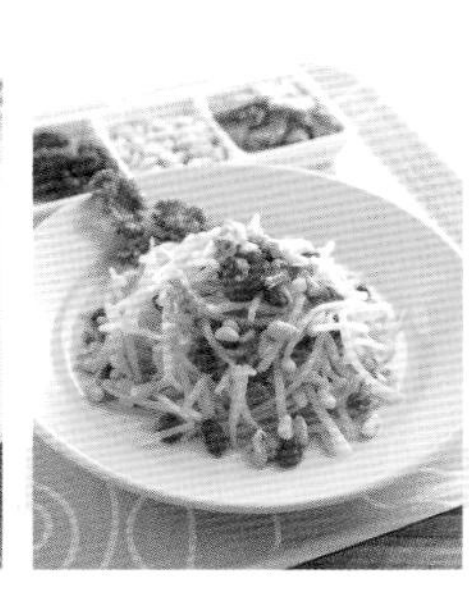

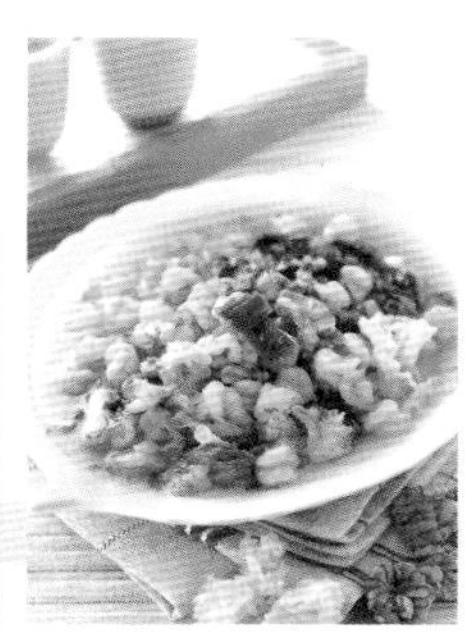

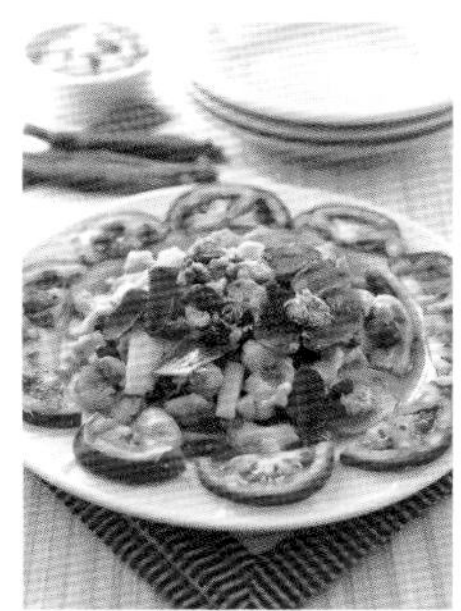

＊藥膳 DIY＊
Regimen Kitchen

4人份
熱量
498
kcal

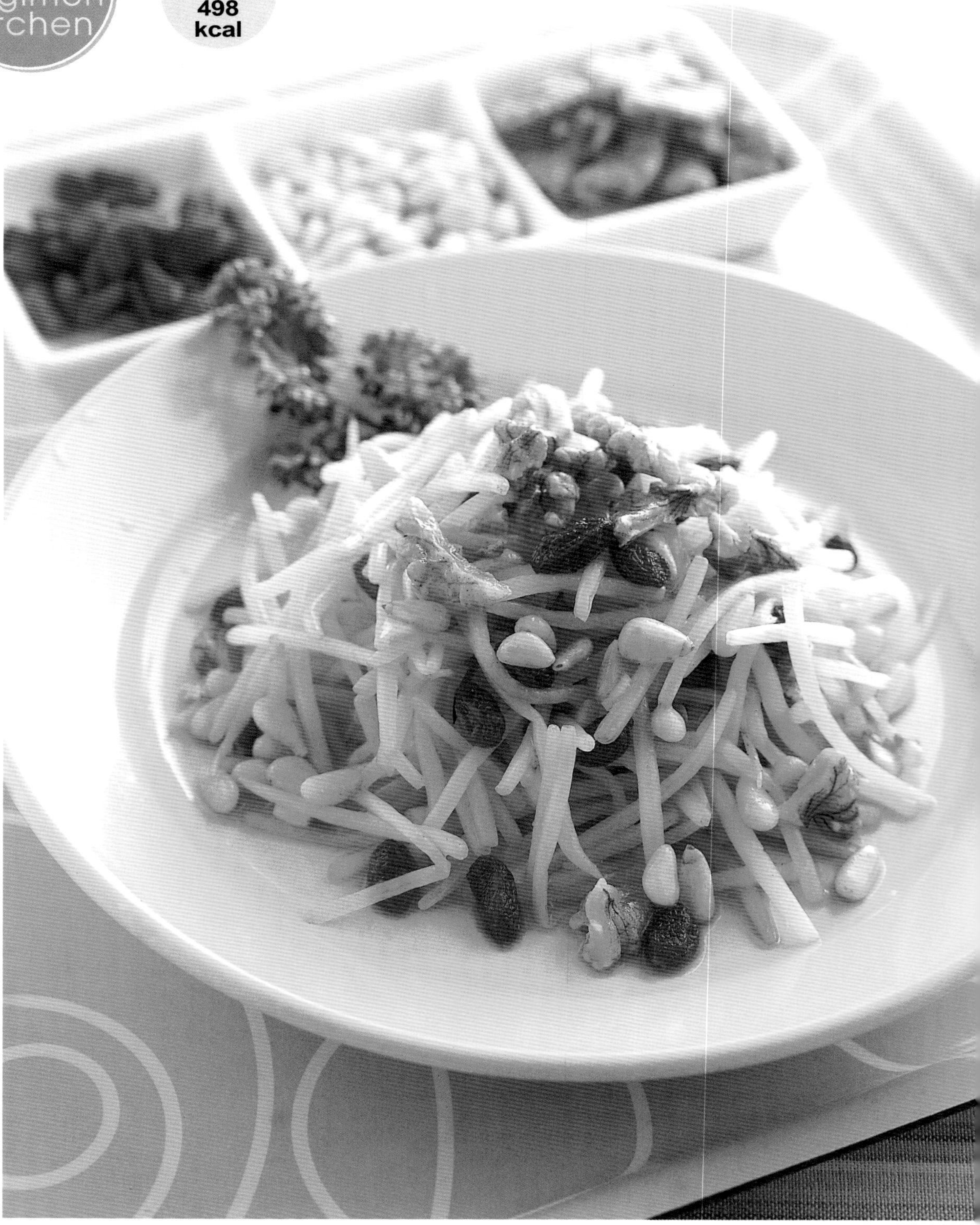

核桃仁

別名 ● 胡桃仁、胡桃肉、長壽果、佛桃仁

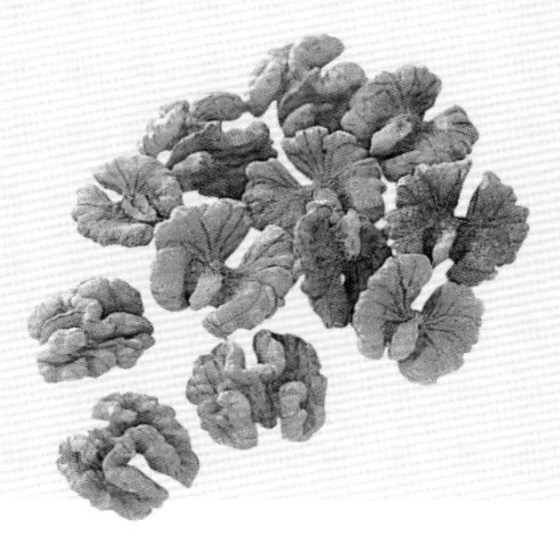

- **藥性**／甘、溫，作用於腎、肺、肝經。
- **功效**／強腎補腦、潤肺通暢、烏髮美膚、維護心血管。
- **適應症**／鬚髮早白、虛勞健忘、高血壓、血虛便秘、瘦弱乾澀。
- **一般用量**／3錢至5錢。

松仁拌銀芽

注意事項 長期腹瀉者或咳嗽痰黃濃、唇舌絳紅者不宜。

藥材：核桃仁5錢、松子仁5錢、枸杞子3錢。

食材：豆芽半斤、生蔥4錢、大蒜5錢、白糖5錢、醋、鹽、芝麻油適量。

作法：

1 將核桃仁炸香拍裂。

2 枸杞子以開水微泡開；大蒜去皮切片。豆芽用沸水燙熟，濾乾水分；生薑切絲，蔥切花。

3 將豆芽放入拌碗內，與核桃仁、松子仁、枸杞子、大蒜、生薑、蔥、白糖、醬油、醋、芝麻油拌勻即成。

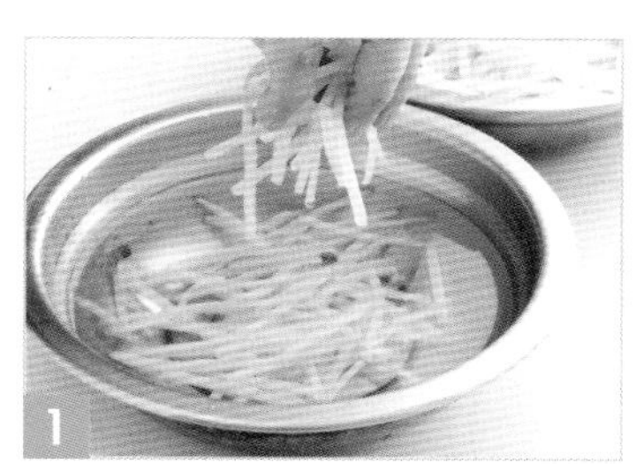

1

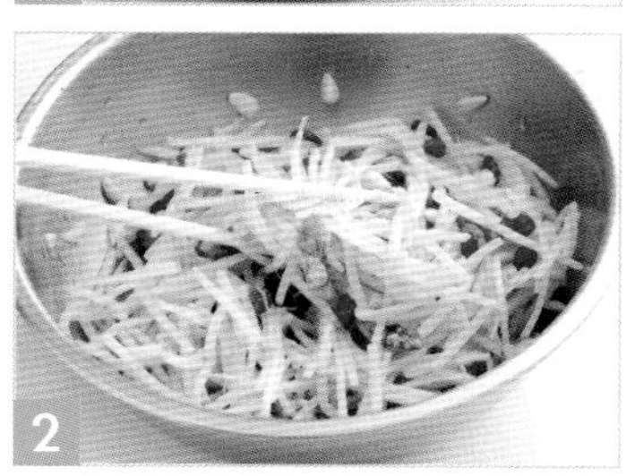

2

中藥公會小叮嚀 memo

核桃仁營養價值高，富含不飽和脂肪酸，可防止動脈中膽固醇沉積，維護心血管健康，能延緩細胞老化速度，美膚烏髮，保持青春容顏。常食用滋補肝腎、潤腸通便、健腦固齒，提供充盈的能量與活力。

營養成分表

營養素	單位（毫克）	營養素	單位（毫克）
蛋白質	17	脂肪	28
醣類	44	鈉	74
鐵	4.9	鎂	143.4
維生素B1	0.4	維生素E（α-TE）	3.8
維生素C	46.1		

備註：1.鹽的鈉含量，不併入計算。1克的鹽含有400毫克的鈉，請依所加鹽量併入計算。
2.芝麻油1克9大卡熱量，請依實際使用量併入計算。

＊藥膳 DIY＊
Regimen Kitchen

4人份
熱量
354 kcal

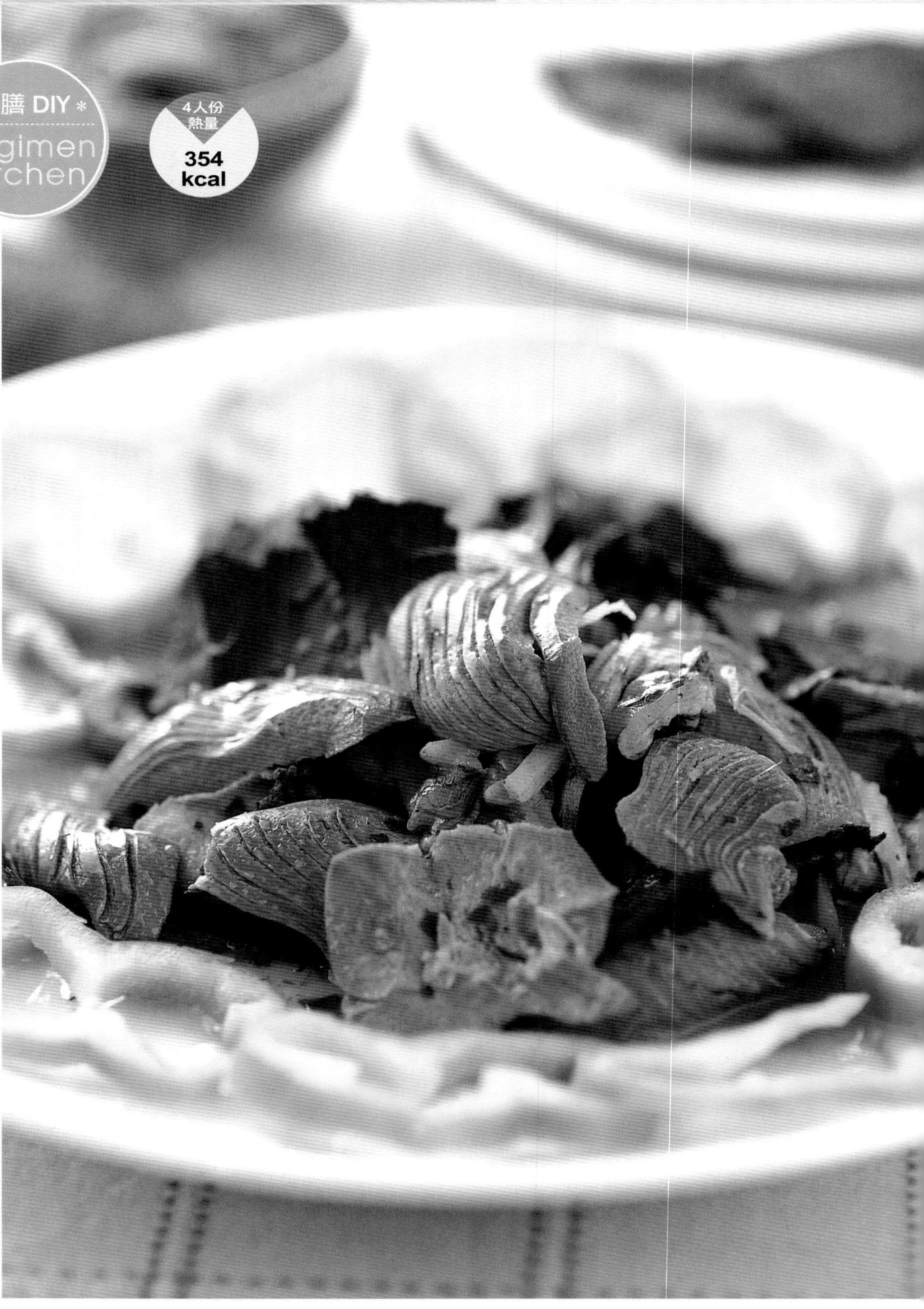

肉蓯蓉

別名 ● 甜蓯蓉、地精、淡大雲、馬精

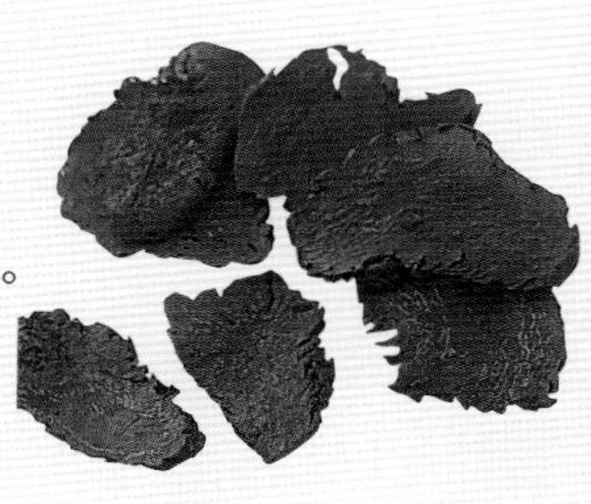

- **藥性**／甘、鹹、溫，作用於腎、大腸經。
- **功效**／補腎益精、潤腸、健骨，並助食慾。
- **適應症**／腎虛陽痿、遺精早洩、不孕、產後及病後血虛、便秘。
- **一般用量**／3錢至5錢。

核桃炒豬腰

注意事項 肉蓯蓉適合性功能失調之男女，並能促進閨房和諧，唯腸胃虛弱，溏瀉者不宜。

藥材：肉蓯蓉5錢、核桃仁8錢、何首烏5錢。

食材：豬腰1對、生薑5片、食鹽、麻油適量。

作法：

1 先將肉蓯蓉、何首烏，熱開水半碗浸泡備用。

2 將豬腰切片汆燙，核桃仁切片備用。

3 鍋內放少許麻油，燒至七成熱，放生薑片、核桃仁爆香，再加入豬腰快炒，最後面加入藥材煮沸，調味即可。

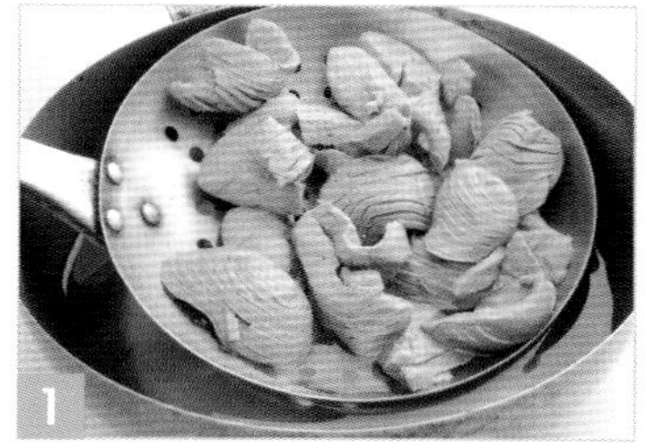
1

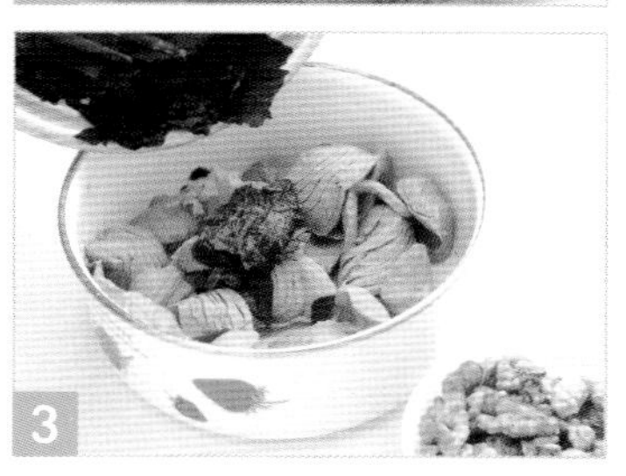
3

memo

肉蓯蓉能促進代謝、提振食慾，有補腎陽、益精血、潤腸燥之功效，可以調理陽痿遺精、腰膝冷痛、筋骨軟弱、不孕、產後血虛、腸燥便秘。與核桃、首烏炒豬腰，能改善腎氣不足、子宮虛弱不易受孕。是調理生殖系統功能、性反應失調的輔助良品。

營養成分表

營養素	單位（毫克）	營養素	單位（毫克）
蛋白質	28	脂肪	25
醣類	4	鈉	167
維生素A（RE）	261	維生素B1	0.5
維生素B2	3.6	維生素B12（微克）	14.9
菸鹼酸	10.8		

備註：1.鹽的鈉含量，不併入計算。1克的鹽含有400毫克的鈉，請依所加鹽量併入計算。
2.麻油1克9大卡熱量，請依實際使用量併入熱量及脂肪計算。

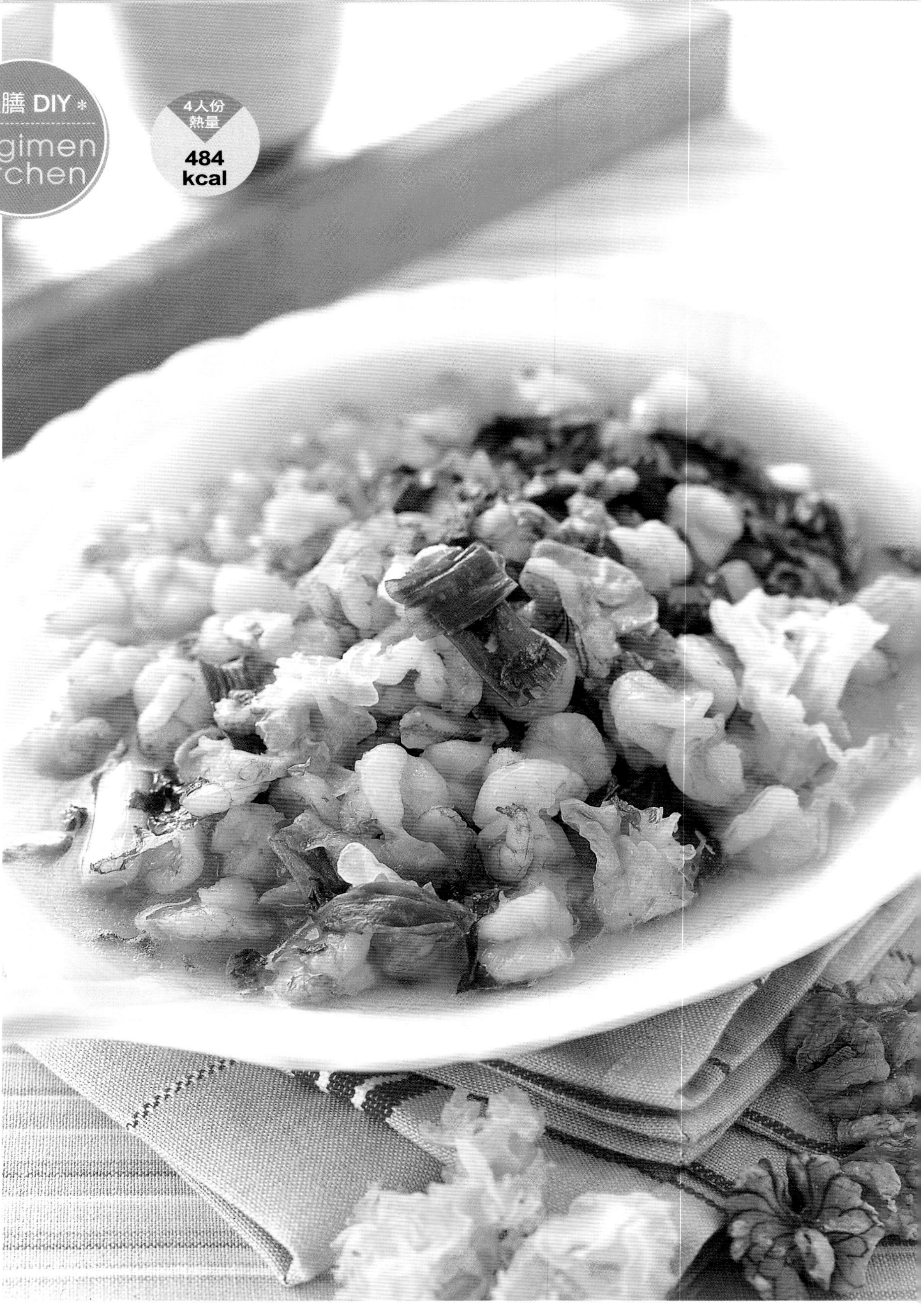

＊藥膳 DIY＊
Regimen Kitchen

4人份
熱量
484
kcal

白木耳

別名 ● 銀耳、雪耳

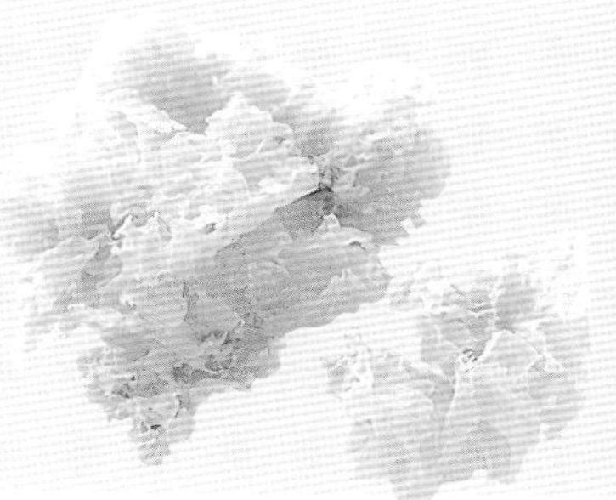

- **藥性**／甘、平，作用於脾、胃、肺等經。
- **功效**／滋陰潤肺、益胃生津、補腎健腦。
- **適應症**／肺熱咳嗽有血、流鼻血、口渴不止、腰腳酸軟。
- **一般用量**／3錢至5錢。

銀耳炒蝦仁

注意事項 白木耳一次不宜多食，以免消化不良，消化功能不好者，可將白木耳以果汁機打碎再煮食。

藥材：白木耳5錢、核桃仁8錢。

食材：萵苣3兩、鮮蝦仁半斤、米酒、生薑、蔥、花生油、食鹽少許。

作法：

1 核桃仁切片爆香；萵苣切絲；白木耳發透，去蒂切碎；蝦仁洗淨；生薑切片，蔥切段。

2 將炒鍋以武火燒熱，加入花生油，待至六分熱時，下薑、蔥爆香，再加入蝦仁快炒至變色。

3 最後加入米酒、白木耳、核桃仁、萵苣炒熟，加鹽調味即成。

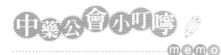

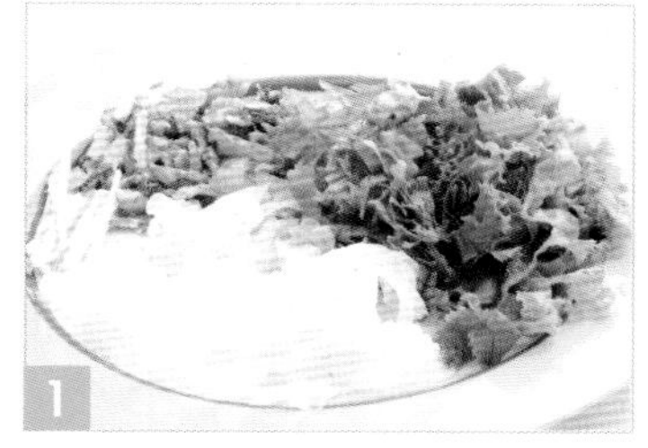

1

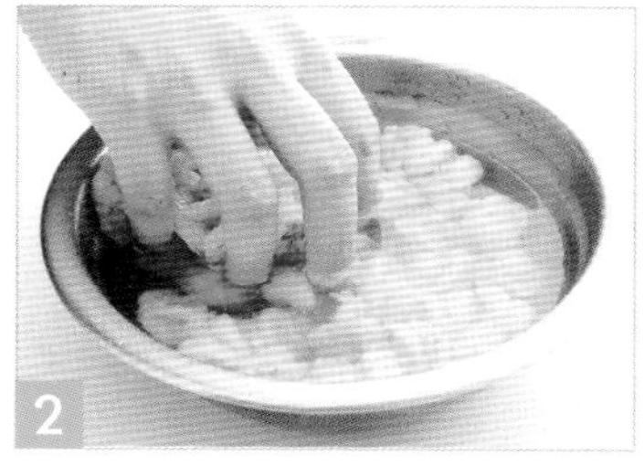

2

memo

白木耳功用類同燕窩，富含多種養分還有植物膠質，能清肺熱、止咳血，維護上呼吸器官的健康，配伍核桃、蝦仁炒食，能提升滋補效果，緩和腰膝酸痛發冷，口乾舌燥、頭暈目眩、便秘、臉色脹紅、煩渴紛擾等現象。

營養成分表

營養素	單位（毫克）	營養素	單位（毫克）
蛋白質	42	脂肪	33
醣類	6	鈉	1947
鐵	11	鋅	7.1
維生素E(α-TE)	6.2	維生素B12（微克）	3.9

備註：鹽的鈉含量，不併入計算。1克的鹽含有400毫克的鈉，請依所加鹽量併入計算。

＊藥膳 DIY＊
Regimen Kitchen

4人份
熱量
205 kcal

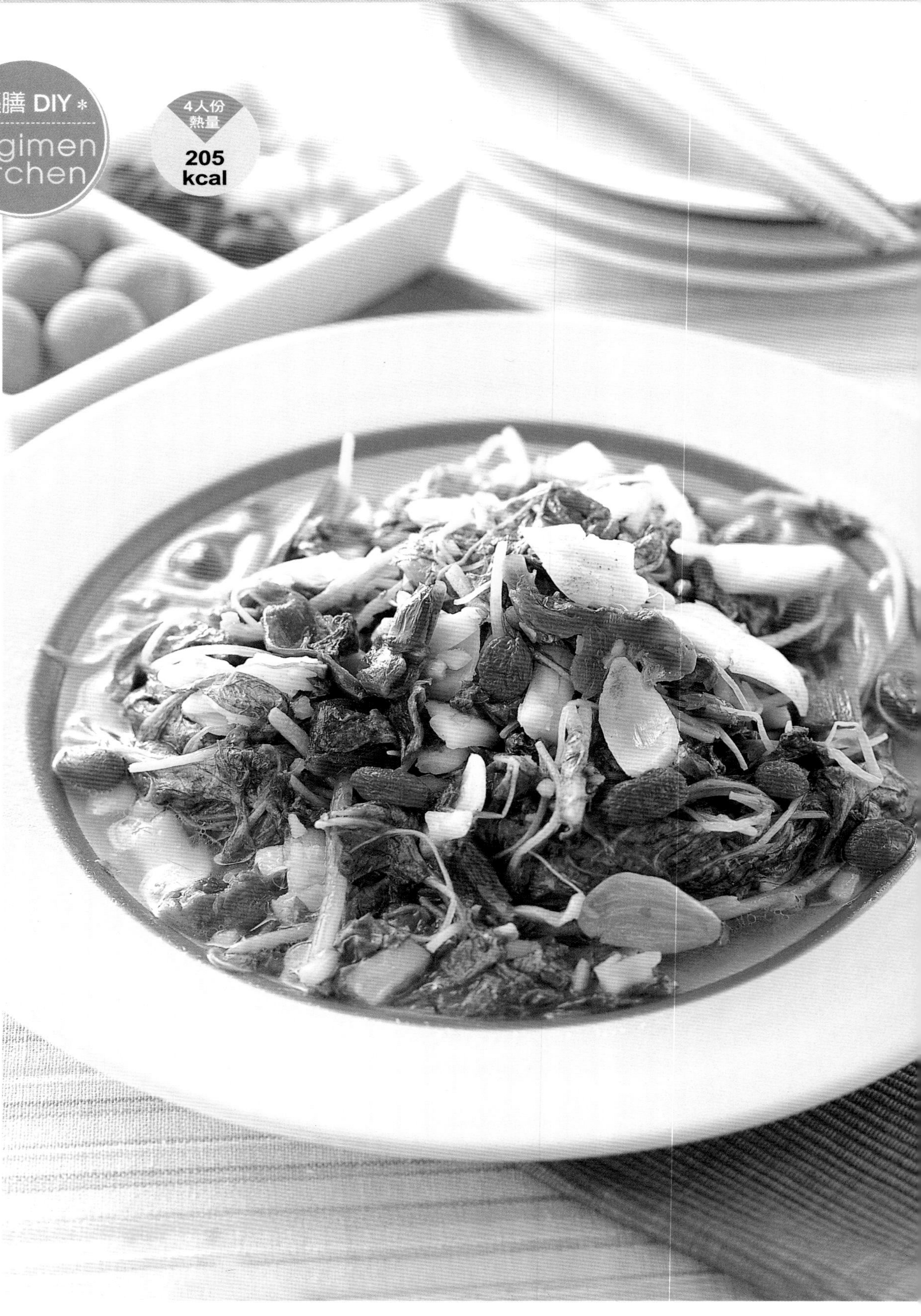

枸杞子

別名 ● 杞子、甘杞子、地骨子、天精

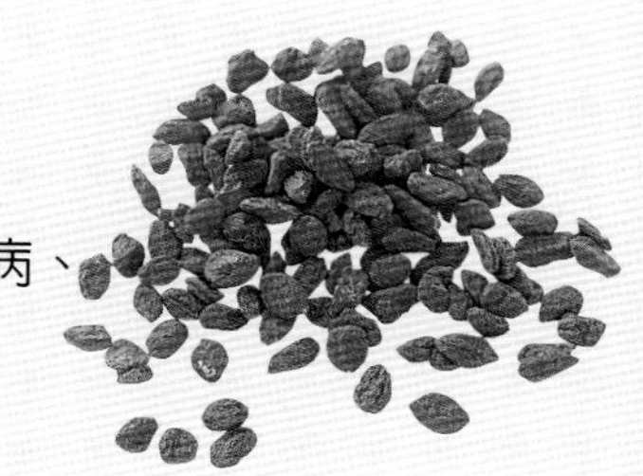

- **藥性**／甘、平，作用於肝、腎等經。
- **功效**／補腎益精、養肝明目、壯碩筋骨，有調氣補血作用。
- **適應症**／虛勞倦怠、精血不足、陽痿遺精、喪志抑鬱、糖尿病、視力減退、眼睛乾澀常流淚。
- **一般用量**／2錢至5錢。

百合炒莧菜

注意事項 常腹瀉者不宜多食。

藥材：枸杞子2錢、百合6錢、福圓肉3錢。

食材：莧菜一斤、生薑、食鹽、花生油少許。

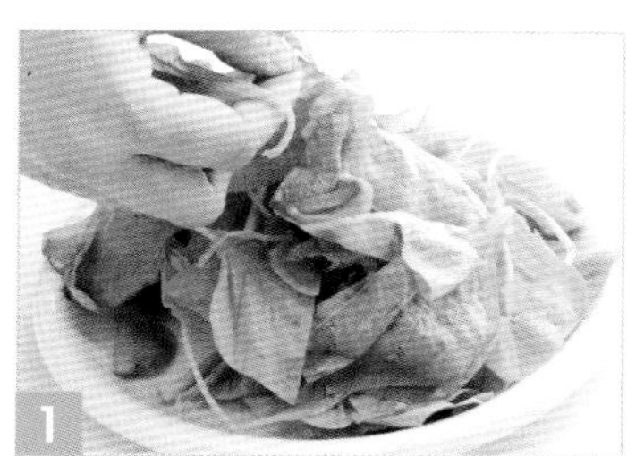

1

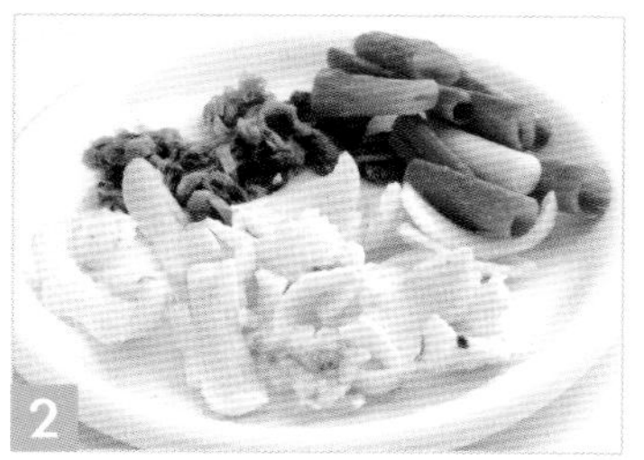

2

作法：

1. 將百合以清水泡軟，煮熟後撈起濾乾水分。
2. 福圓肉以清水泡開；莧菜去老葉，洗淨、切段，蔥切段。
3. 將炒鍋置武火上燒熱，加入花生油，待至六分熱時，下薑、蔥爆香。
4. 加入莧菜、枸杞子、百合、福圓肉炒熟，加鹽調味即成。

枸杞子滋補效果佳，有強壯劑之效果，能促進成長，協助造血功能，有降低血糖、血壓等生理特性。在養生食療中廣泛應用來補養肝腎，提升機體免疫力，並能明目保護視力，經常食用能抗自由基氧化，預防脂肪肝，提升健康指數。

營養成分表

營養素	單位（毫克）	營養素	單位（毫克）
蛋白質	11	脂肪	2.3
醣類	25	鈉	167
鈣	858.6	鐵	26.5
維生素A (RE)	1080	維生素C	76.7

備註：鹽的鈉含量，不併入計算。1克的鹽含有400毫克的鈉，請依所加鹽量併入計算。

＊藥膳 DIY＊
Regimen Kitchen

4人份
熱量
1065
kcal

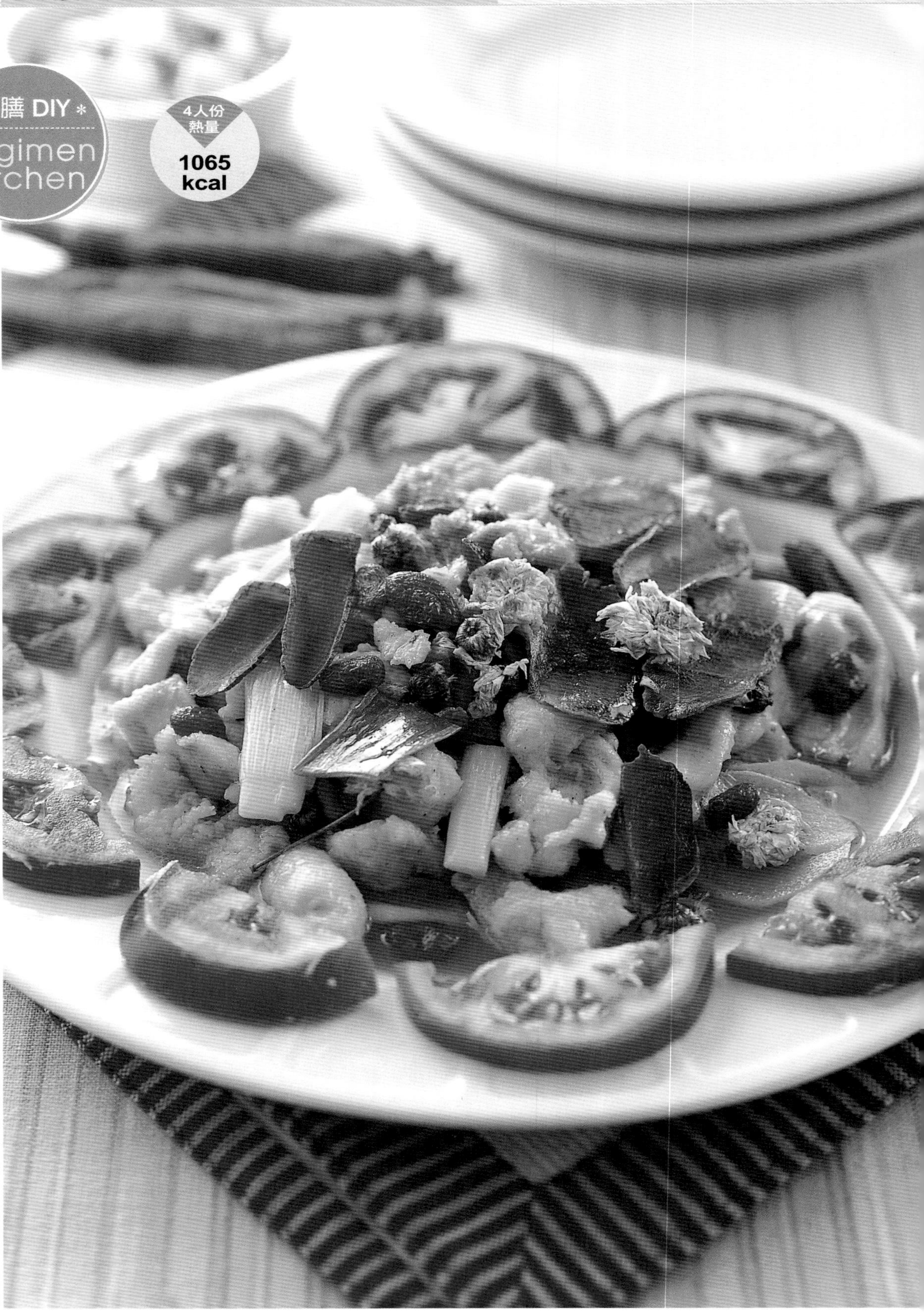

人參

別名 ● 土精、地精、神草

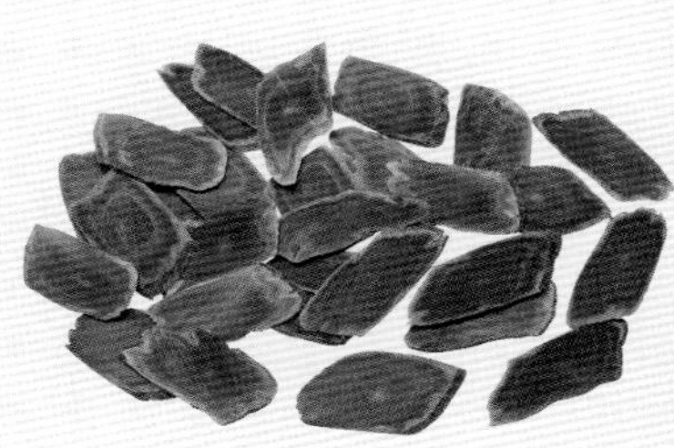

- **藥性**／甘、平、微苦，作用於脾、肺、心等經。
- **功效**／大補元氣、生津止渴、益智安神、抗壓祛疲勞。
- **適應症**／大出血後虛脫、出汗四肢冰冷、久病體弱、倦怠失神、失眠健忘、食慾不振。
- **一般用量**／1錢至5錢。

參菊炒雞片

注意事項 體衰、勞累過度、手術大量出血者都適合以人參調補。但實熱病症如感冒發燒濃痰、腸燥便秘等則不宜，又以人參調補之際，不要同食蘿蔔、萊菔子，以免解藥效。

藥材：人參4錢、菊花3錢、枸杞子2錢。

食材：雞肉1.5斤、米酒、生薑、蔥、食鹽、花生油少許。

作法：

1. 將人參片、菊花以熱開水浸透泡開備用。
2. 雞肉洗淨，切成薄片；生薑切片；蔥切段。
3. 將炒鍋置武火上燒熱，加入花生油，待至六成熱時，加入薑、蔥爆香。
4. 加入雞肉片、米酒，炒至變色，再加入人參、菊花、鹽稍炒即成。

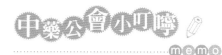

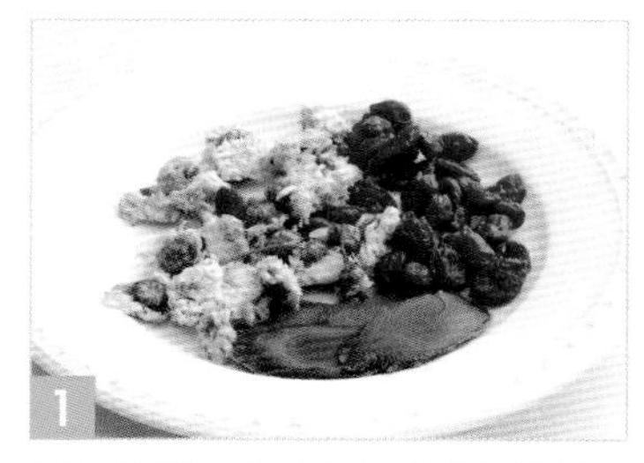
1

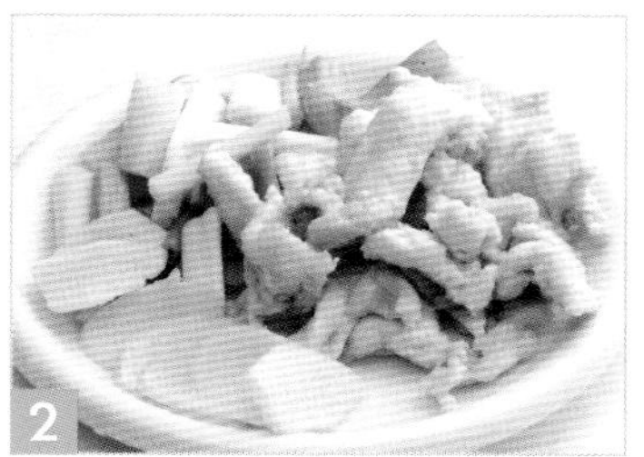
2

memo

人參大補元氣、安神健腦、增進身心活力，並促進人體對營養素之吸收與利用，也能助人體排毒，被認定能提升身心對抗壓力的能力。因有雙向調節神經系統與身體反應的作用，對振奮人心、提高學習或工作效益、減輕疲勞有一定的效益。

營養成分表

營養素	單位（毫克）	營養素	單位（毫克）
蛋白質	216	脂肪	19
醣類	8	鈉	901
鎂	242	鐵	8.8
維生素B1	0.8	維生素B12（微克）	2.9
菸鹼酸	89.5		

備註：1.鹽的鈉含量，不併入計算。1克的鹽含有400毫克的鈉，請依所加鹽量併入計算。

2.花生油1克9大卡熱量，請依實際使用量併入熱量及脂肪計算。

＊藥膳 DIY＊
Regimen Kitchen

4人份熱量
742 kcal

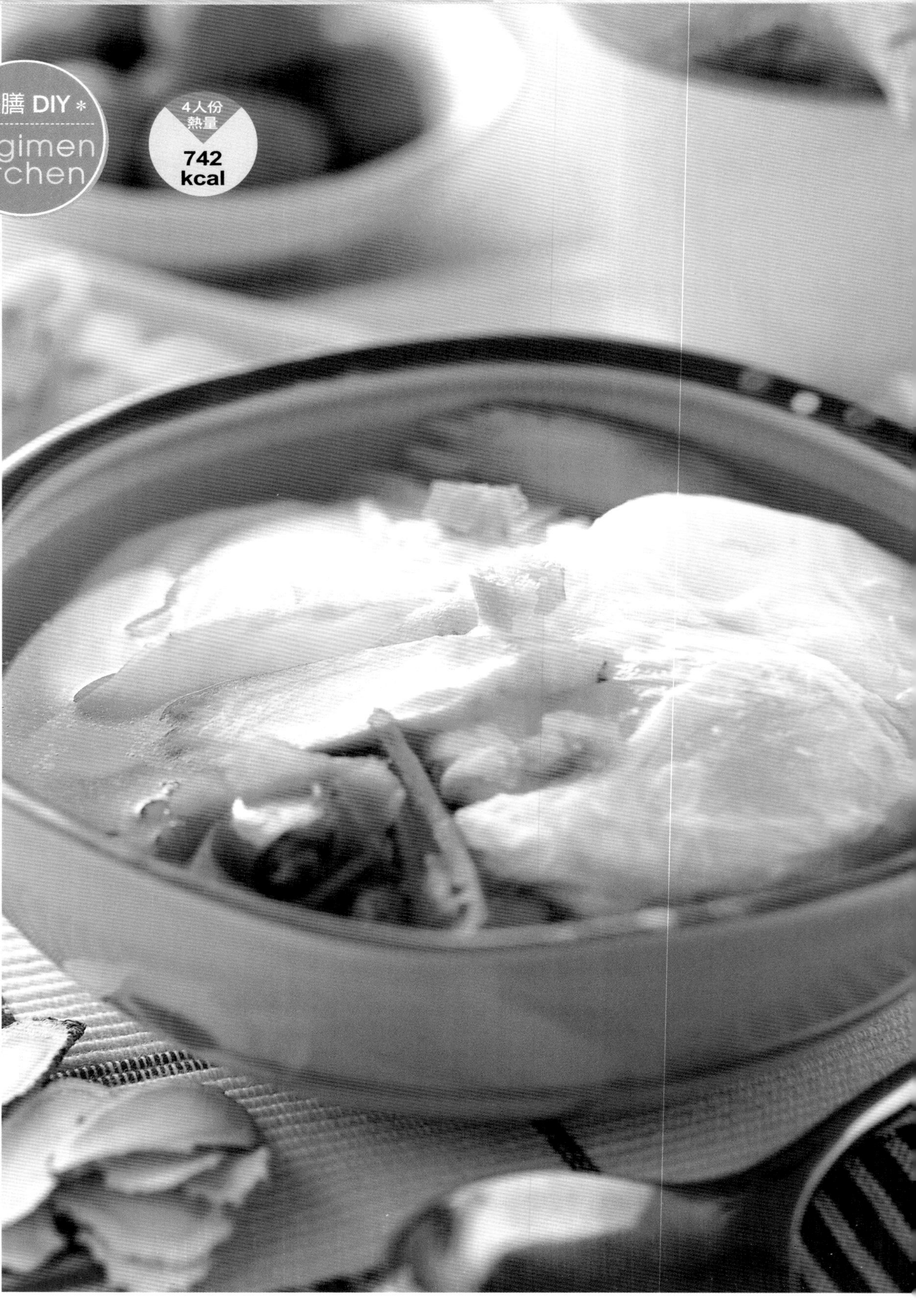

福圓

別名 ● 桂圓肉、龍眼肉、益智

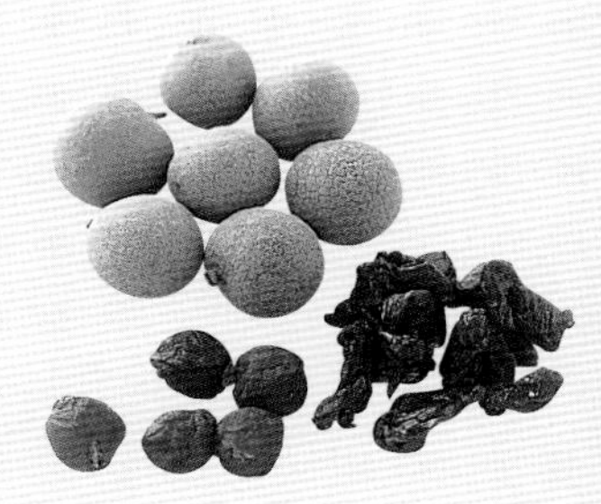

- **藥性**／甘、溫，作用於心、脾二經。
- **功效**／養心血、益脾胃、安神志、促進血液循環。
- **適應症**／貧血虛弱、產後憂鬱、心神不寧。
- **一般用量**／3錢至5錢。

吉福報喜酒

注意事項 福圓肉補血益氣但多食則易上火生痰，所以有黃痰積滯、體質熱、發炎現象者不宜。

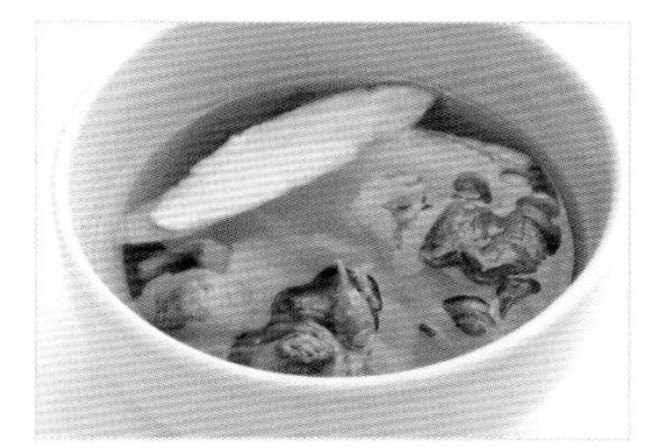

藥材：福圓肉5錢、粉光參2錢、切塊桔餅5錢。

食材：新鮮雞蛋兩個、米酒1瓶、老薑1段、黑芝麻油適量。

作法：

1. 將粉光參、桔餅、福圓肉加米酒浸泡60分鐘備用。
2. 黑芝麻油入鍋加熱，待油熱加入老薑炒香。
3. 加入用米酒浸泡的粉光參、桔餅、福圓肉煮沸，最後加入雞蛋，煮熟即可食用。

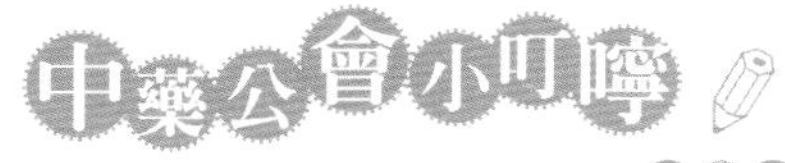

麻油料理可不加鹽，以免味道變苦；老薑要爆炒至赤色，可避免燥熱上火。福圓肉能養心補血、開胃助食、忘憂解鬱，改善氣血不足、體力虛弱引起之失眠健忘、驚悸怔忡、面色蒼白萎黃。加粉光、雞蛋等煮食，可改善手足冰冷，是預防產後憂鬱症的輔助良品。

營養成分表

營養素	單位（毫克）	營養素	單位（毫克）
蛋白質	14	脂肪	11
醣類	17	鈉	145
鐵	2.2	維生素A（RE）	218.6
維生素B2	0.5	維生素B12（微克）	2.1

備註：麻油1克9大卡熱量，請依實際使用量併入熱量及脂肪。

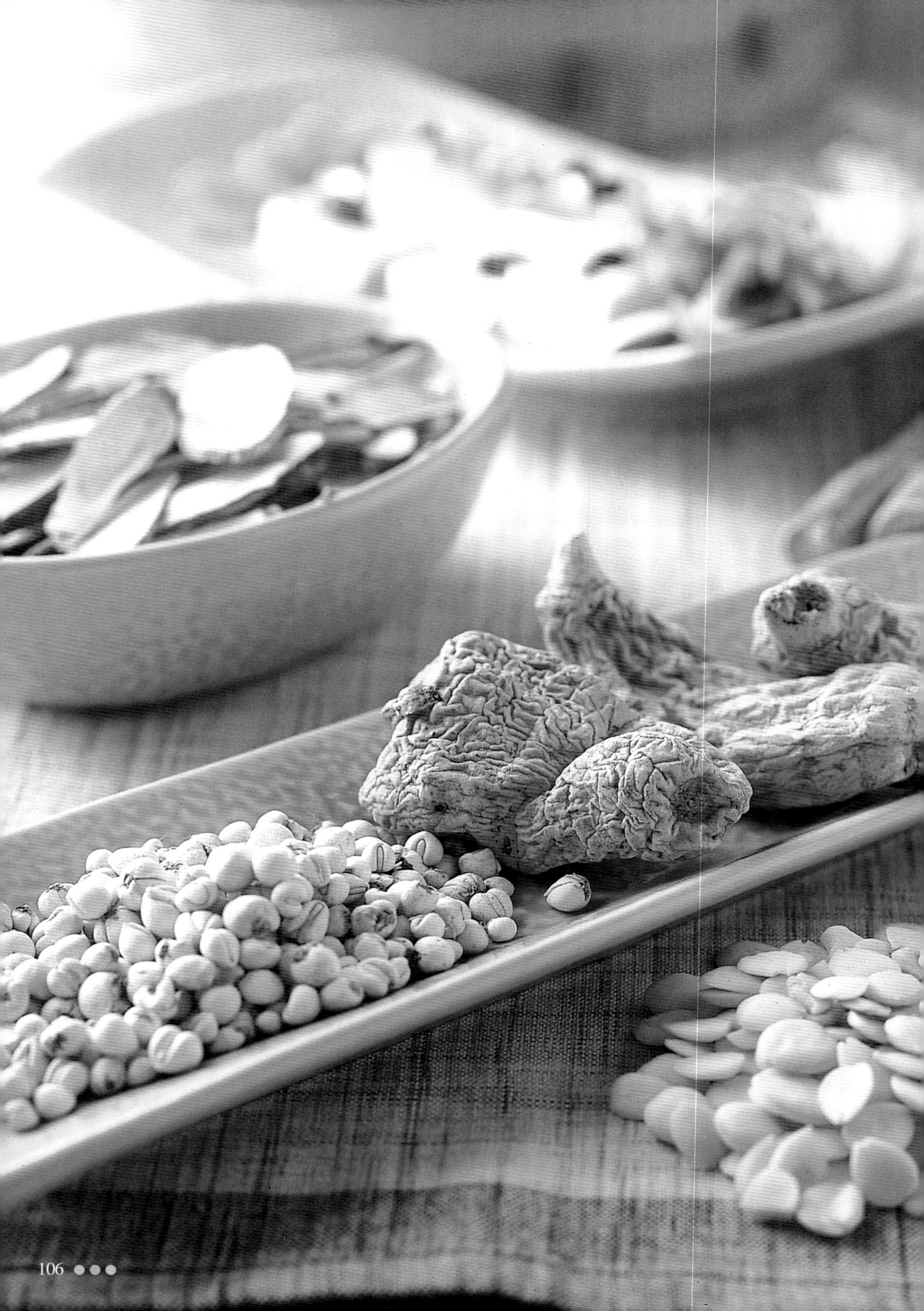

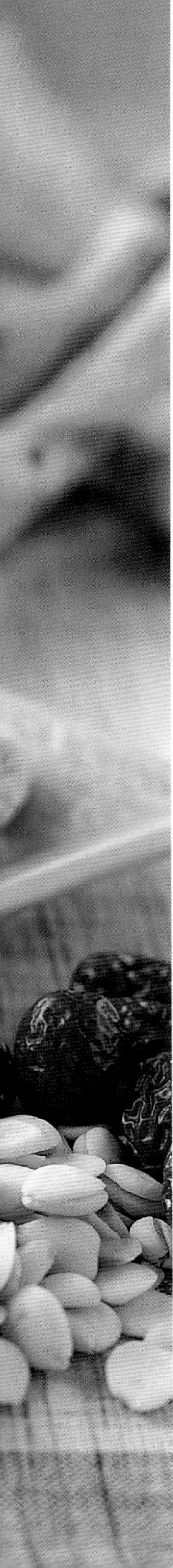

PART 3 開鬱除煩蒸品

運用有通暢孔竅、升舉陽氣、舒暢肺部呼吸及調節脾胃之氣的藥材及食材，透過蒸氣的烹煮，對提升精神及體氣、促進新陳代謝、活絡氣血循環等生理、心理多面機制有一定之效益。

蒸品有升竄效果、少油膩特色，對腸胃所造成的負擔也相對降低，同時兼具保健呼吸道系統的效果。

久居大都會的民眾，飽受空氣污染之害，又長時間活動在冷氣間，有些上班族為撫平焦慮情緒，無節制地狂喝冷飲，更對呼吸系統、腸胃消化吸收功能造成傷害。透過適當食材與藥材配伍的蒸品，對人體器官組織及循環代謝等功能，進行體內環保工程，有效增進免疫功能，增強抗病力，提升抗壓的健康指數。

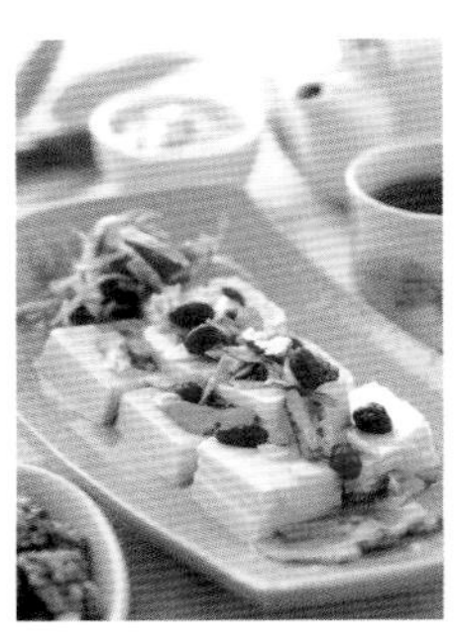
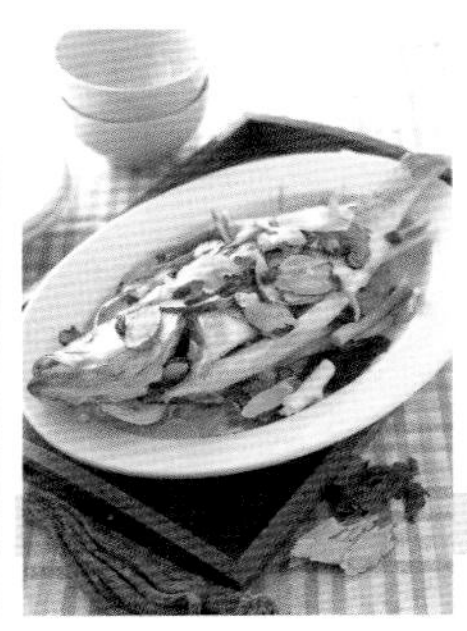
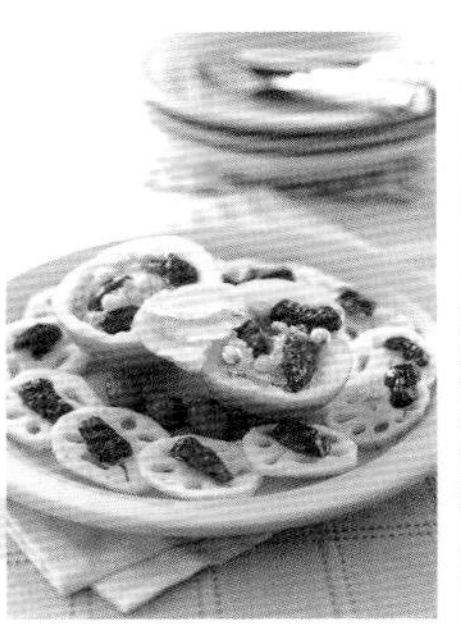
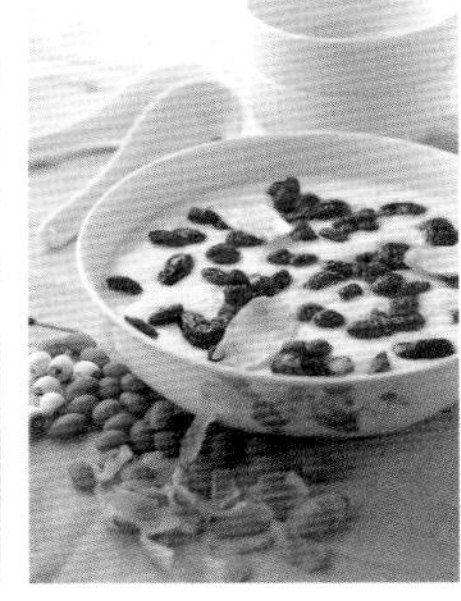

＊藥膳 DIY＊
Regimen Kitchen

4人份
熱量
509
kcal

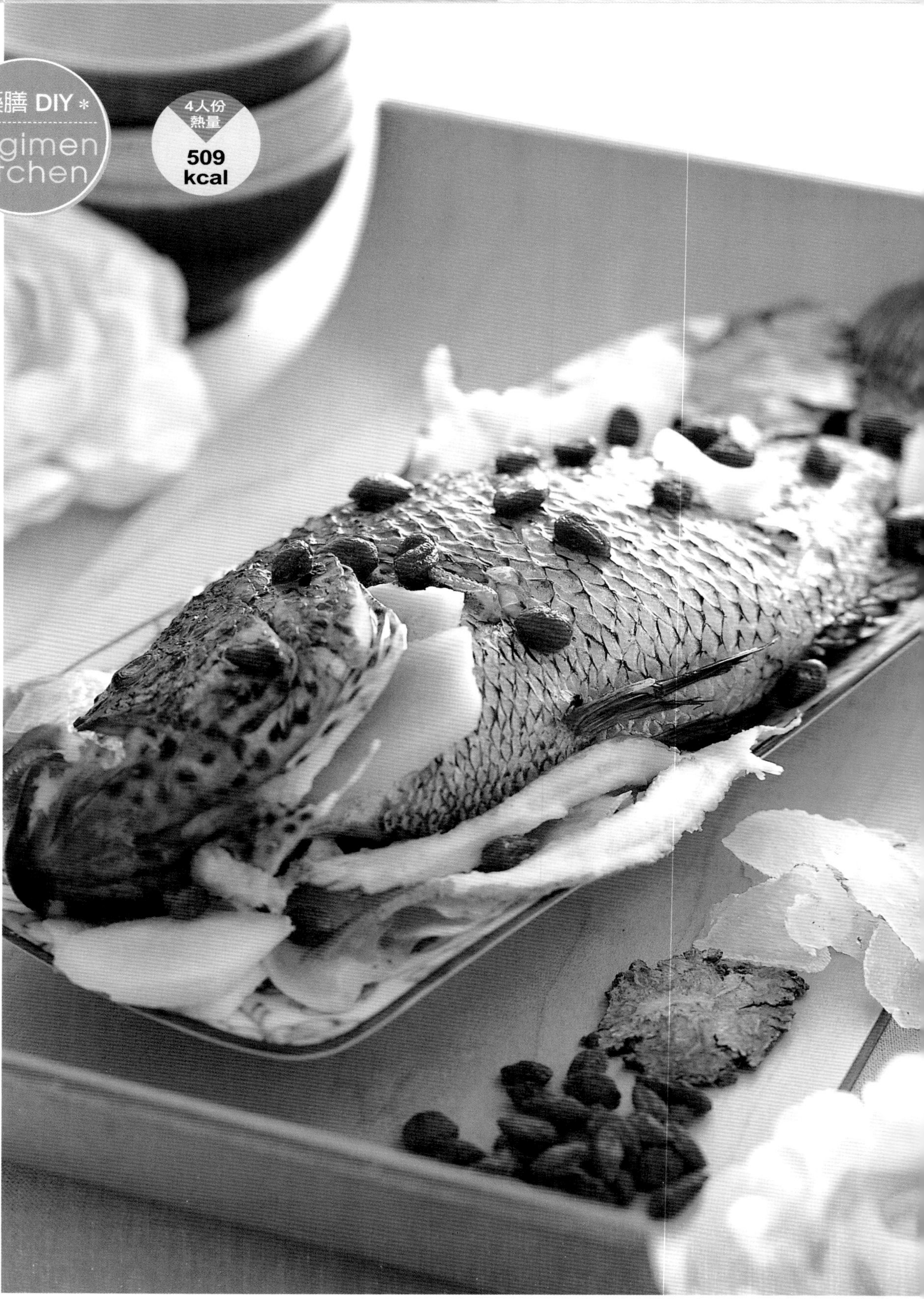

川芎

別名 ● 芎藭、撫芎、西芎

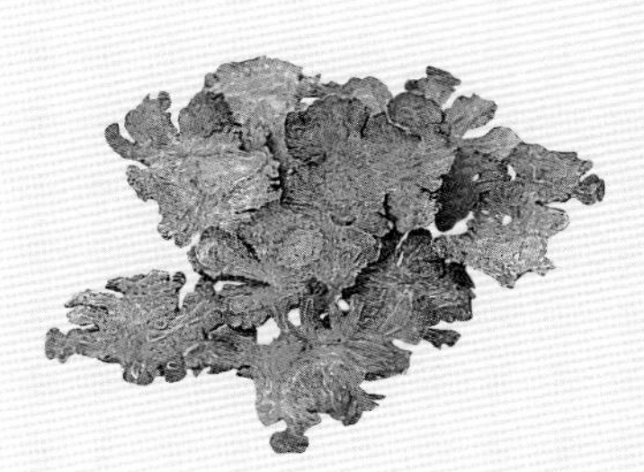

- **藥性**／辛、溫，作用於肝、膽、心包經等。
- **功效**／開鬱、活血、祛風、止痛、鎮靜、通經。
- **適應症**／頭暈頭痛、偏頭痛、腹痛肋痛、產後憂鬱、產後惡露阻滯、婦女經血痛、冷感症、風濕痹痛。
- **一般用量**／1錢至3錢。

天麻蒸石斑

注意事項 川芎、天麻都止頭暈頭痛，唯婦女因虛火上亢引發月經過多，則慎用川芎，虛火上亢之徵兆如臉色蒼白但唇紅、體弱乏力、食少胃滯等。

藥材：天麻3錢、枸杞子2錢、當歸1錢、川芎1錢、冬蟲夏草5分。

食材：石斑魚1斤、生薑片、米酒適量。

作法：

1. 將冬蟲夏草以米酒泡軟備用。
2. 當歸、川芎以清水泡軟，平放在蒸盤上，石斑魚去鱗、鰓、內臟洗淨置放於藥材上面。
3. 將生薑片、天麻、枸杞子、冬蟲夏草鋪放在石斑魚上面，移入蒸鍋以大火悶蒸10分鐘即可食用。

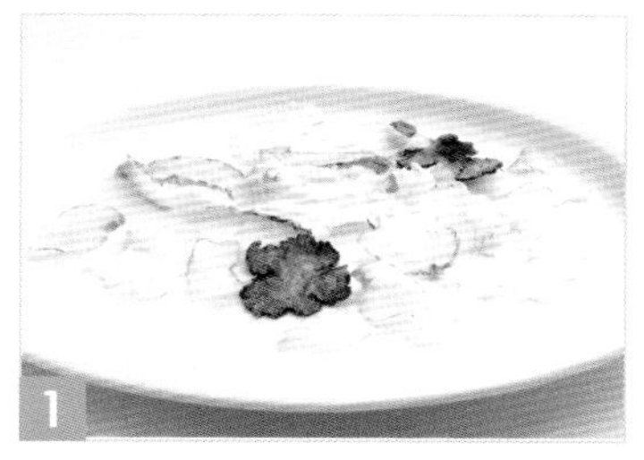

1

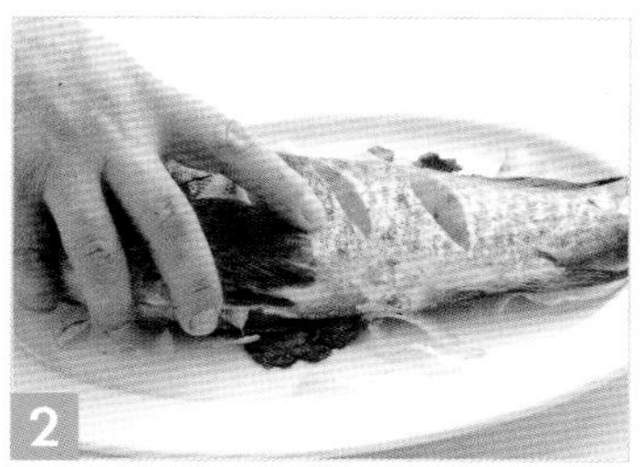

2

川芎能行氣活血、開鬱除憂、祛風止痛、散瘀行滯，改善月經失調、經痛經閉、頭痛頭暈、產後瘀阻及風濕痹痛。因能興奮子宮，增強其組織收縮，也具調節性冷感的作用。若以川芎、當歸、蟲草、天麻、枸杞子等蒸魚進食，能清體熱、調節氣血循環與基礎代謝。

營養成分表

營養素	單位（毫克）	營養素	單位（毫克）
蛋白質	51	脂肪	32
醣類	6	鈉	223
維生素B2	0.5	維生素B12（微克）	1.9
菸鹼酸	7.6		

＊藥膳 DIY＊
Regimen Kitchen

4人份
熱量
332
kcal

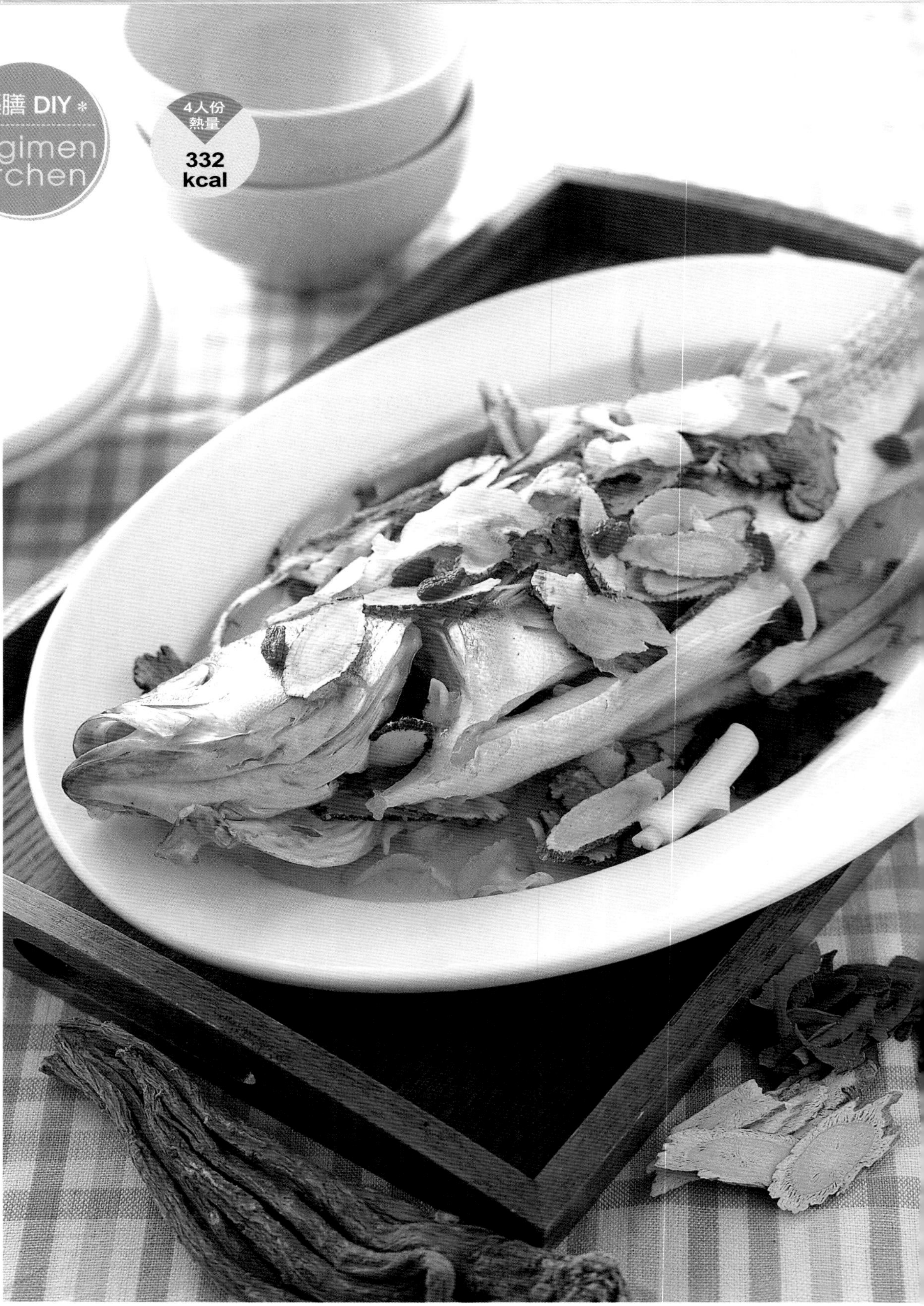

玉桂

別名 ● 肉桂、官桂、桂皮、油桂

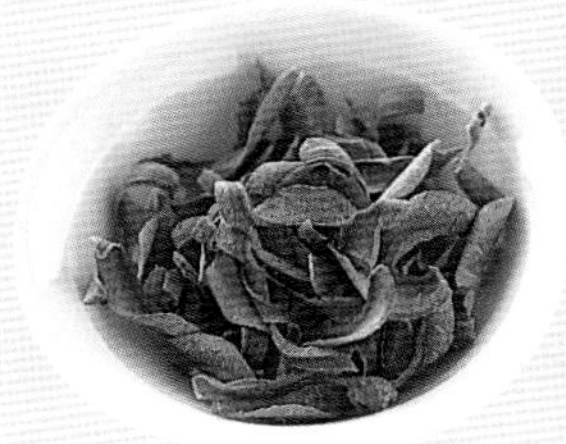

- **藥性**／辛、甘、大熱，作用於肝、腎、脾經。
- **功效**／溫補脾胃、散寒止痛、疏通血脈、排除消化道脹氣。
- **適應症**／消化不良、腸胃失調、肢冷畏寒、陽痿頻尿、久病體虛、生理期腹痛、遇冷胃痙攣痛、脹氣。
- **一般用量**／5分至1錢。

歸耆蒸鮮鱸

注意事項 玉桂為大熱之品，適補虛溫陽，少女常吃冰喝冷飲、口唇周圍發青、生理痛可常食玉桂料理；但火旺、發燒則不宜。又玉桂的有效成分多數在其揮發油，不宜久煮久蒸，否則降低效果。

藥材：當歸1.5錢、黃耆3錢、天麻2錢、枸杞子2錢、川芎1.5錢、玉桂5分。

食材：鱸魚1斤、生薑片。

作法：

1. 當歸、黃耆、川芎以清水泡軟平放蒸盤上。
2. 鱸魚去鱗、鰓、內臟洗淨，將鱸魚放在藥材上面。
3. 最後將生薑片、天麻、枸杞子、玉桂鋪在鱸魚上，移入蒸鍋以快火蒸10分鐘即可食用。

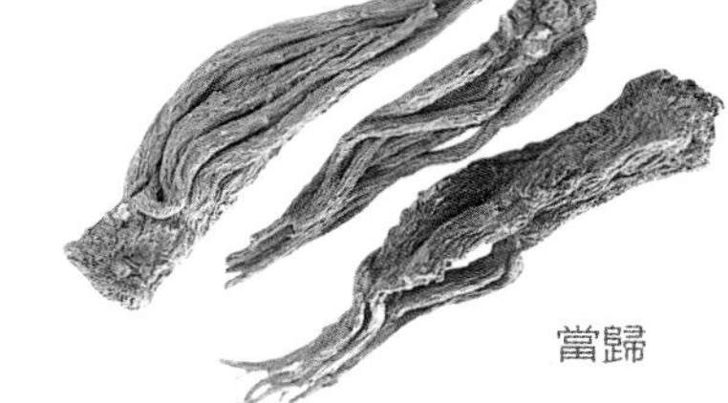

當歸

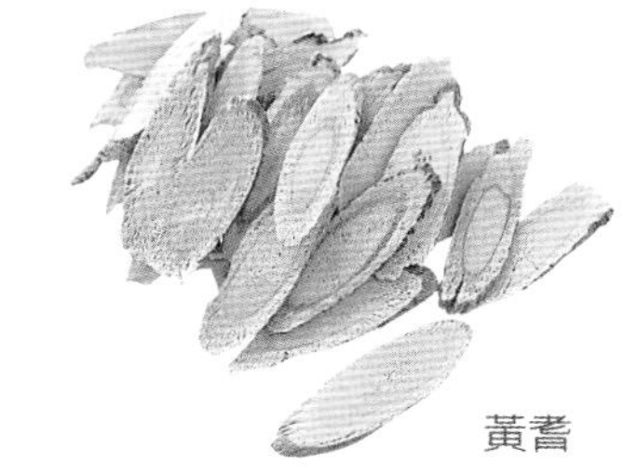

黃耆

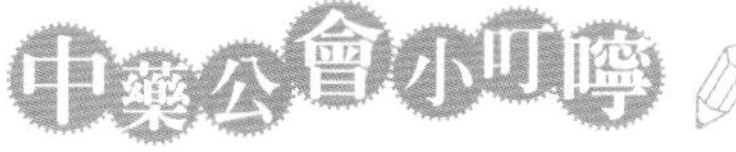

玉桂補血活血、祛寒止痛，能溫補腎陽、祛風健胃。可通暢血脈，調理久病羸弱、氣衰血少，改善腸胃失調。促進消化吸收，緩和生理期宮冷腹痛，或是胃寒痙攣痛。並對四肢冰冷、畏寒怕吹冷氣、肩背怕風、腰膝寒痛有效。配伍歸、耆、杞等蒸鱸魚，能溫補助血行，祛寒止痛、助消化促排氣。

營養成分表

營養素	單位（毫克）	營養素	單位（毫克）
蛋白質	60	脂肪	8
醣類	6	鈉	190
磷	525	維生素B2	0.5
菸鹼酸	11.7	維生素B12（微克）	1.9

藥膳 DIY
Regimen Kitchen

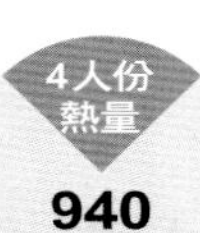
4人份
熱量
940 kcal

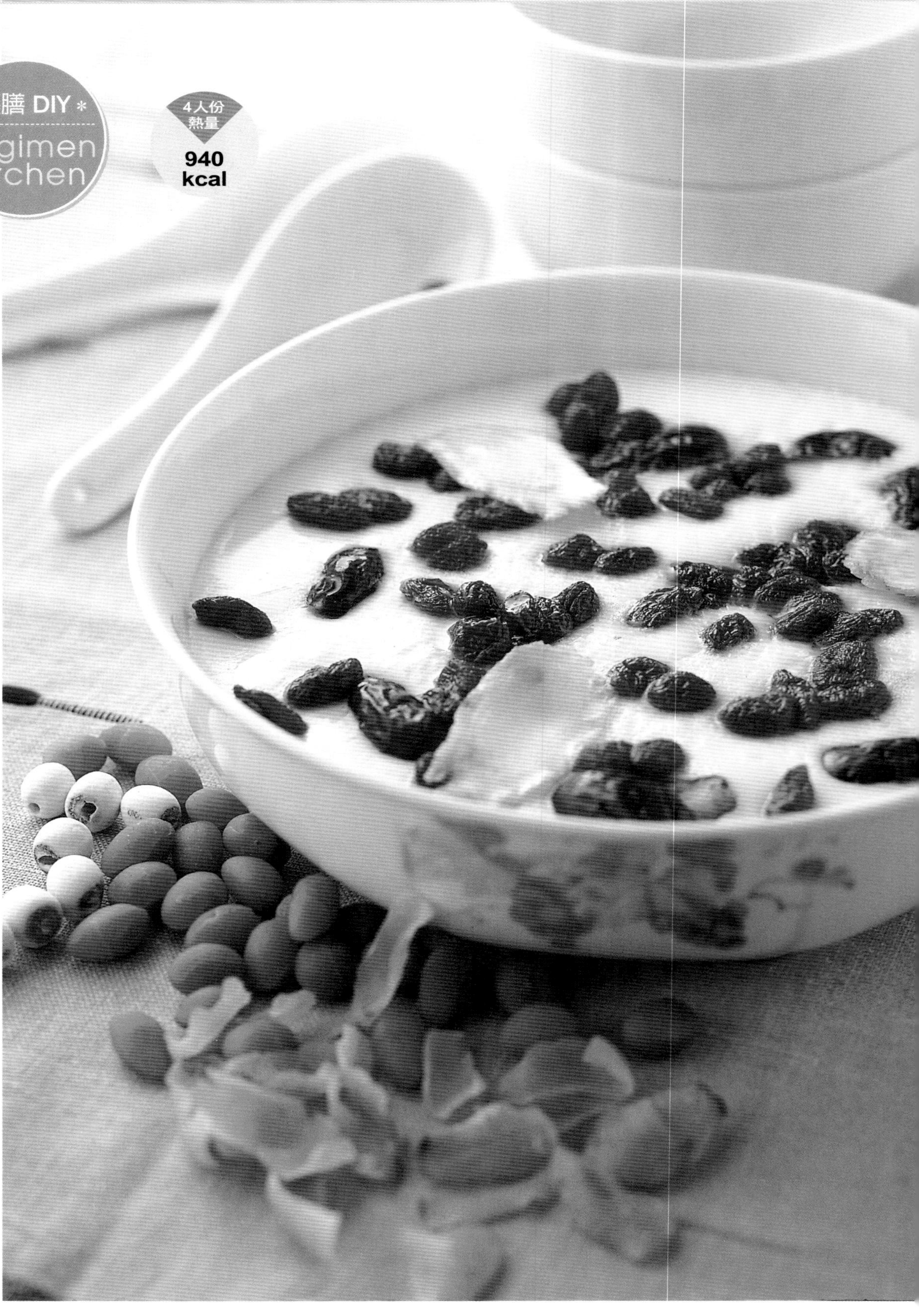

白果

別名 ● 銀杏仁

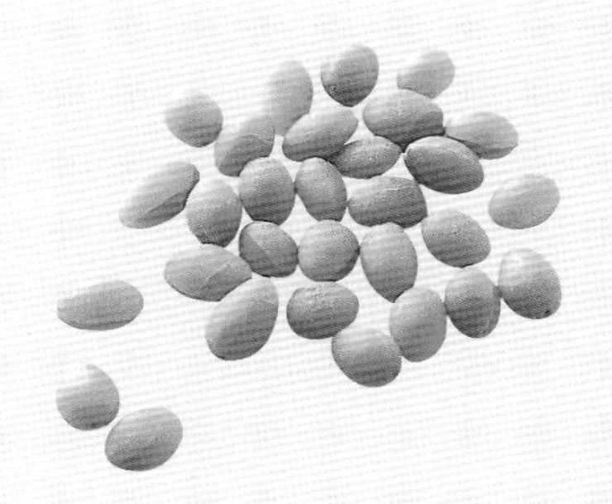

- **藥性**／平、甘、苦、澀，作用於肺、腎經。
- **功效**／止咳定喘祛痰，止帶下，縮小便。
- **適應症**／肺虛久咳不癒、老人體虛哮喘長年咳嗽、遺尿及白帶等症。
- **一般用量**／3錢至5錢。

銀杏蒸鳳卵

注意事項 咳嗽但痰濃黏稠不宜。長年處於空氣污濁環境中者，可以白果保養呼吸道，但用量不可過多。

藥材：白果5錢、白蓮子1兩、百合5錢、粉光參1錢、枸杞子3錢、紅棗5錢。

食材：鴿卵或雞蛋1斤。

作法：

1. 白果、蓮子、百合以清水浸泡40分鐘，煮至熟爛待涼備用；粉光參以清水泡軟備用。
2. 鴿卵去殼打散放入步驟1所備用的材料中攪拌均勻，盛入蒸碗。
3. 鴿卵蒸至半熟後將粉光參、枸杞子、紅棗撒在蒸碗上面，繼續蒸至熟透即可。

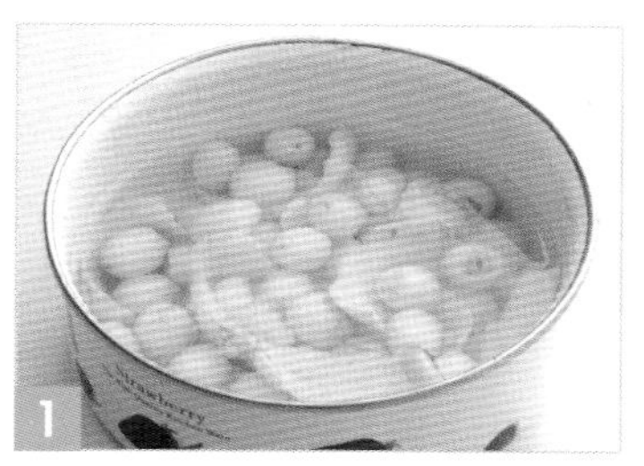
1

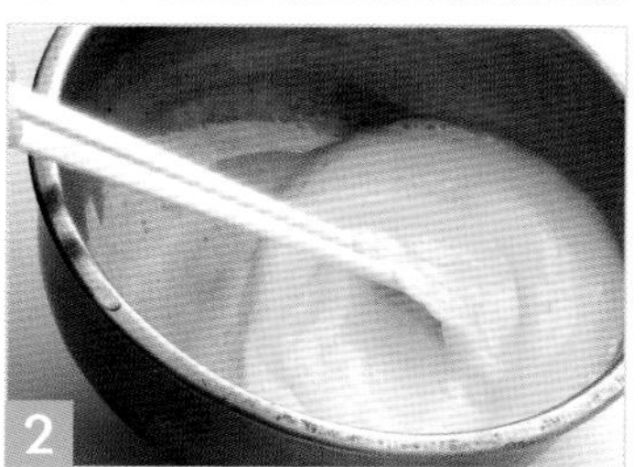
2

白果具有固澀收斂的作用，能調節肺呼吸功能，改善上呼吸道抵抗力低落而久咳不癒的情況，有止咳、定喘、祛痰之功效；並固澀小便，改善小便頻數、婦女帶下、遺尿等症。白果滋養補腎固肺效果佳，但有微毒，不宜生吃。要炒熟煮熟，且一次不可大量食用。

營養成分表

營養素	單位（毫克）	營養素	單位（毫克）
蛋白質	72	脂肪	53
醣類	44	鈉	824
磷	1134	鐵	16.2
維生素A（RE）	1078	維生素B2	2.3
		維生素B12（微克）	10.7

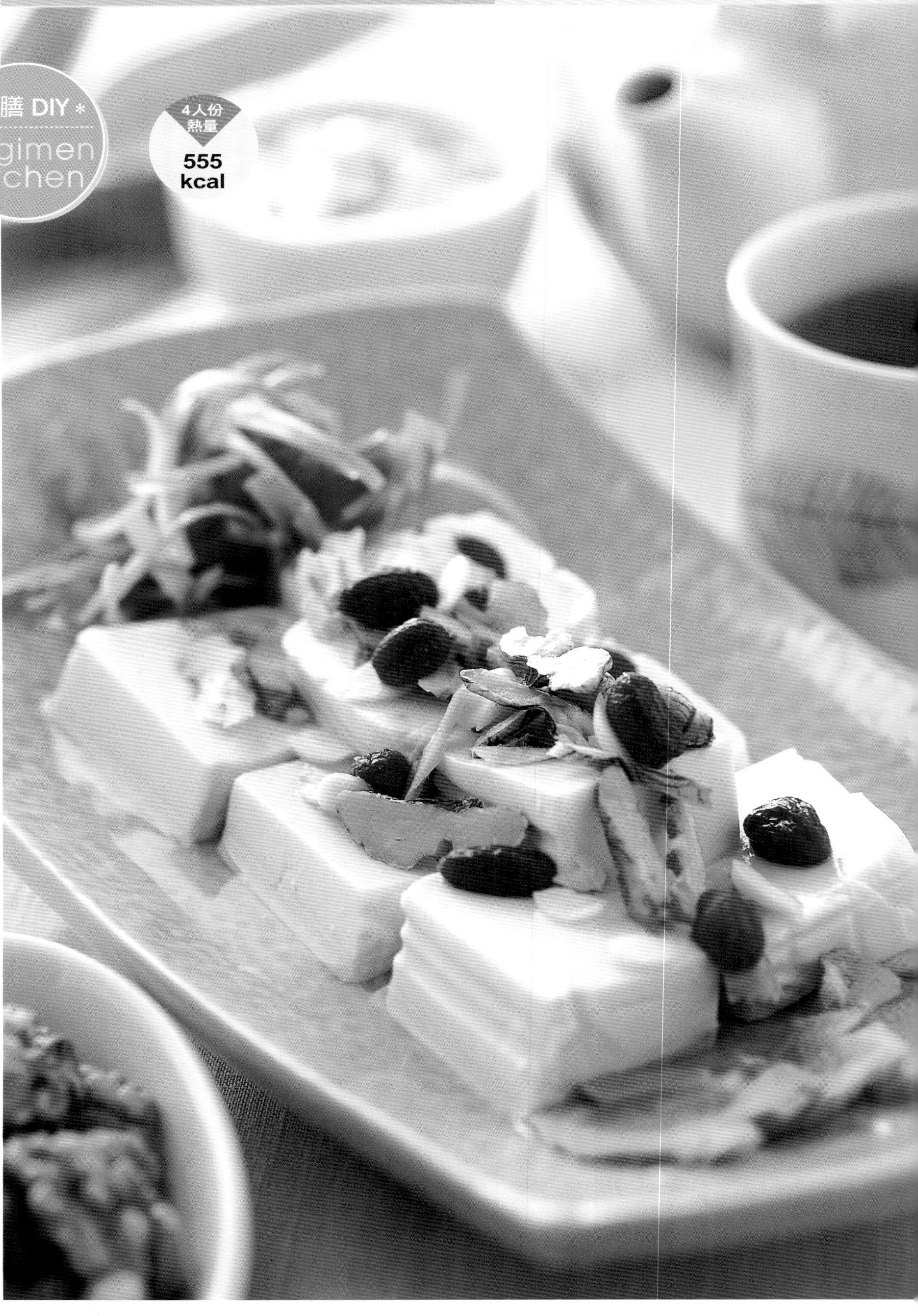

＊藥膳 DIY＊
Regimen Kitchen

4人份熱量
555 kcal

杏仁

別名 ● 苦杏仁、光杏仁

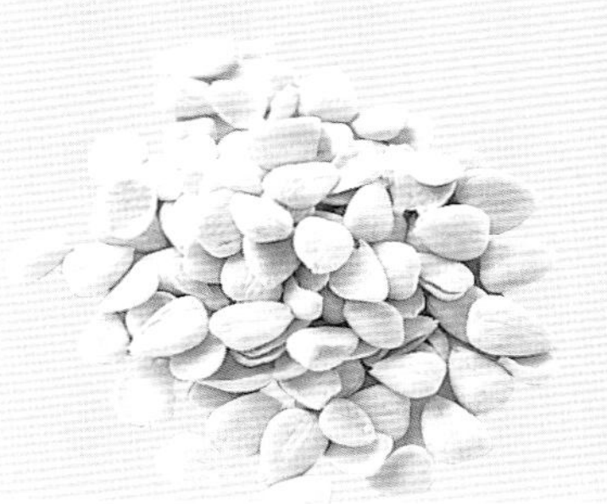

- **藥性**／甘、苦、溫，有小毒，作用於肺、大腸經。
- **功效**／止咳定喘、潤腸通便、緩緊張、抗憂鬱。
- **適應症**／咳嗽氣喘、胸脹痰多、腸燥便秘、憂鬱症、體力透支、容易激動亢奮者。
- **一般用量**／1錢至3錢。

雙仁蒸豆腐

注意事項 宜控制用量，陰虛咳嗽而痰虛白、腹瀉者都不宜。

藥材：杏仁3錢、核桃仁1兩、枸杞子3錢。

食材：豆腐（選用有包裝標示食品廠牌）。

作法：

1. 將豆腐洗淨放入平底蒸盤上。

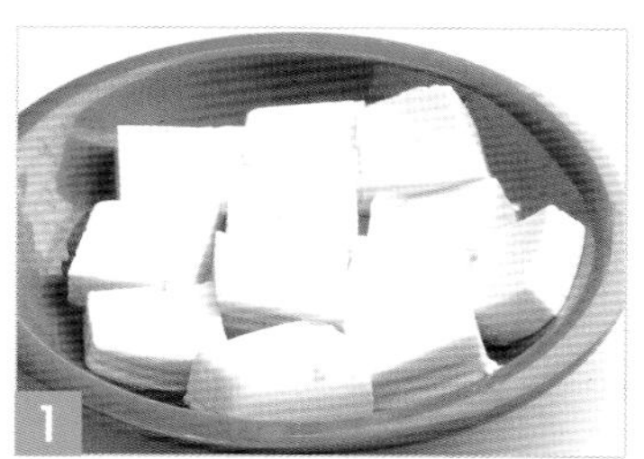

1

2. 核桃仁切片和杏仁、枸杞子撒在豆腐上面，隔水蒸30分鐘即可食用。

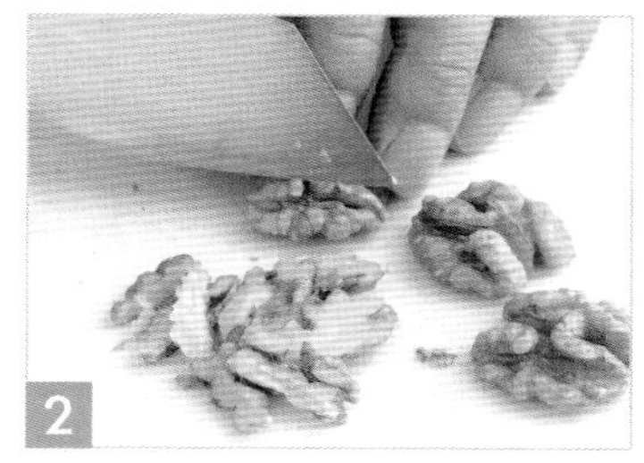

2

杏仁所含杏仁甙等成分，能鎮靜中樞神經，有降氣止咳、定喘祛痰作用。杏仁富含油脂，能潤腸通便、防止便秘，且促進體內代謝後之毒素及廢物快速排出。杏仁、核桃等都富含鎂、錳、磷等礦物質，能協助抗緊張、抗憂鬱，緩和神經過敏和煩躁不安，並解除疲勞，賦予活力。

營養成分表

營養素	單位（毫克）	營養素	單位（毫克）
蛋白質	25	脂肪	41
醣類	24	鈉	200
鎂	199.3	磷	441.6
鐵	8	維生素B1	0.6

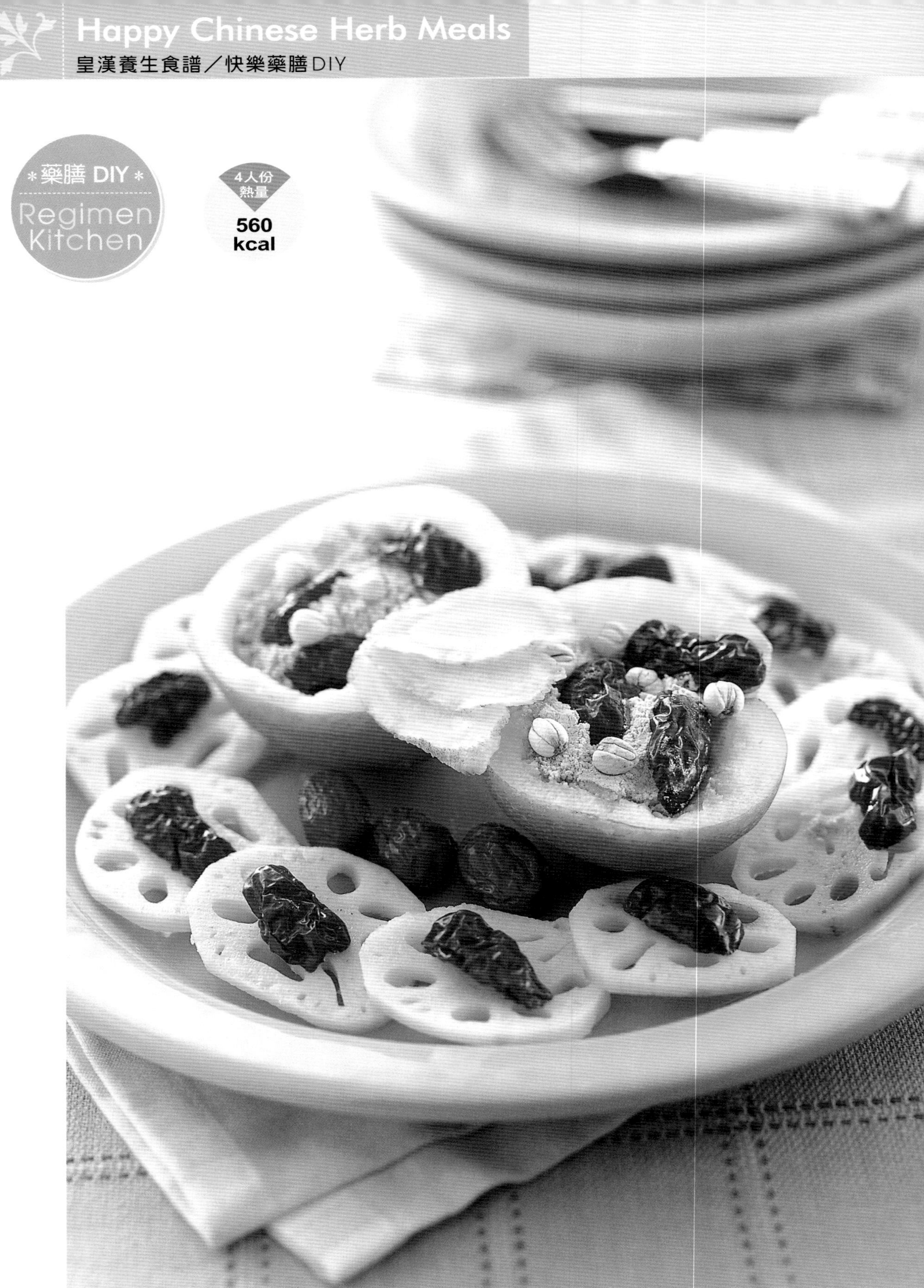

＊藥膳 DIY＊
Regimen Kitchen

4人份
熱量
560 kcal

Fritillariae Cirrhosae Bulbus

貝母

別名 ● 川貝母、川貝

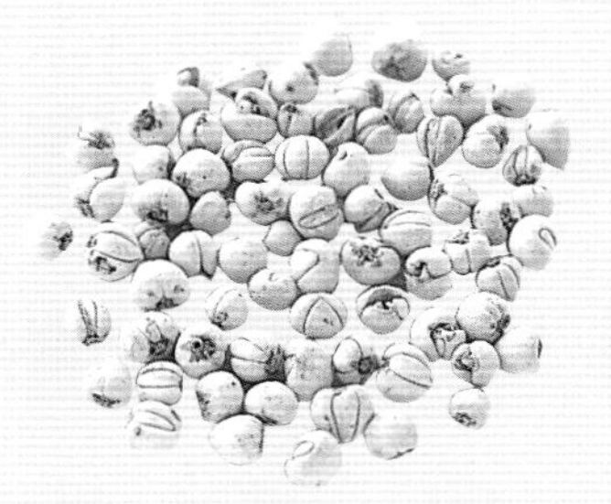

- **藥性**／苦、甘、微寒，作用於心、肺經。
- **功效**／止咳化痰、清熱散結、保護上呼吸道。
- **適應症**／久咳難癒、過敏性體質、急性或慢性氣管炎、上呼吸道抵抗力弱者。
- **一般用量**／1錢至3錢。

貝母蒸蓮藕

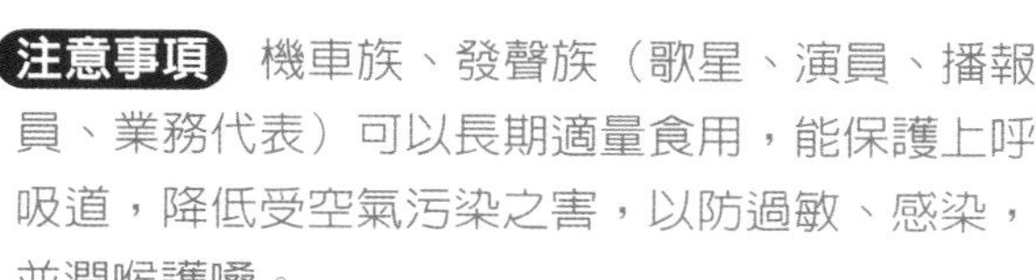

注意事項 機車族、發聲族（歌星、演員、播報員、業務代表）可以長期適量食用，能保護上呼吸道，降低受空氣污染之害，以防過敏、感染，並潤喉護嗓。

藥材：貝母粉3錢、粉光參粉3錢、紅棗5錢。

食材：蓮藕1斤（鮮）、水梨1個。

作法：

1. 蓮藕洗淨切圓片，放入平底蒸盤。
2. 水梨切半去心放在蓮藕上面，再將貝母粉、粉光參粉放入去心的水梨中。
3. 紅棗切片撒在水梨上面，隔水蒸40分鐘即可食用。

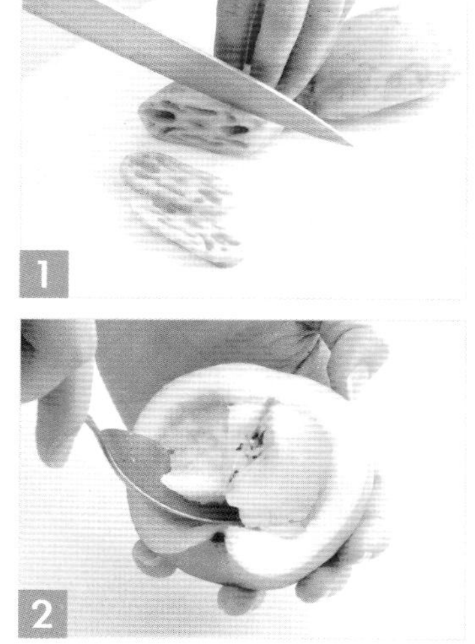

貝母有川貝、浙貝兩類，一般多取川貝入菜，烹調養生食品。貝母有鎮咳祛痰、清熱散結作用，被廣泛運用以緩和慢性或急性氣管炎、上呼吸道感染所引發的咳嗽痰積；浙貝能緩解急性乳腺炎、瘡癰腫毒等。與水梨同燉可舒緩咽乾口渴、咳嗽痰黃，對銀髮族氣虛之乾咳亦見效用。

營養成分表

營養素	單位（毫克）	營養素	單位（毫克）
蛋白質	12	脂肪	2
醣類	124	鈉	122
維生素B1	0.4	維生素C	259.7
		膳食纖維（公克）	20

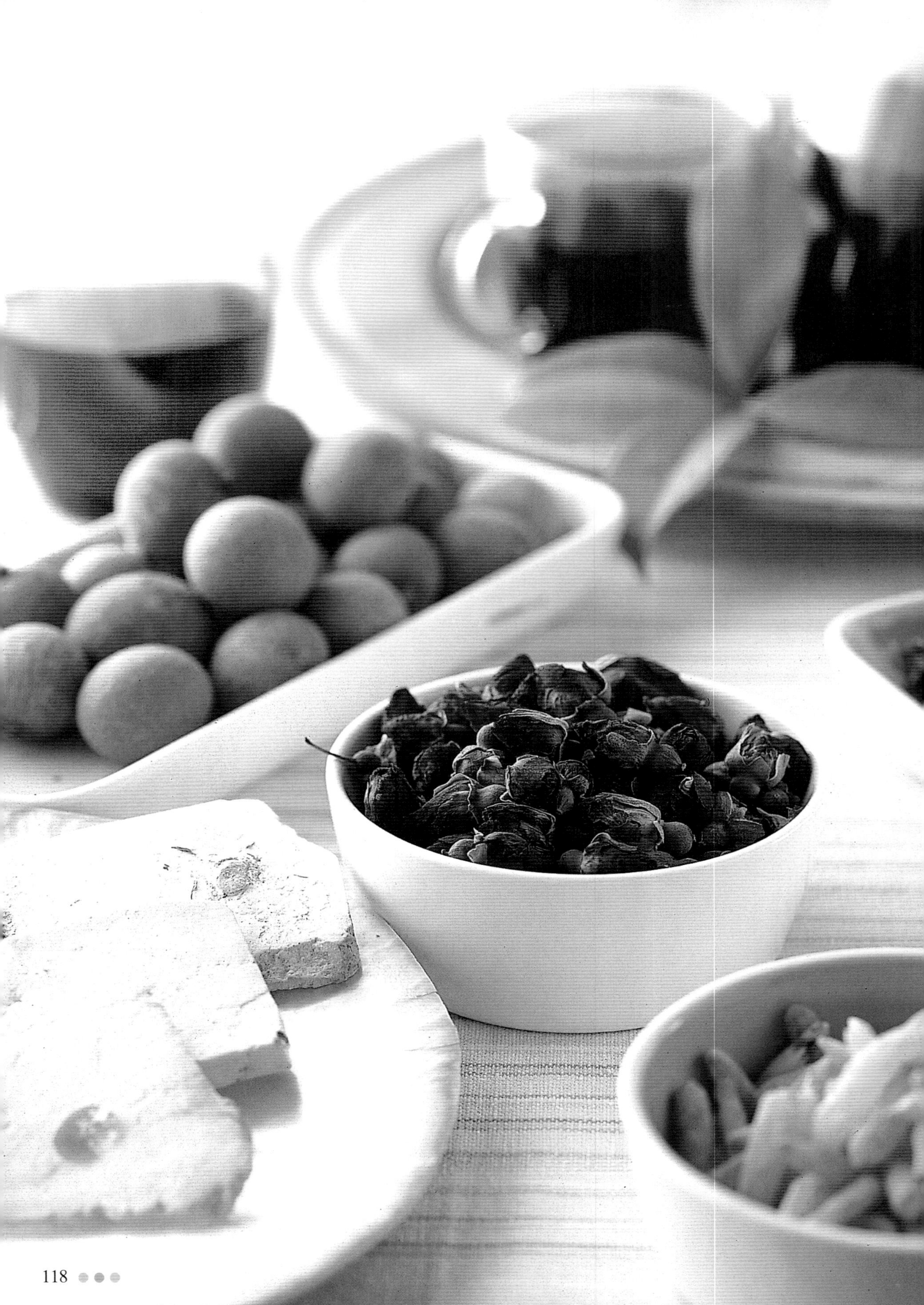

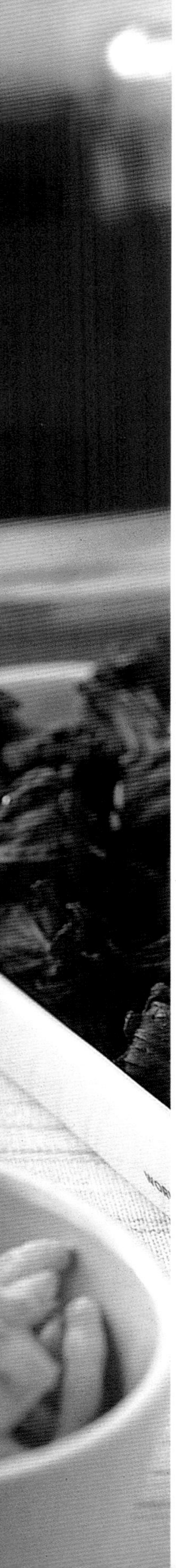

PART 4 清心寧神飲品

液狀食物本身即具有開心暢懷，令人產生滿足感的特質，在健康條件無虞之情況下，無論冷飲、熱飲，無論白開水、果汁、茶品，只要是適量，多數能令人歡心愉悅、輕鬆不緊張。

但如已有頭痛、失眠、情緒不穩、容易疲倦、食慾不振、心情鬱悶……等徵兆時，對飲品的選擇就更當謹慎了。菊花、小麥、茯神、麥冬、五味子、玫瑰花、桂花……等各種藥材，與其他適當的材料配伍煮茶服飲，不但無一般茶葉、咖啡令人徹夜輾轉失眠的困擾，還能清心寧神、提升睡眠品質、預防更年期障礙，依個人身體狀況選擇適當的飲品，多能令人神采奕奕、精神飽滿。

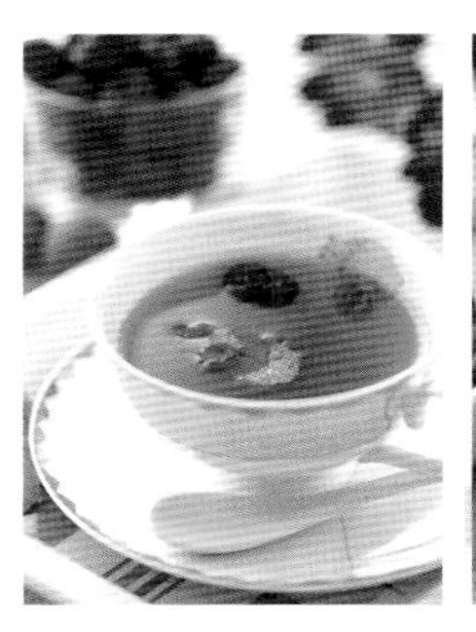

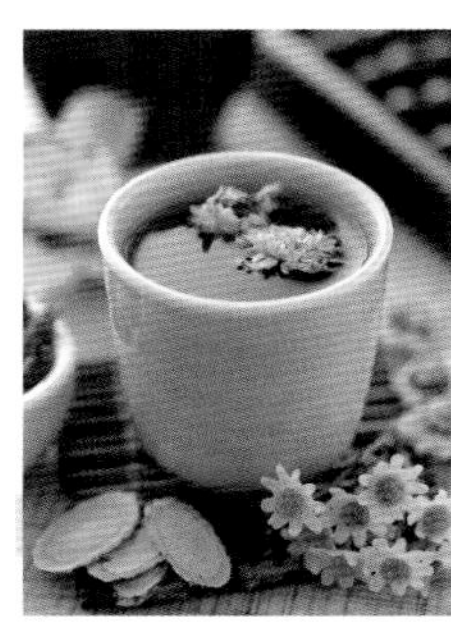

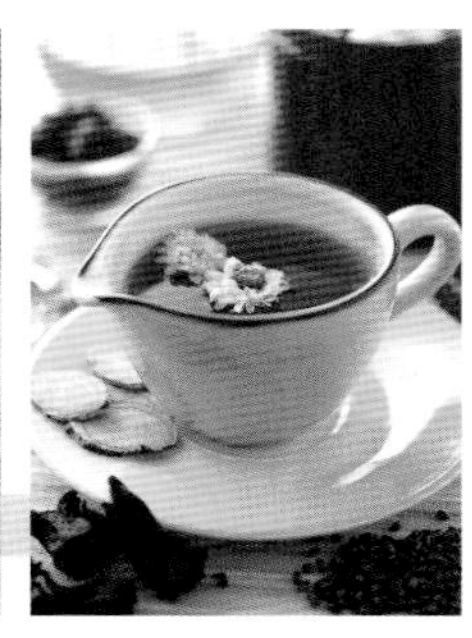

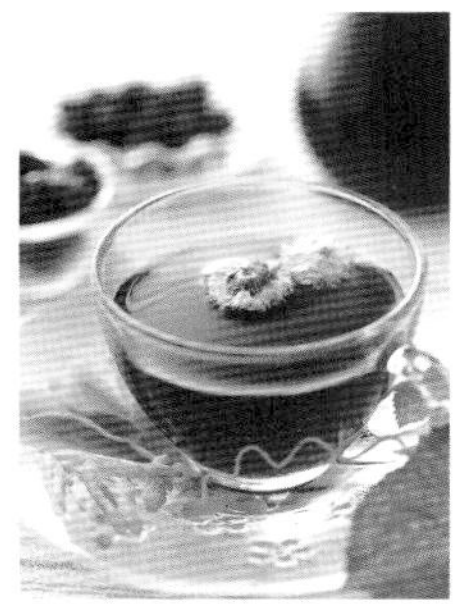

＊藥膳 DIY＊
Regimen Kitchen

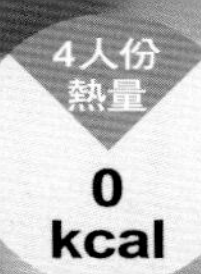

4人份
熱量
0
kcal

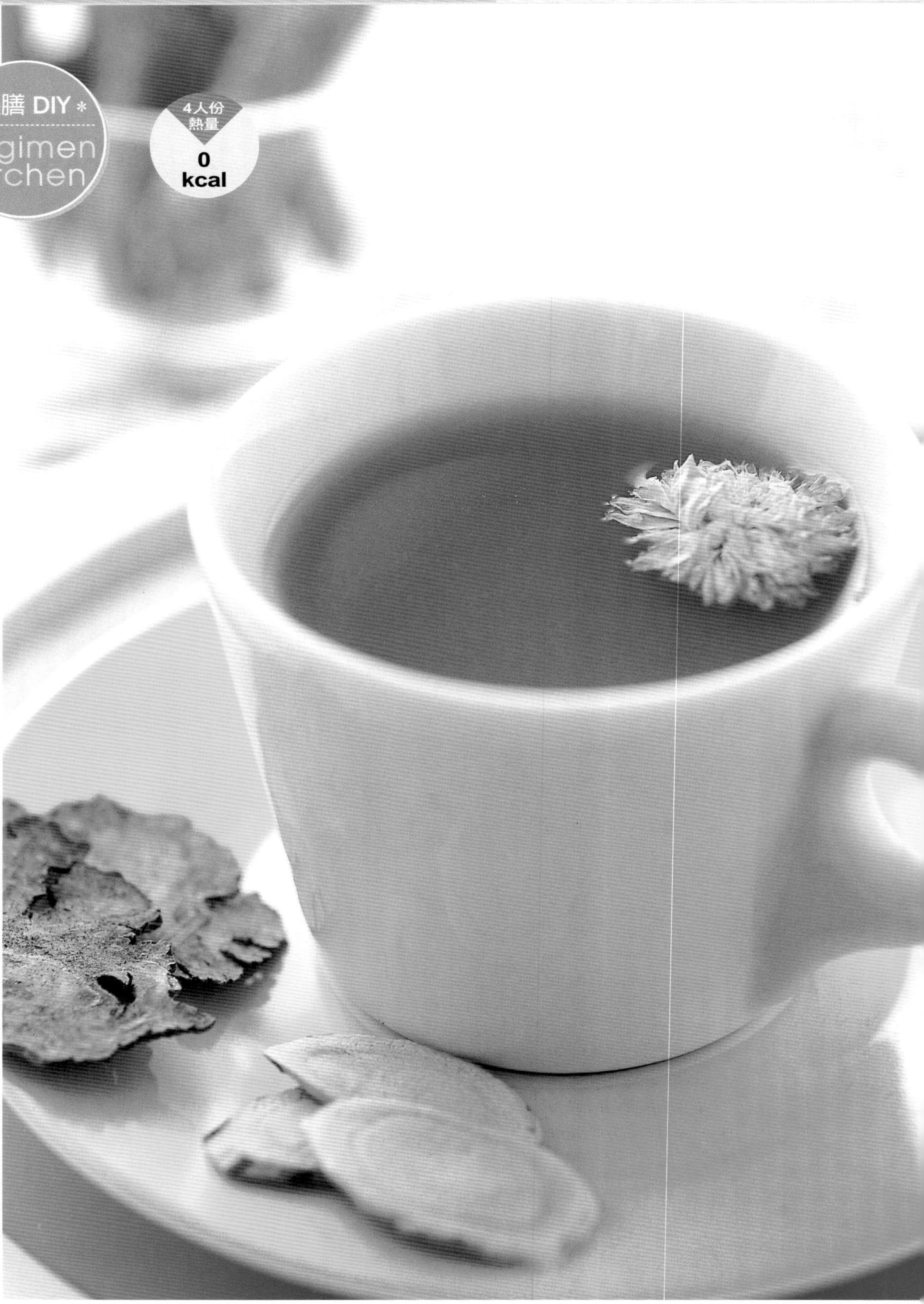

菊花

別名 ● 白菊花、滁菊花、杭菊

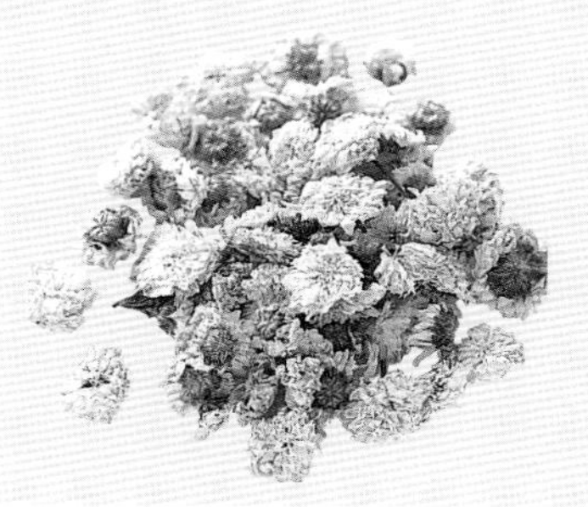

- **藥性**／甘、苦、微寒，作用於肺、肝經。
- **功效**／清熱解毒、疏肝明目、安神舒眠、提振精神。
- **適應症**／熱感冒、中暑、頭暈頭痛、發燒、肝火大難眠。
- **一般用量**／3錢至5錢。

安神舒眠茶

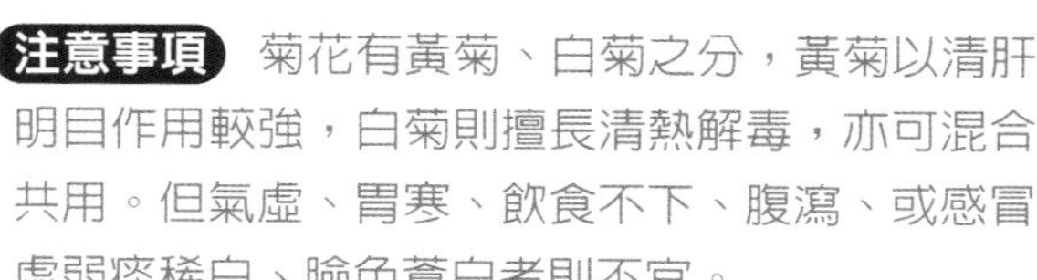

注意事項 菊花有黃菊、白菊之分，黃菊以清肝明目作用較強，白菊則擅長清熱解毒，亦可混合共用。但氣虛、胃寒、飲食不下、腹瀉、或感冒虛弱痰稀白、臉色蒼白者則不宜。

藥材： 炒酸棗仁6錢（打碎袋入）、杭菊花3錢、西洋參3錢、川芎2錢、甘草1錢。

作法：

1. 將材料（杭菊花除外）盛入煮鍋，加6碗水煮約30分鐘。
2. 接著下杭菊，續煮3分鐘即可熄火，取茶飲用。

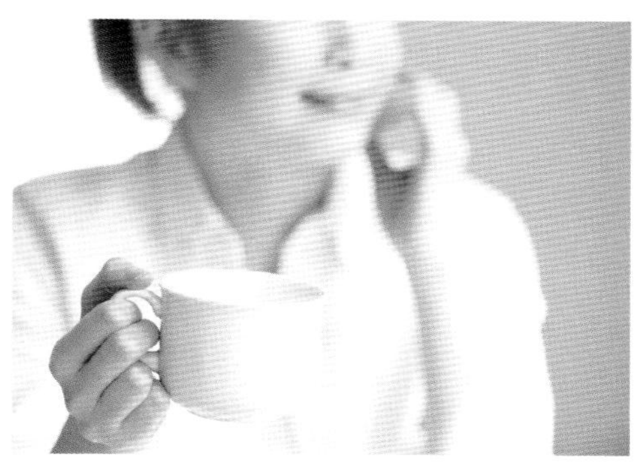

菊花能疏散風熱、清肝明目，緩解風熱感冒、發燒頭痛、暈眩目暗、眼赤腫痛、迎風流淚的現象。亦具抗炎、降壓、降火的作用，配伍能安心養神、幫助睡眠的酸棗仁，及能抗憂解鬱、提振精神的川芎、洋參等煮茶，能提升睡眠品質，快速減輕疲勞，回復精神與體力，並能藉由甘草來調節心律、綜合營養，經常飲用則安神舒眠、提高效率。

營養成分表

營養素	單位（毫克）	營養素	單位（毫克）
蛋白質	0	脂肪	0
醣類	0	鈉	17
維生素C	4.3	維生素 B2	0.1

＊藥膳 DIY＊
Regimen Kitchen

4人份
熱量
146
kcal

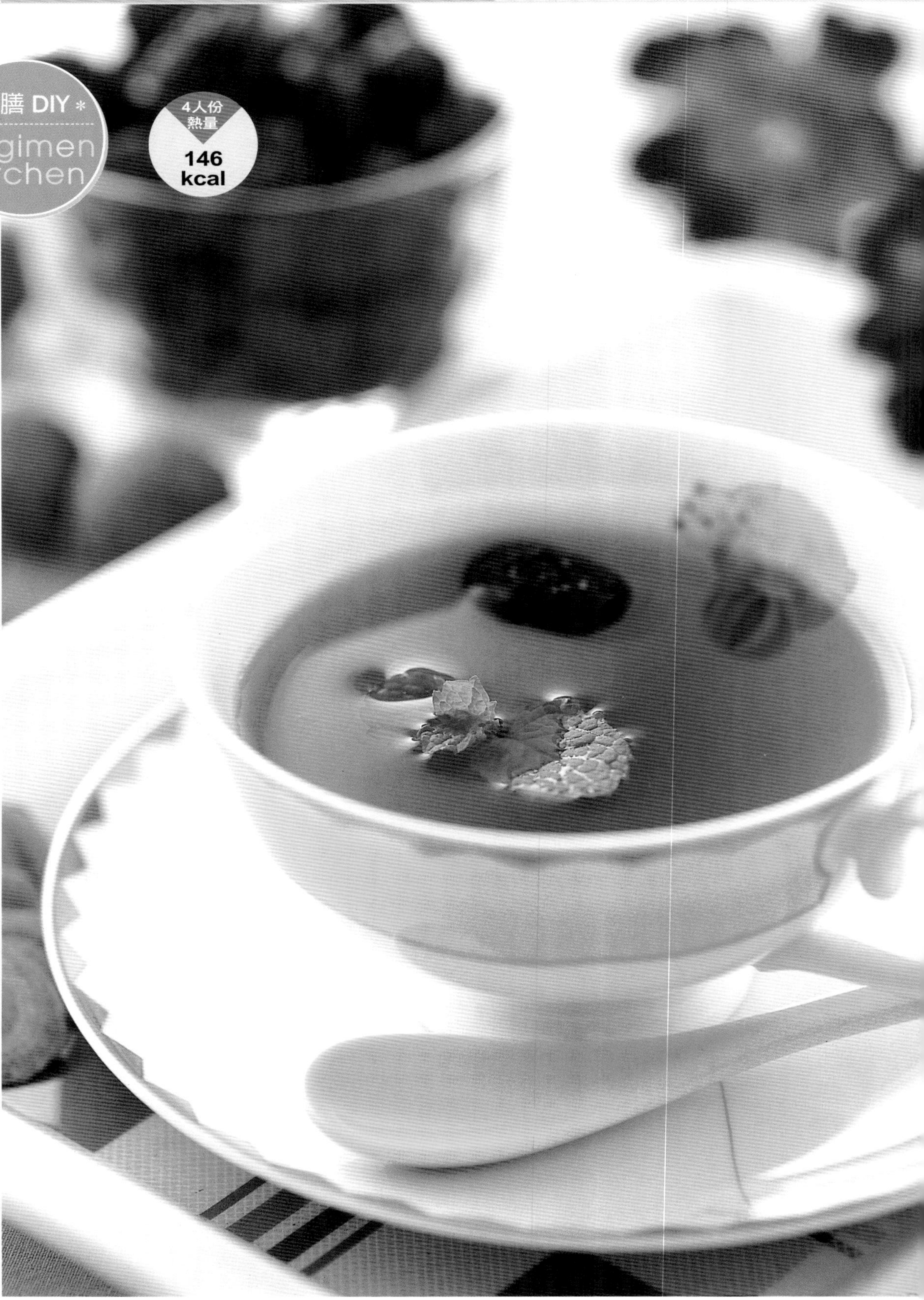

浮小麥

別名 ● 淮小麥

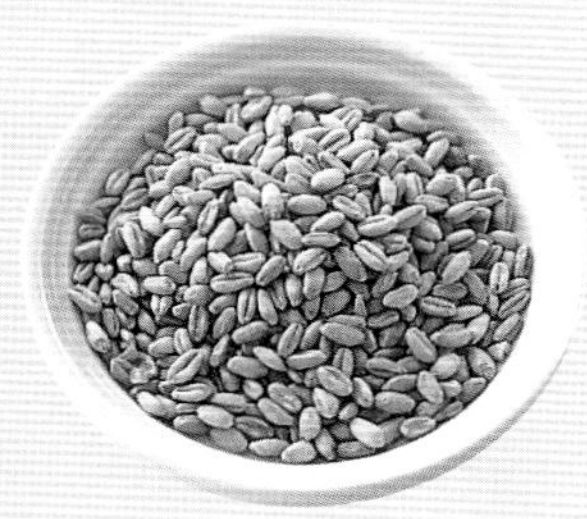

- **藥性**／甘、涼，作用於心經。
- **功效**／輕鬆解壓，維持良好的精神狀態。
- **適應症**／抗壓力低、精神萎靡、恍惚失憶、個性悲觀、有自殘傾向、情緒壓抑、自汗盜汗及更年期障礙。
- **一般用量**／5錢至2兩。

輕鬆解壓茶

注意事項 此茶是調理精神失控的好茶品，對一般精神症狀能改善，婦女更年期之熱潮紅、盜汗、喜怒無常、想哭之現象亦能緩和。

藥材： 浮小麥2兩、紅棗1兩、甘草2錢、福圓肉5錢。

作法：

以6碗水煮沸，轉小火續煮15分鐘，熄火燜5分鐘。

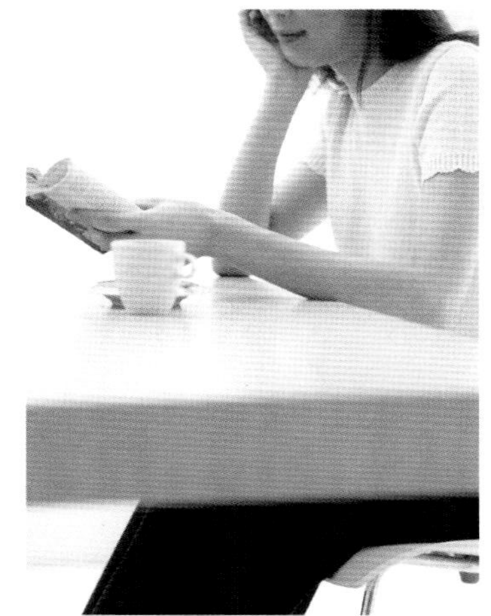

浮小麥能益氣除熱、停止自汗盜汗、調和臟腑組織的活動能力，預防其機能失調引發病狀。它含有頗豐的維生素B群，其中例如被稱為精神維生素的B1，對神經組織和精神狀態都有正面影響。配伍甘草、紅棗、福圓肉煮茶服飲，具有防止疲勞、鎮定情緒、緩和頭痛等作用，令人消弭緊張、放鬆心情。

營養成分表

營養素	單位（毫克）	營養素	單位（毫克）
蛋白質	2	脂肪	0.4
醣類	35	鈉	5
鎂	23.1	鐵	0.9
菸鹼酸	1.3		

＊藥膳 DIY＊
Regimen Kitchen

4人份
熱量
95
kcal

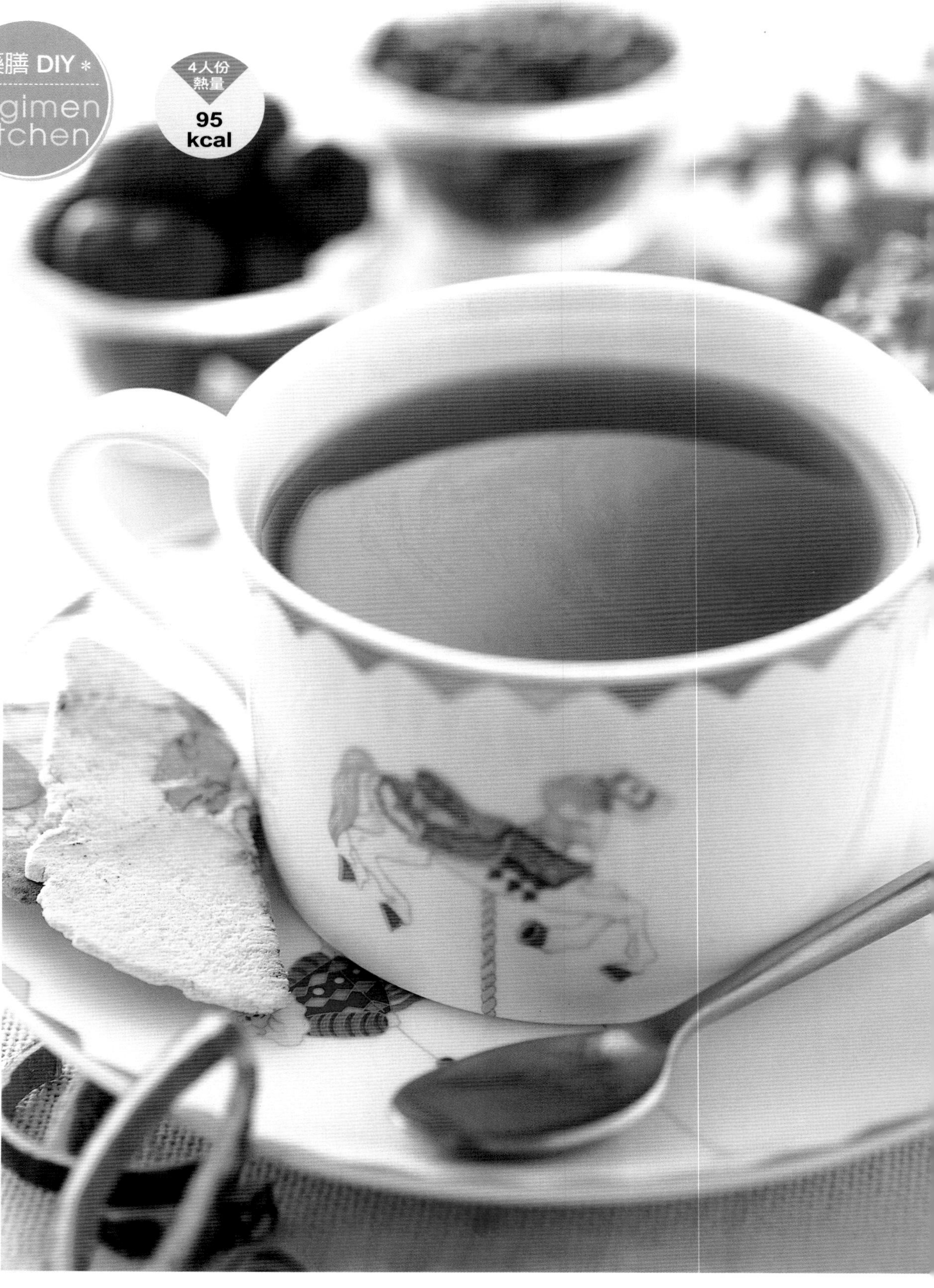

合歡皮

別名 ● 夜合皮、合昏皮

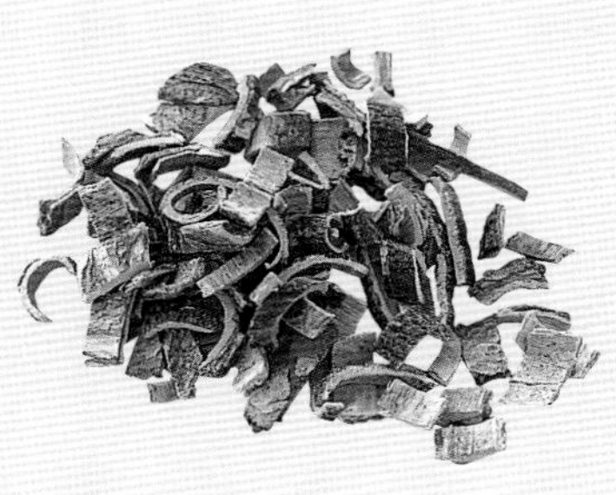

- **藥性**／甘、平，作用於心、脾、肺經。
- **功效**／安神解鬱、暢懷忘憂、助眠、活血止痛。
- **適應症**／失眠、胸中鬱悶、失志、胃口不佳、跌打損傷疼痛。
- **一般用量**／3錢至5錢。

寧神忘憂茶

注意事項 俗話說「合歡蠲忿」，正如其名，有怡悅心志之效，最宜心急、求好心切個性者，或完美主義者煮茶飲用。能緩和其心氣、暢歡其情緒。

藥材： 合歡皮5錢、茯神5錢、炒酸棗仁5錢（打碎）、柏子仁3錢、紅棗1兩、五味子1錢（打碎）。

作法：

1. 將材料裝入過濾袋，用8碗清水浸泡60分鐘。
2. 煮沸30分鐘，即可當茶飲。

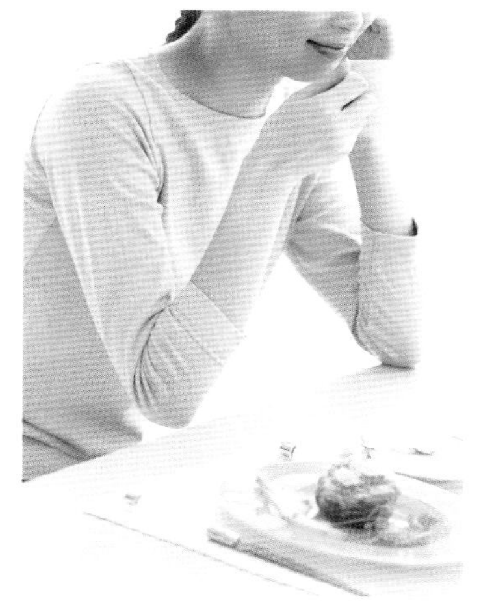

因成分不易釋出，因此藥材須先浸泡60分鐘。合歡皮能安神解鬱、改善心煩失眠；亦能活血止痛，適用於跌打損傷、骨折疼痛，又可消瘡瘍腫痛。配伍酸棗仁、柏子仁、茯神、五味子等煮茶服飲，能解忿怒憂鬱帶來之失眠多夢、心神不寧。亦調理腎氣、改善遺精滑精、自汗盜汗、心悸、耳鳴等現象，並起強壯、興奮、利尿等作用。

營養成分表

營養素	單位（毫克）	營養素	單位（毫克）
蛋白質	1.2	脂肪	0.1
醣類	22.3	鈉	4
鎂	13.1	鐵	0.6
菸鹼酸	0.7		

＊藥膳 DIY＊
Regimen Kitchen

4人份熱量
94 kcal

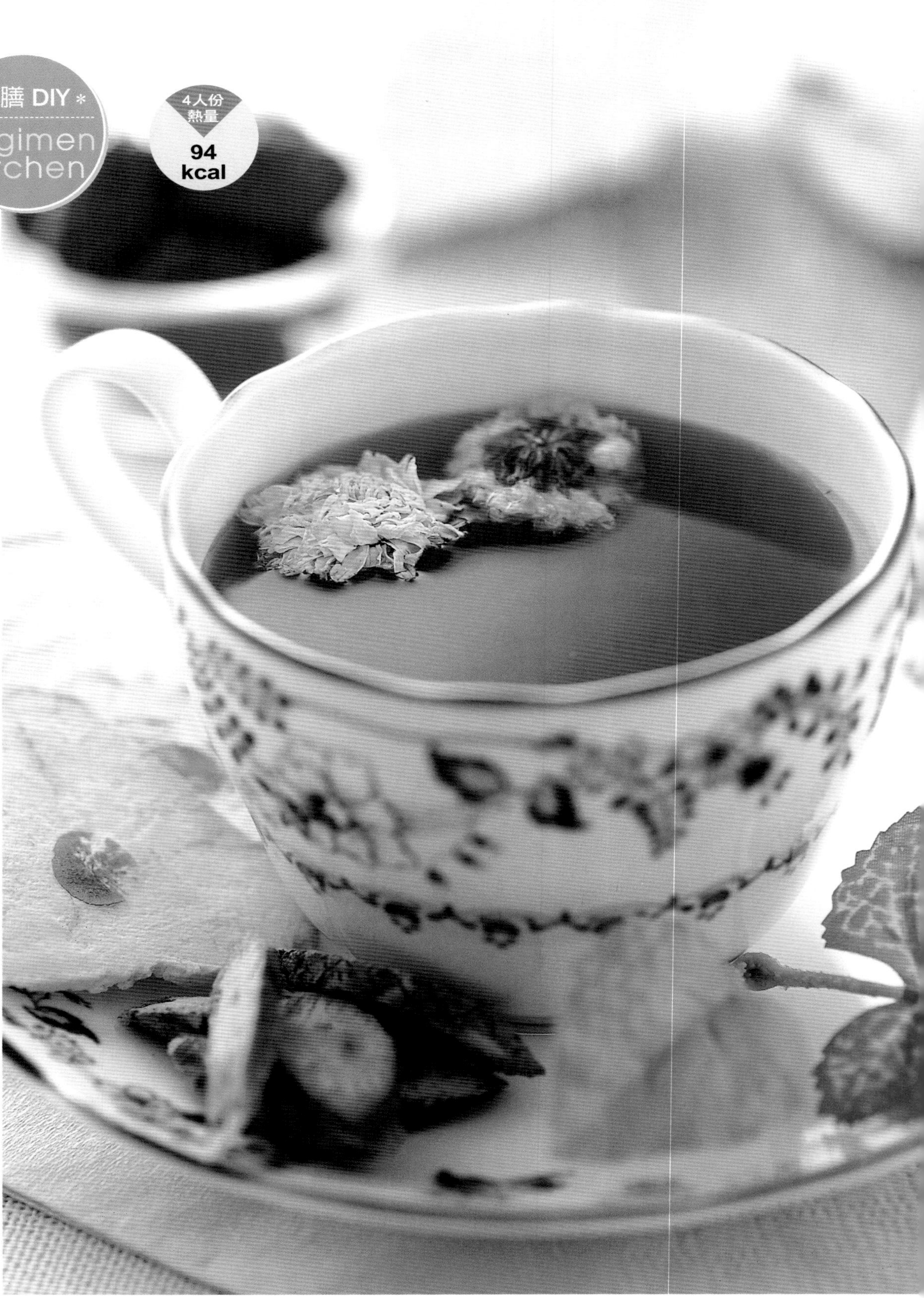

茯神

別名 ● 伏神

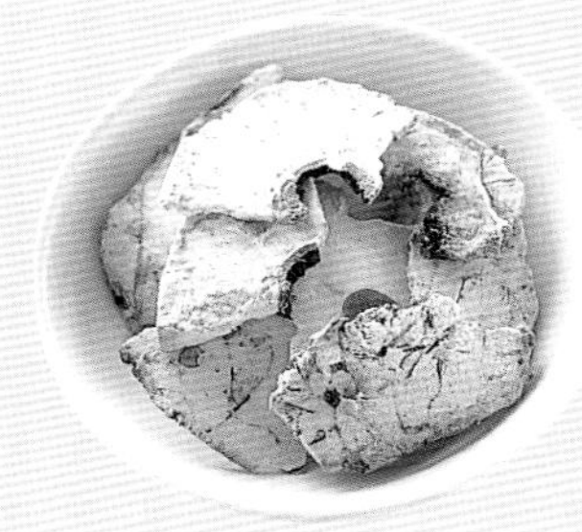

- **藥性**／甘淡、平，作用於心、脾經。
- **功效**／鎮靜寧心、安神助眠、開心益智、通利小便。
- **適應症**／心神不定、恍惚不樂、魂不守舍、健忘失眠。
- **一般用量**／3錢至5錢。

快樂逍遙茶

注意事項 心病是時下文明人的常態病，如果缺乏抒發情緒的出口，又無適當的食物來調節鬱卒，即有可能發生遺憾事件。選擇茯神為君的茶飲，即能調理心氣，緩和情緒。

藥材：茯神5錢、夜交藤5錢、炒酸棗仁（打碎袋入）5錢、彩龍骨（打碎袋入）1兩、珍珠母（袋入）1兩、川芎2錢、菊花3錢、紅棗1兩。

作法：

1. 將材料裝入過濾袋，用8碗清水浸泡60分鐘。
2. 煮沸30分鐘，即可當茶飲。

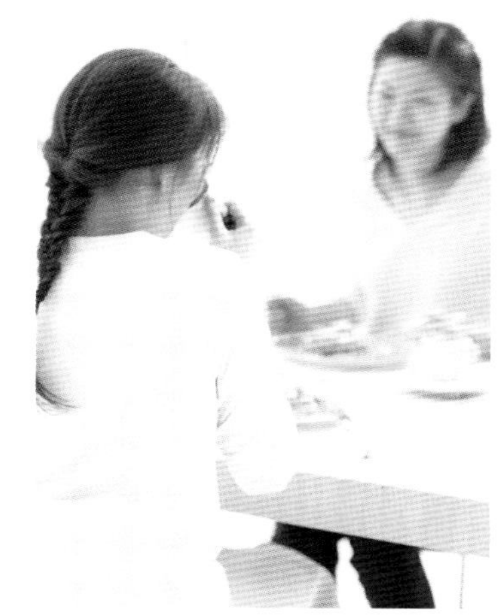

茯神有明顯鎮靜作用，有降服精神失調之效。自古以來，養生食療方多用茯神調治心病，即借重其寧心、安神、利水之特質，紓解心氣虛弱、容易驚嚇、健忘、失眠、小便不利等現象。配伍有安心養血、清熱解憂作用之酸棗仁、菊花等，以及能養血、通利經絡之夜交藤等一道煮茶，能安神定志、益智助眠，令人快樂逍遙，遠離憂鬱。

營養成分表

營養素	單位（毫克）	營養素	單位（毫克）
蛋白質	1	脂肪	0.1
醣類	22	鈉	21
鎂	14.1	鐵	0.7
維生素B2	0.2	菸鹼酸	1

＊藥膳 DIY＊
Regimen Kitchen

4人份熱量
159 kcal

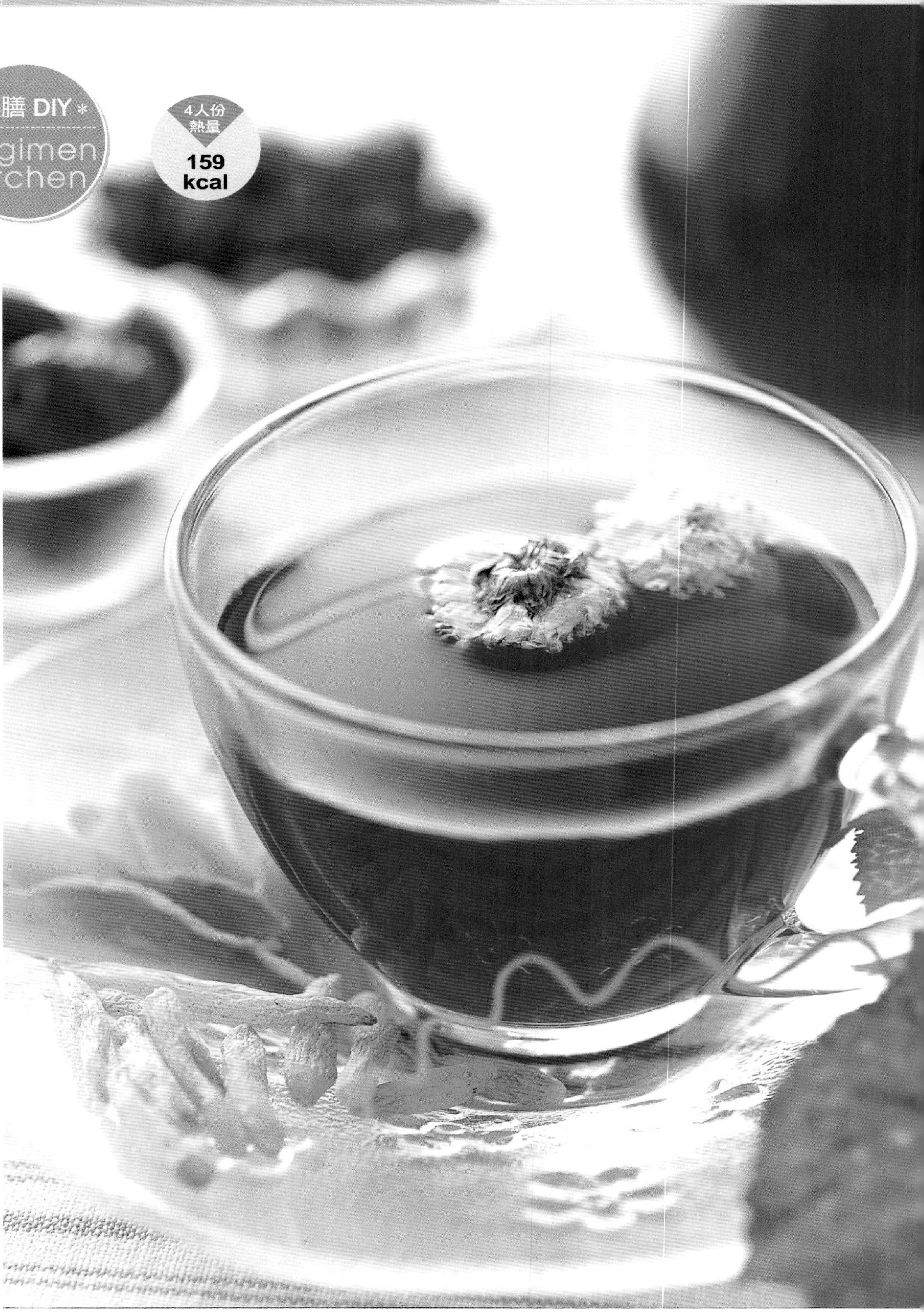

麥冬

別名 ● 麥門冬、麥文

- **藥性**／甘、微苦、微寒，作用於肺、胃、心經。
- **功效**／生津止渴、清心除煩、潤肺益胃、強心降壓。
- **適應症**／虛勞煩熱、口乾舌燥、口渴唇紅、便秘、尿閉色深、乾咳、咯血、失眠。
- **一般用量**／2錢至5錢。

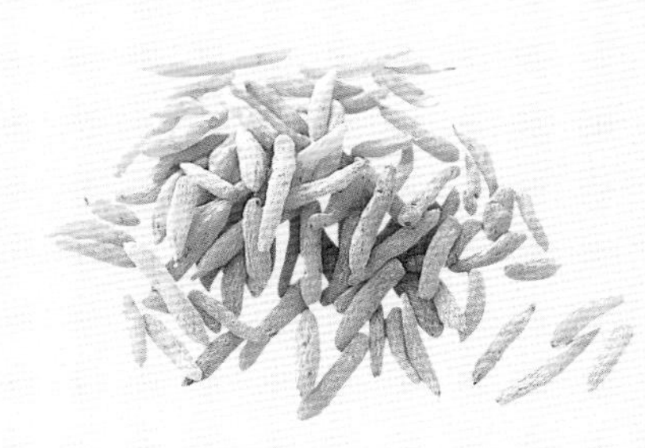

麥冬生津茶

注意事項 脾胃虛寒、長期泄瀉、風寒咳嗽痰稀白、體虛者不宜。體型壯碩而有心絞痛病史者，可酌量長期飲用，以保護心臟健康。發聲族群亦適合以此茶潤喉保嗓、維護聲帶。

藥材：麥冬3錢、菊花3錢、枸杞子5錢、洋參3錢、紅棗1兩。

作法：

1. 材料（菊花後下）清水5碗以大火煮開，轉小火煮20分鐘。
2. 續下菊花煮3分鐘即熄火，取汁當茶飲用。

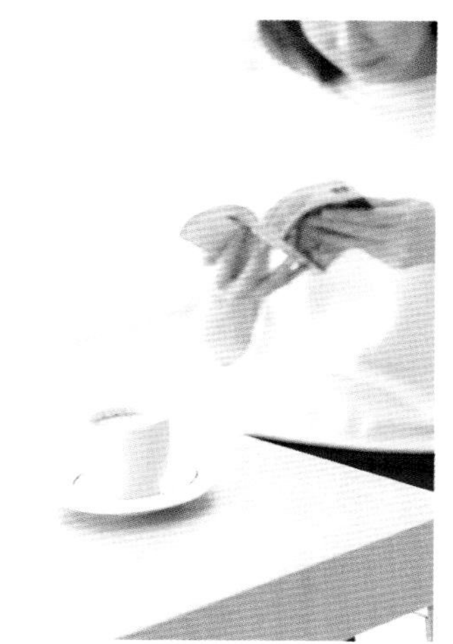

memo

麥冬質柔多汁，擅長潤燥澤枯、生津止渴、除煩清心；又具強心、減輕心絞痛、降低血糖、調節血壓、減輕慢性氣管炎症等效果。配伍菊花、枸杞子、洋參等煮茶，能清心解鬱、生津益胃、滋潤咽喉，對四肢煩熱、肢體倦怠、口乾舌燥、失眠多夢、胸滿煩悶、腸燥便秘能有緩和作用。

營養成分表

營養素	單位（毫克）	營養素	單位（毫克）
蛋白質	3.5	脂肪	0.3
醣類	36	鈉	113
鐵	3.5	維生素B1	0.2
維生素B2	0.2	菸鹼酸	1.5

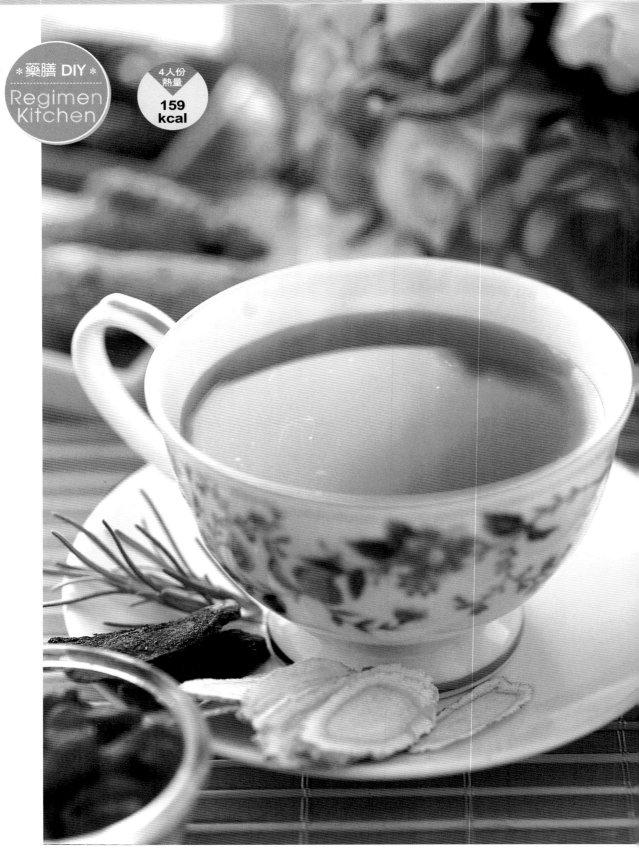

＊藥膳 DIY＊
Regimen Kitchen

4人份
熱量
159
kcal

炙黃耆

別名 ● 蜜黃耆

- **藥性**／微溫、甘，作用於脾、胃經。
- **功效**／補中益氣、厚實腸胃、調補三焦，改善營養狀態。
- **適應症**／體虛勞倦、脾虛腹瀉、氣虛血衰、病後調理。
- **一般用量**／3錢至5錢。

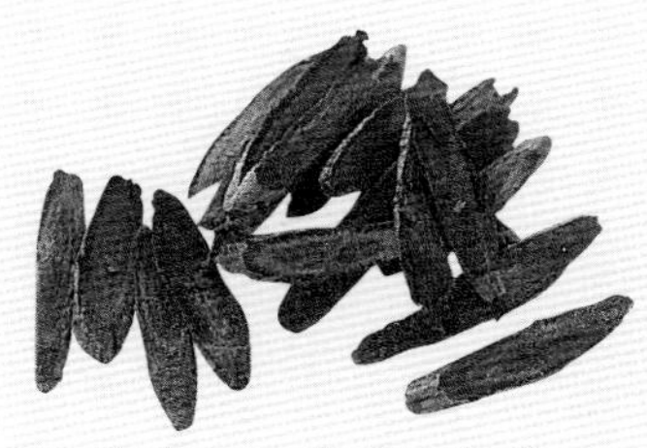

四季保健茶

注意事項 黃耆補氣扶陽，有溫補作用，故氣滯不暢、食滯不消、熱毒瘡瘍、痘疹腫痛者不宜。

藥材：炙黃耆5錢、粉光參5錢、枸杞子5錢、玉竹5錢、紅棗1兩。

作法：

1. 將材料裝入過濾袋，用8碗清水浸泡60分鐘。
2. 煮沸30分鐘，即可當茶飲。

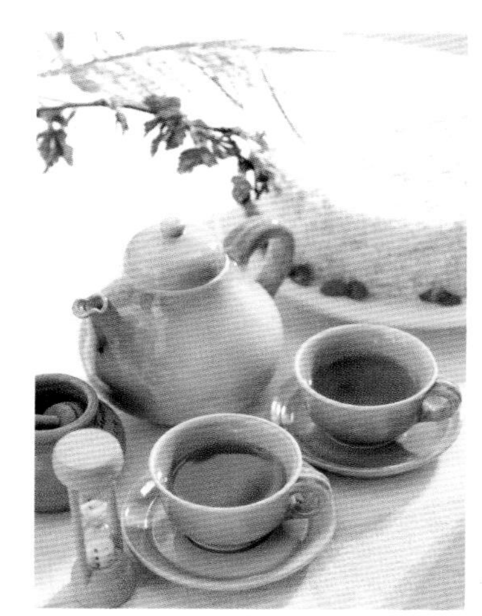

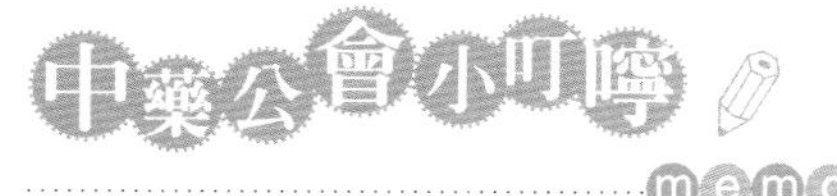

炙黃耆是生黃耆以蜂蜜炒過，擅長於滋養脾胃、補中益氣，與枸杞子、玉竹、紅棗等補養素材同用，更發揮補虛益元氣、溫暖上（心肺）、中（脾胃）、下（肝腎等器官）三焦，並厚實腸胃，促進人體對營養素的吸收與利用，改善全身營養狀態，增強生理代謝功能。「四季保健茶」可以調補老年及病後體虛氣弱、婦女腹腔虛寒，難受孕或保胎不易，亦防子宮脫垂、脫肛、神疲力乏。

營養成分表

營養素	單位（毫克）	營養素	單位（毫克）
蛋白質	3.5	脂肪	0.3
醣類	36	鈉	95.6
鐵	3.4	維生素B1	0.2
維生素B6	0.2	菸鹼酸	1.5

＊藥膳 DIY＊
Regimen Kitchen

4人份熱量
94.5 kcal

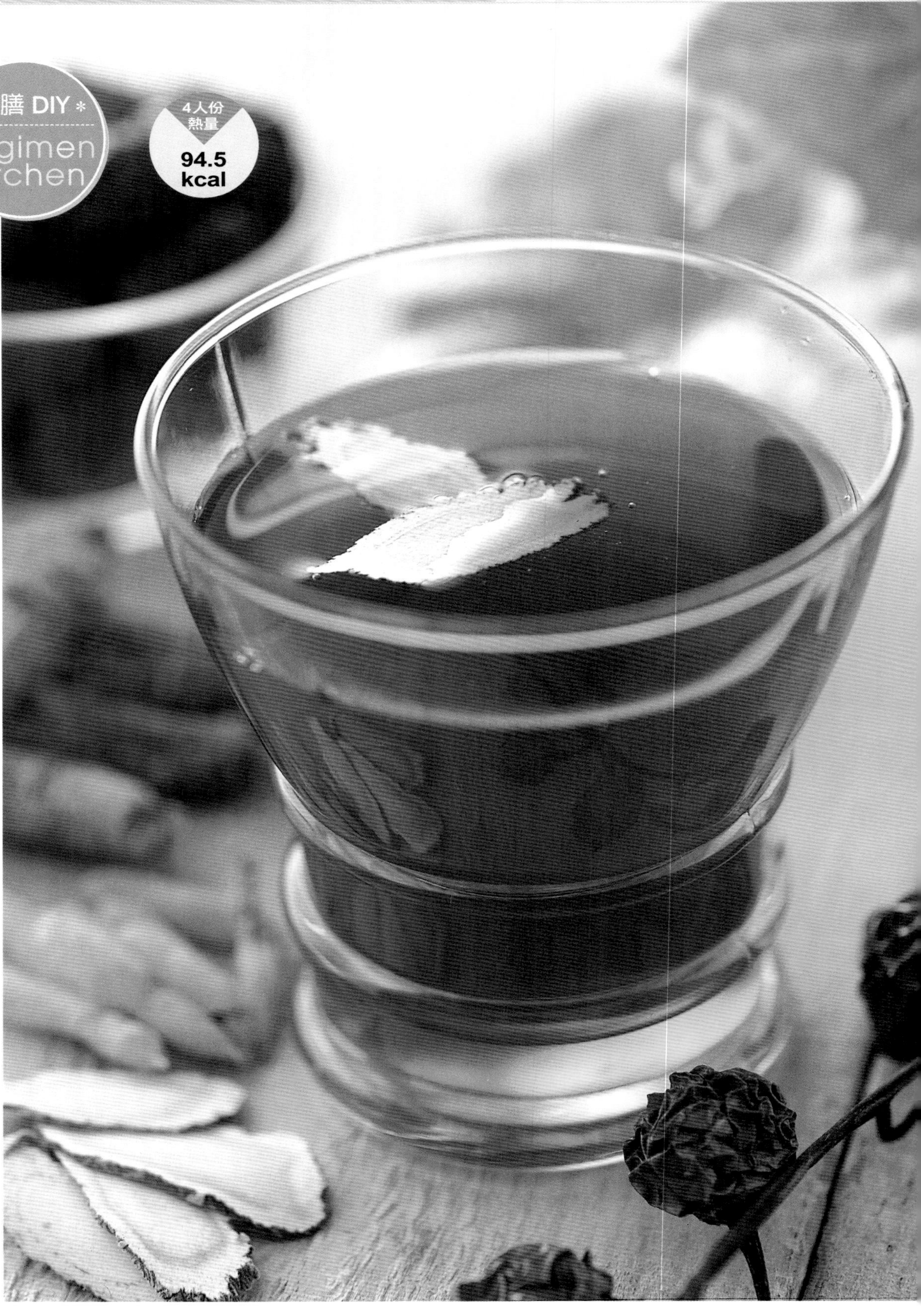

五味子

別名 ● 五味、五梅子

- **藥性**／酸、甘、溫，作用於肺、腎經。
- **功效**／生津止渴益肺腎、調節神經系統功能。
- **適應症**／肺弱久咳虛喘、腎虛性功能失調、自汗盜汗、神經功能失調、體虛羸疲、失眠健忘。
- **一般用量**／**5**分至**2**錢。

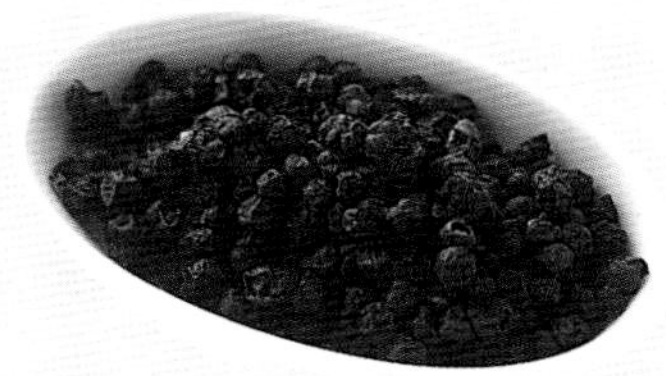

益氣生脈茶

注意事項 五味子有收斂作用，當外感風熱發燒而汗不出時，不宜食用。

藥材：西洋參5錢、黃耆1兩、麥冬5錢、五味子（打碎袋入）2錢、紅棗1兩。

作法：

1. 將上材料加清水6碗浸泡30分鐘。
2. 放入電鍋中燉煮30分鐘即可當茶飲用。

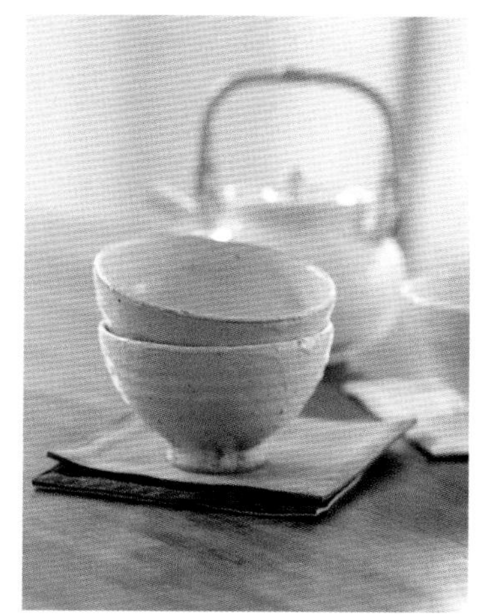

五味子能斂肺滋腎，改善肺、腎循環不暢引起之久咳喘促、夢遺滑精、小便頻數、虛汗久瀉；亦能促進血液循環，提高工作效率，預防神經衰弱、失眠健忘之現象。搭配洋參、麥冬等煮茶，因能促進氣血循環，提振心律與脈搏，故有益氣生脈之喻，是調理發燒後或久病後氣息虛弱、心悸呼吸急促、汗出乏力、口乾舌燥及增進身體防禦能力的好茶。

營養成分表

營養素	單位（毫克）	營養素	單位（毫克）
蛋白質	1.2	脂肪	0.1
醣類	22.3	鈉	4
鐵	0.6	菸鹼酸	0.7

＊藥膳 DIY＊
Regimen Kitchen

4人份熱量
97 kcal

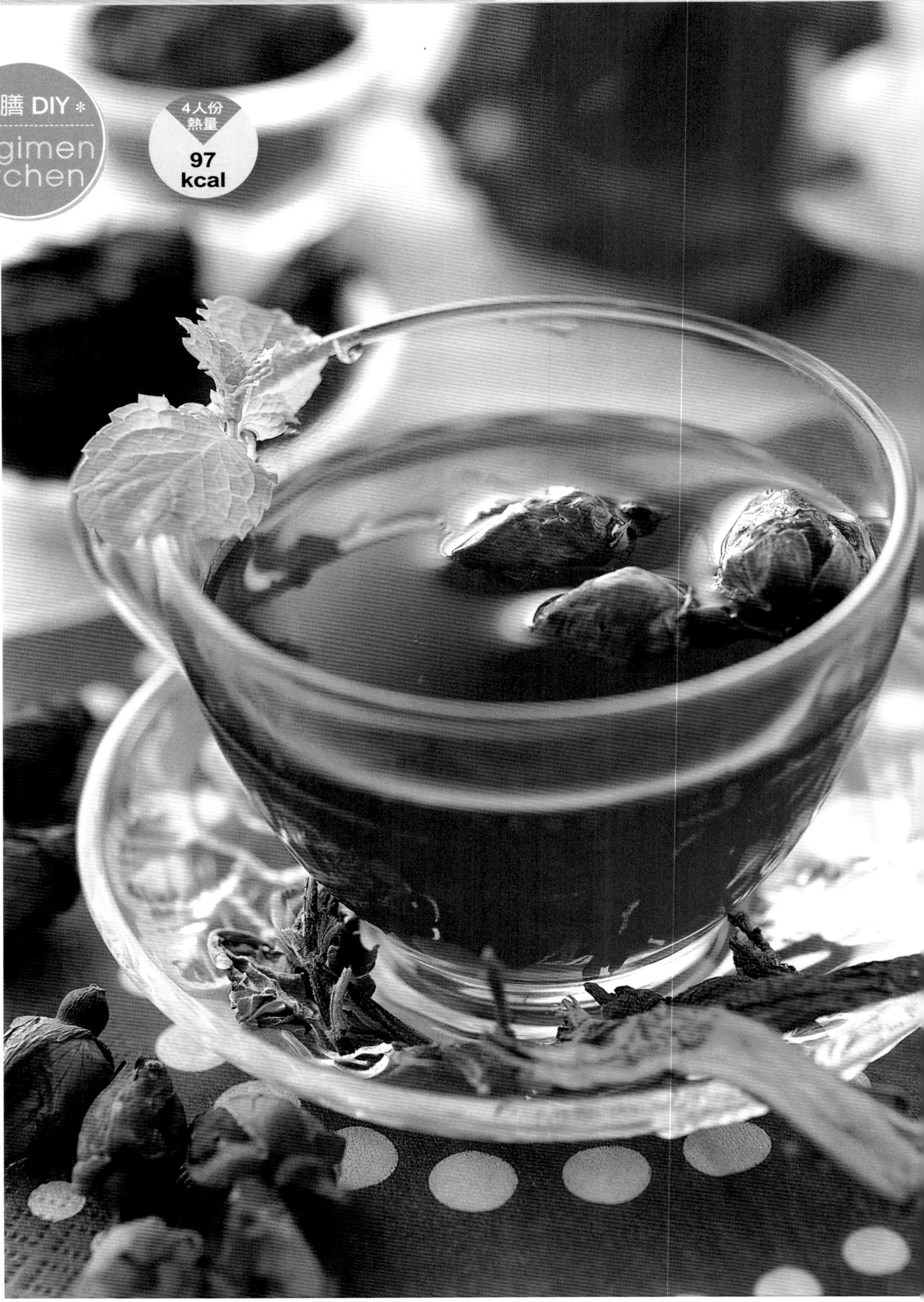

玫瑰花

別名 ● 玫瑰

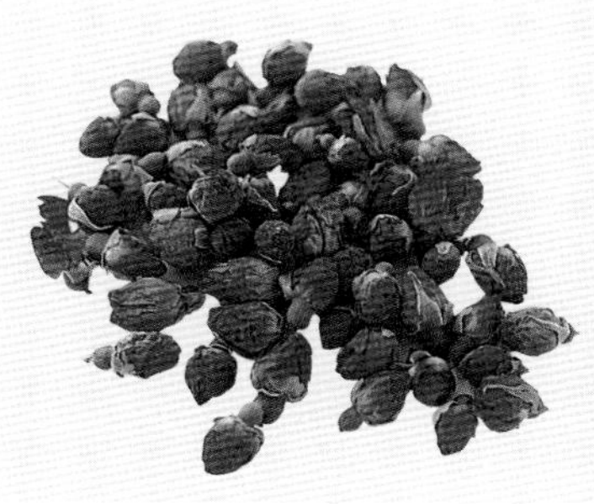

- **藥性**／甘、微苦、溫，入肝、脾經。
- **功效**／行氣和血、調經理帶、疏肝解鬱、息怒止忿。
- **適應症**／月經失調、跌打損傷瘀痛、鬱卒忿怒、暴怒之後。
- **一般用量**／1錢至3錢。

玫瑰舒鬱茶

注意事項 玫瑰花的香味氣息多來自其所含的揮發油，不宜久煮久泡，否則失味也失效。經常自覺抑鬱難抒、有苦難言、心事無人知或常欲發飆暴怒者，平日即適合以此充當茶飲。

藥材：柴胡1錢、玫瑰花3錢、薄荷5分、枸杞子3錢、洛神花1錢。

作法：

1. 將中藥材（玫瑰花除外）放入過濾袋中，加清水2碗煮沸，放入玫瑰花燜3分鐘。
2. 取出過濾袋，放入切小丁的蘋果，並加少許蜂蜜調和即可。

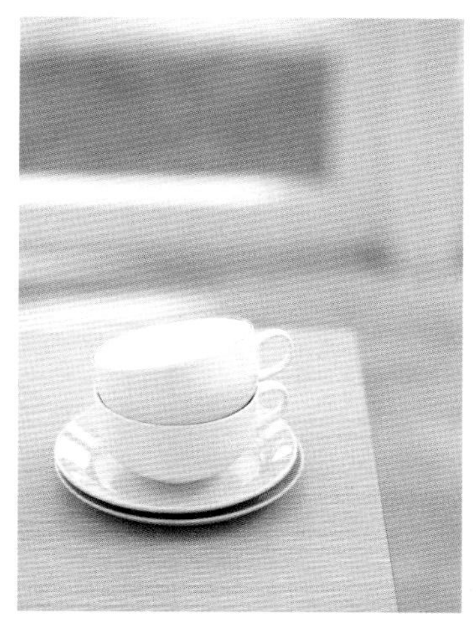

玫瑰花行氣活血，疏肝解鬱，可調理月經不調、胸悶肋脹、胃滯食少以及緩和損傷瘀痛。因有濃厚香氣，可通暢孔竅、清神醒腦、口齒留香。搭配蘋果及柴胡、洛神花等煮茶，能清心解熱、理氣寬懷，開胃助食，止嘔止逆，並芳香口氣。

營養成分表

營養素	單位（毫克）	營養素	單位（毫克）
蛋白質	1.7	脂肪	0.4
醣類	22	鈉	66
鐵	1.8	維生素A（RE）	358
維生素B1	0.1	維生素B6	0.1

＊藥膳 DIY＊
Regimen
Kitchen

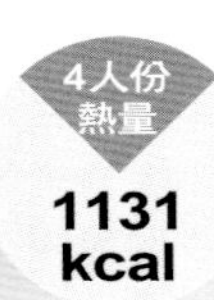
4人份
熱量
1131
kcal

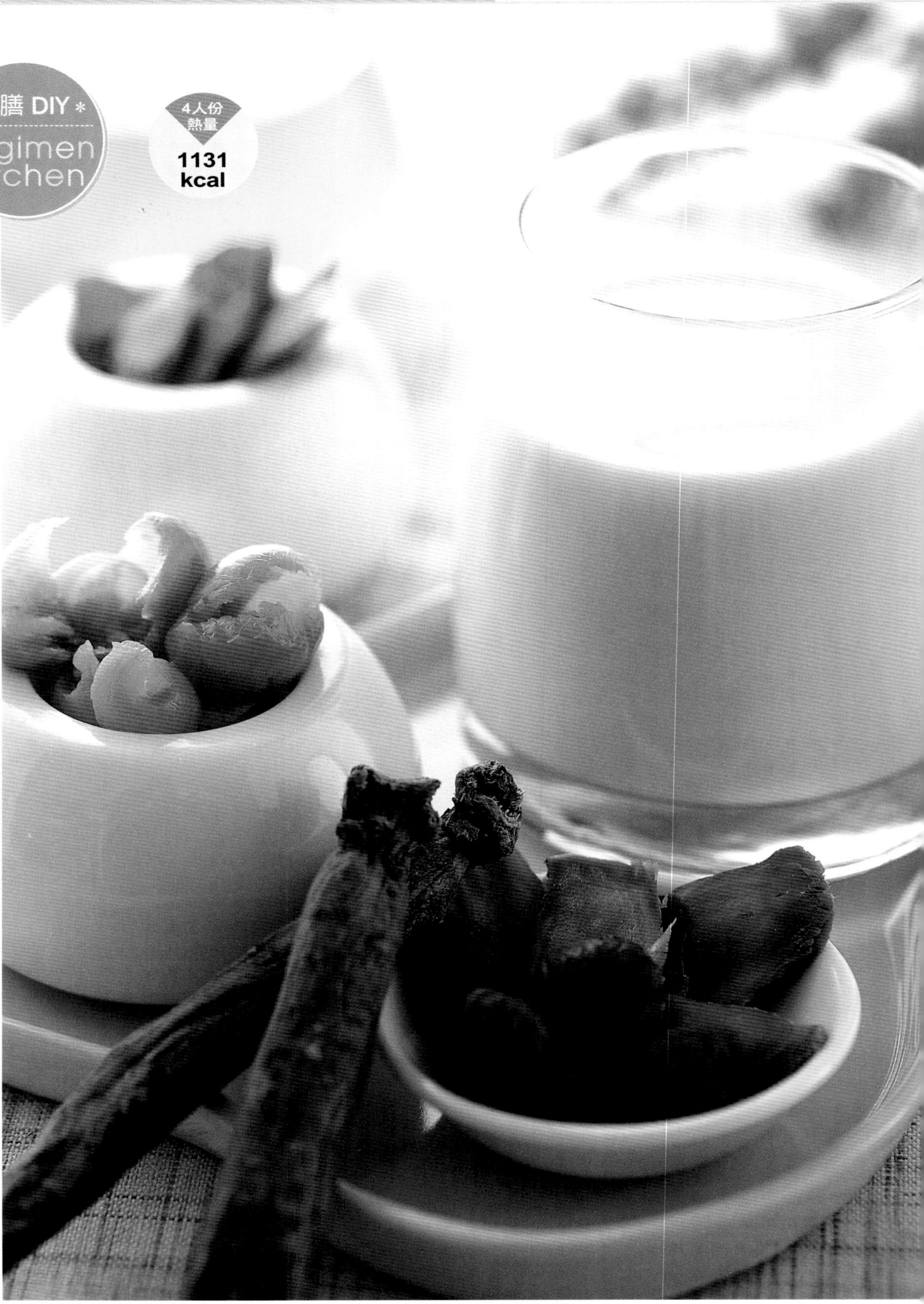

牛乳

別名 ● 牛奶

- **藥性**／甘、微寒，作用於心、脾、肺、胃等經。
- **功效**／生津潤膚、預防骨質疏鬆、延緩早衰老化。
- **適應症**／虛弱羸瘦、發育不良、骨骼疏鬆、皮膚乾枯粗糙暗沉。
- **一般用量**／除乳糖不耐症外，一般體質無太多限制。

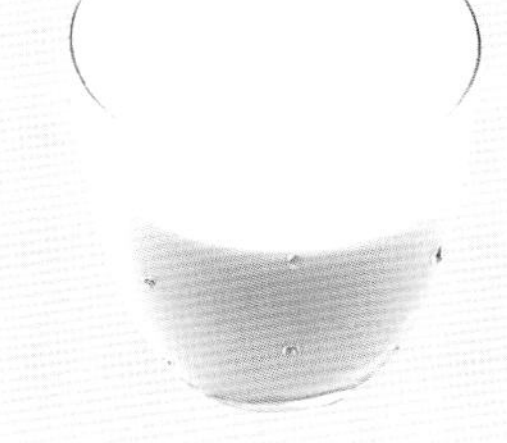

人參圓滿茶

注意事項 腸胃虛寒腹瀉、胃寒痙攣疼痛者慎食。各年齡層都需要飲用牛乳，補充營養素，並可視不同年齡層或性別添加所需的營養成分，如高鈣、高蛋白、鐵質等等。

藥材：人參3錢、福圓肉5錢、冰糖5錢。

作法：

1. 人參（切片）、福圓肉用牛乳1500cc浸泡30分鐘，連牛乳一起放入砂鍋內，文火熬煮20分鐘邊煮邊輕輕攪拌。
2. 加入細冰糖再煮5分鐘即成。

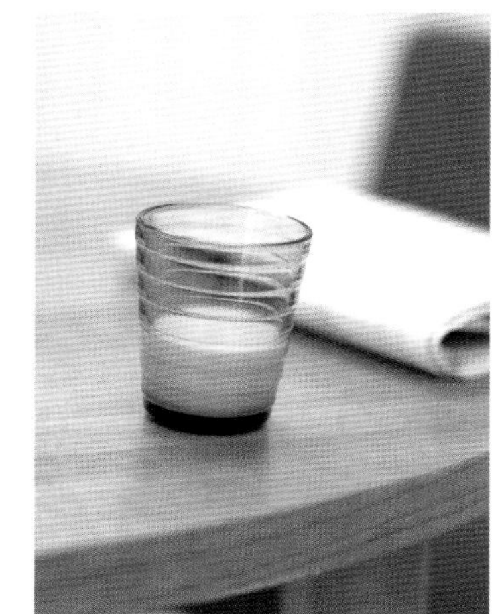

牛乳養心肺、解熱毒、潤皮膚、悅心情，是極優質的營養品，是提供人體完全蛋白質的重要食材之一。同時富含維生素A、B群及鈣等礦物質，對促進成長、防範骨質疏鬆、增強免疫功能、維持良好精神狀態及清熱消除緊張等都有一定作用，且對細胞再生、預防貧血、清除煩躁不安，並促使注意力集中，此湯品最大養生效益即在此處。

營養成分表

營養素	單位（毫克）	營養素	單位（毫克）
蛋白質	50	脂肪	56
醣類	108	鈉	677
鈣	1439	鎂	159.4
磷	1379	維生素B2	2.9
維生素B6	630		

＊藥膳 DIY＊
Regimen Kitchen

4人份熱量
65 kcal

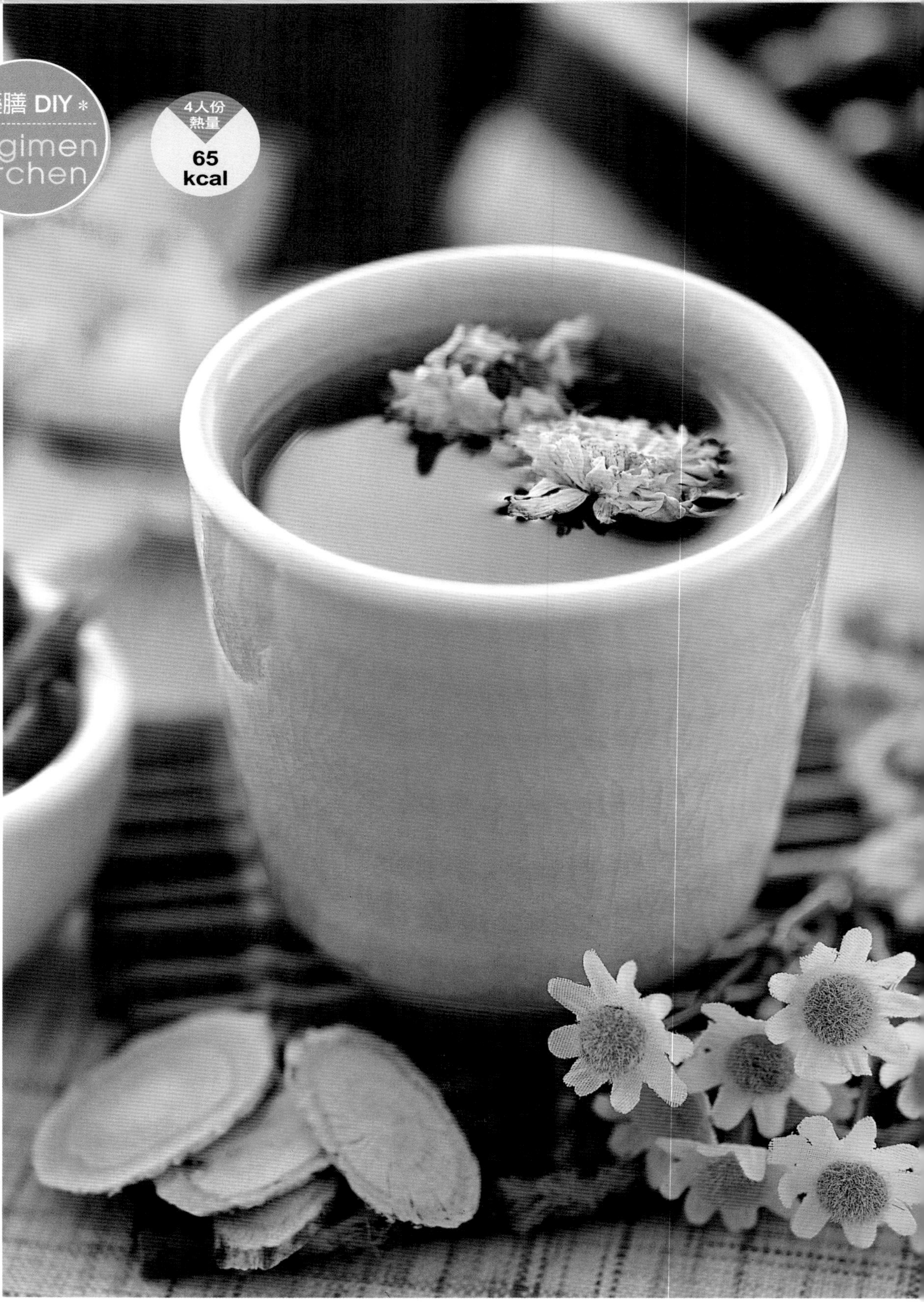

甘草

別名 ● 國老、粉草、甜草根

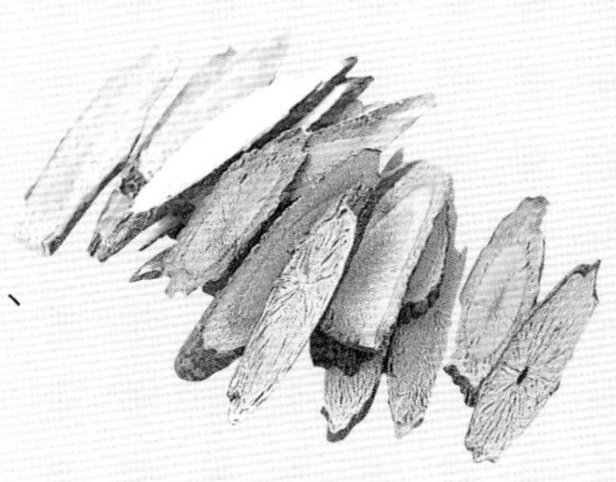

- **藥性**／甘、平，暢行於十二條經絡。
- **功效**／瀉火解毒、化痰止咳、保肝益脾胃、緩和藥性。
- **適應症**／消化吸收不良，食少，腸胃潰瘍、藥物或食物中毒、抑鬱、失眠、健忘、驚悸。
- **一般用量**／5分至3錢。

遠志菊花茶

藥材：遠志5錢、菊花3錢、甘草1錢、枸杞子5錢、冰糖適量。

作法：

1. 將材料（菊花除外）放入燉鍋加清水6碗，大火燒開，再轉文火燉熬20至30分鐘，取出過濾去渣。
2. 菊花放入容器，倒入藥汁，燜3分鐘，加細冰糖攪勻即成，代茶飲用。

注意事項 甘草有生甘草、炙甘草之分，前者擅長瀉火解毒、緩急止痛，後者則補中益氣、調脾胃虛弱。甘草使用過量容易引起高血壓、心律不整，大量長期使用則會出現水腫、肢體倦怠、麻木、頭暈頭痛等，故當慎用。

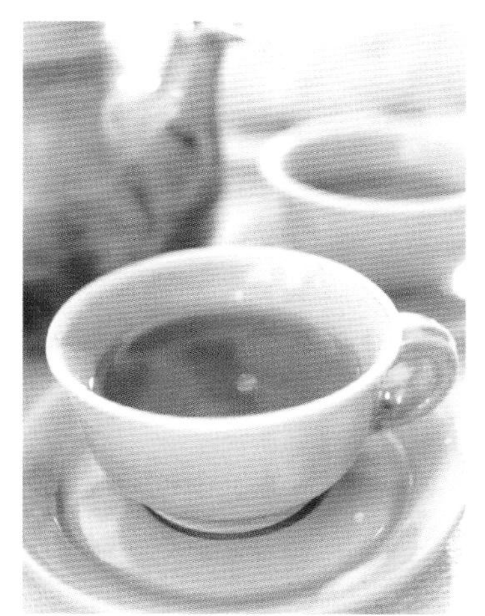

memo

甘草能瀉火解毒、開胃助食、抗炎症、抗過敏，同時亦能平衡荷爾蒙；並有強心、鎮痛、止痙攣、化痰止咳等作用。又能減低或緩和藥物烈性的作用，保護肝臟。經常服藥或長期服用某類藥物者，即適合以「遠志菊花茶」來清熱解毒，止咳平喘，調和諸藥，解藥毒。又精神不寧、失眠健忘、失志者都適合此茶。

營養成分表

營養素	單位（毫克）	營養素	單位（毫克）
蛋白質	2.3	脂肪	0.2
醣類	14	鈉	109
鐵	2.8	維生素B1	0.2
維生素B2	0.2		

備註：冰糖1克4大卡熱量，請依實際使用量併入熱量及醣類計算。

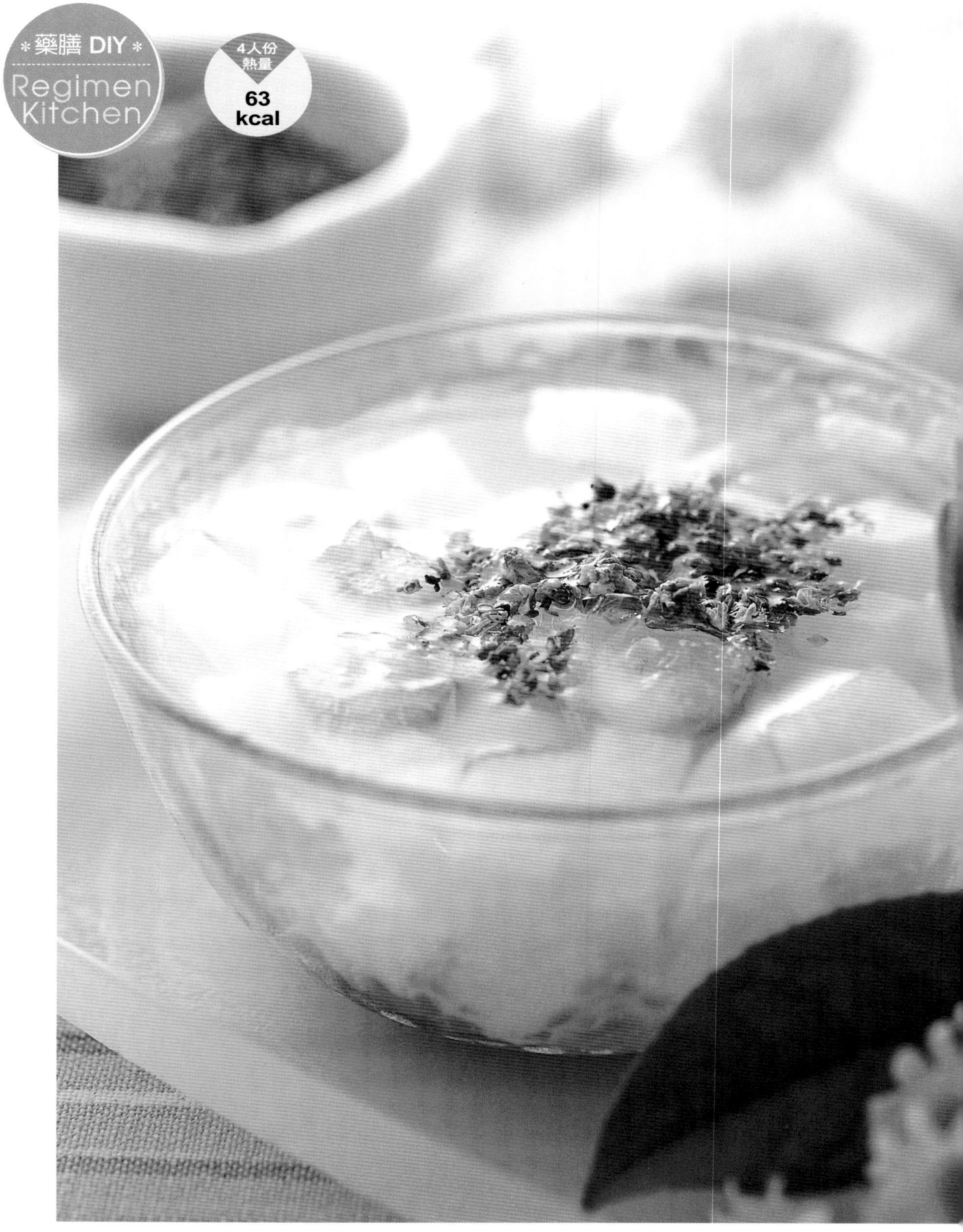

＊藥膳 DIY＊
Regimen Kitchen

4人份熱量
63 kcal

桂花

別名 ● 巖桂、樨西、丹桂

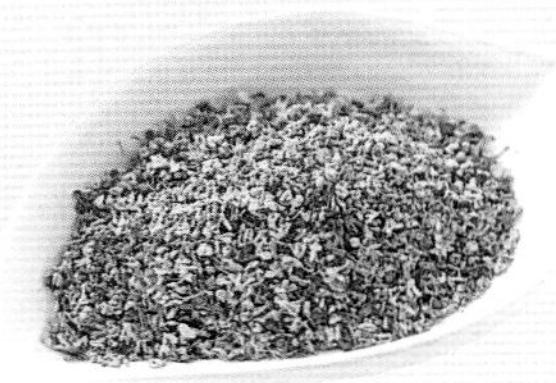

- **藥性**／辛、溫，作用於肺、脾、胃經。
- **功效**／疏肝解鬱、寬胸暢懷、化痰鎮咳、保健脾胃。
- **適應症**／心情鬱卒、悲傷之際，筋骨酸痛、腸胃不適、牙痛、口臭、視力模糊。
- **一般用量**／1錢至5錢。

桂花蜜梨茶

注意事項 有獨特香味的桂花能清新腦緒、通暢孔竅，一般人都適合食用，無特殊禁忌。坊間有售桂花醬，也可用來添加於甜點或茶品內。

藥材：桂花2錢。

食材：梨1顆、蜂蜜少許。

作法：

1 梨去皮、去核、切丁塊，盛入碗中，撒上桂花加2碗水，隔水蒸20分鐘即可熄火。

2 取出，加蜂蜜拌勻，即可食用。

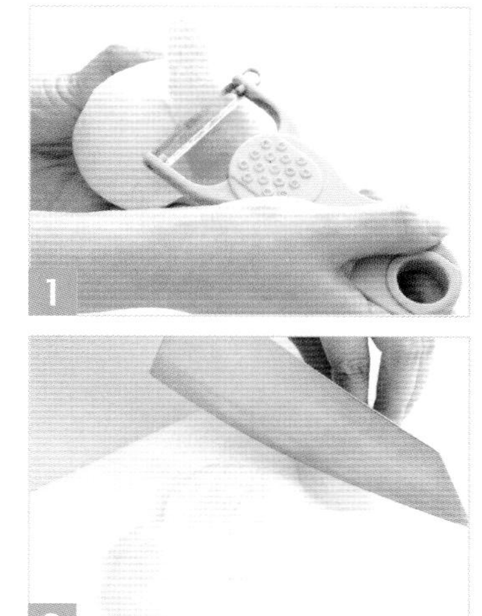

桂花極具芳香，常取來製作食品及薰茶的香料。具有疏肝理氣、暖胃健脾、寬胸化痰、生津止渴、散寒止咳、祛臭止牙痛之作用，以桂花製作酒、茶、糕點等，吃了令人心曠神怡、齒頰留香。燉梨加桂花、蜂蜜能潤肺、止牙痛並開胃助食、穩定情緒、祛寒止渴，常飲能美容養顏，令人歡欣愉悅。

營養成分表

營養素	單位（毫克）	營養素	單位（毫克）
蛋白質	0.6	脂肪	0.5
醣類	14	鈉	18
鐵	0.3	鋅	0.3
維生素C	7.9		

＊藥膳 DIY＊
Regimen Kitchen

4人份
熱量
66
kcal

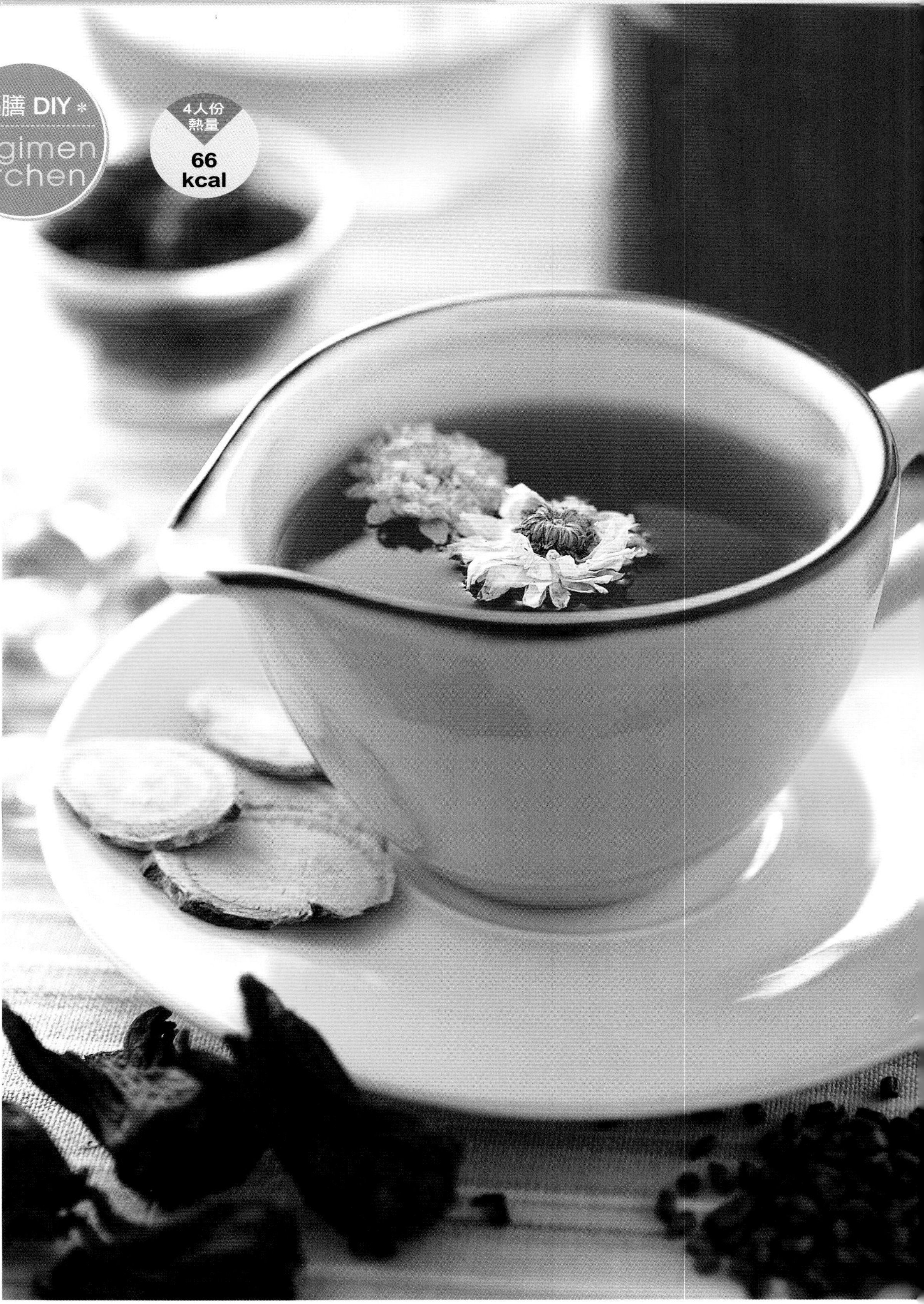

決明子

別名 ● 草決明、馬蹄決明

- **藥性**／甘、苦、鹹、微寒，作用於肝、膽經。
- **功效**／清肝解熱、明目、降壓、止頭痛、整腸通便利尿。
- **適應症**／二便不暢、風熱頭痛、高血壓、目赤腫痛、結膜炎、口乾苦、肝臟疾患。
- **一般用量**／3錢至2兩。

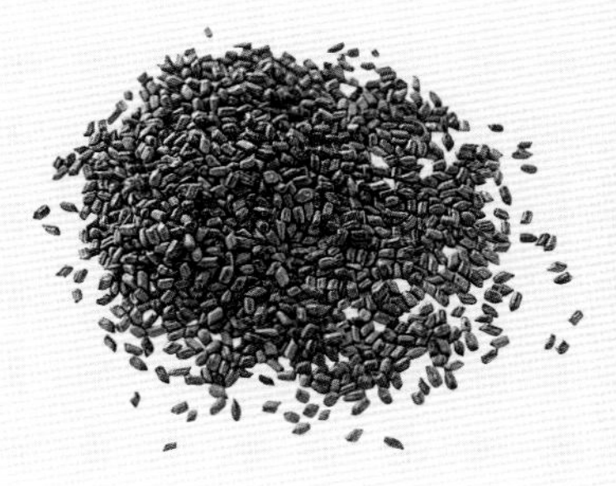

菊花決明茶

注意事項 決明茶能調降血壓、血壓低者不宜一次大量或長期飲用，急性腸胃炎腹痛腹瀉，或習慣性腹瀉者亦不宜大量或長期飲用。

藥材：菊花5錢、炒決明子2兩、枸杞子5錢、洛神花3錢、甘草1錢。

作法：

1. 將以上藥材（菊花除外）加清水8碗浸泡30分鐘、再放入電鍋燉煮即可取出過濾去渣留汁。
2. 取汁沖泡菊花，爛約3分鐘，即可取之當茶飲用。

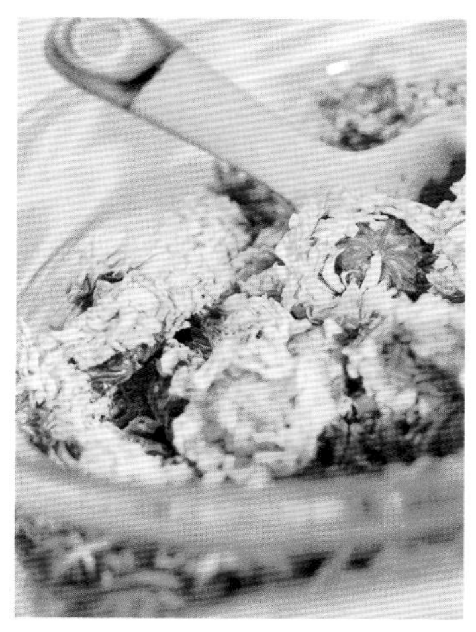

決明子具有清肝明目、清熱祛風、利水通便之作用。能調理風熱發燒、頭痛、大小便不利、尿黃尿少、口苦口乾、眼睛赤紅腫痛、怕光流淚、目視模糊不清等現象、亦能調降血壓，緩和血壓高引起之頭暈目眩、頭脹痛；也常被引用在幫助消化、祛脂減重的輔助茶品或食療方中。搭配菊花、洛神花等煮茶服飲，更見疏肝鬱、明耳目、潤腸等效果。

營養成分表

營養素	單位（毫克）	營養素	單位（毫克）
蛋白質	2.3	脂肪	0.2
醣類	14	鈉	109
鐵	2.84	維生素B1	0.2
維生素B2	0.2	維生素B6	0.1
菸鹼酸	1.1		

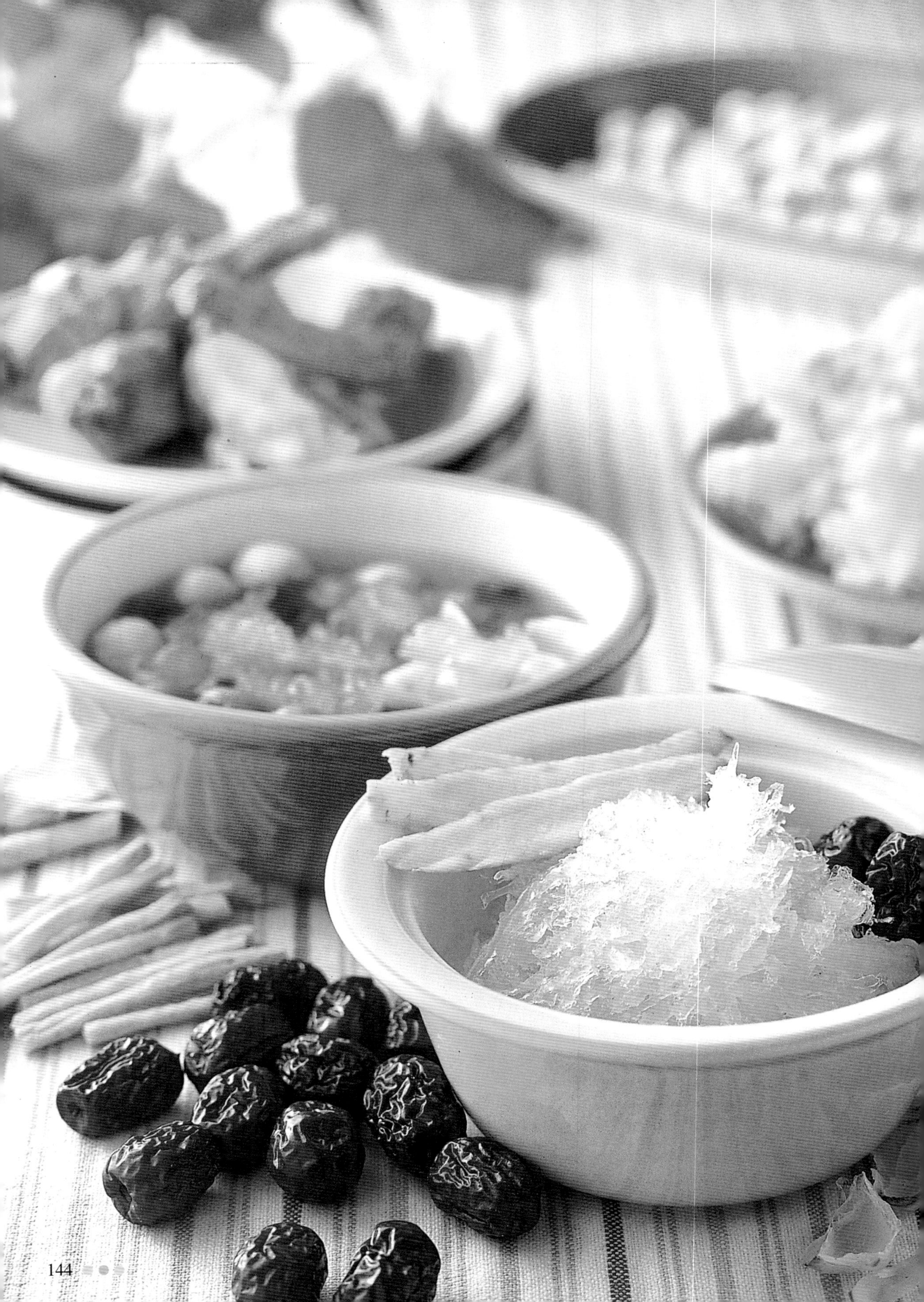

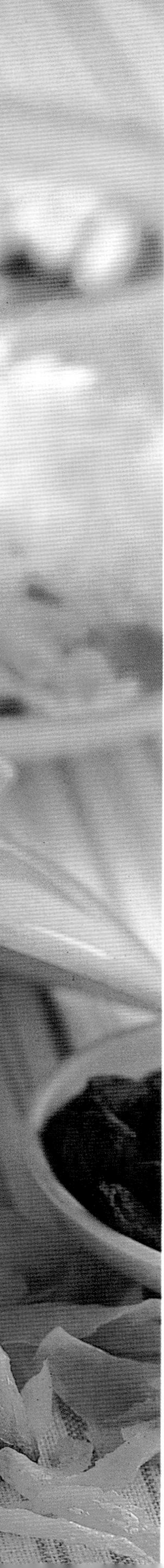

PART 5

歡顏報喜**甜品**

適當的飲食對調節情緒失調有正面的效益，例如攝取含多醣類食物，包括碳水化合物，如果糖、全穀類、麵食等，能幫助人體血清素的分泌，提升紓緩壓力和改善情緒之機制，產生抗憂鬱的效果。

利用福圓肉、沙參、粉光參、紅棗、蓮子、百合、銀耳、雪蛤膏、燕窩……等藥材以及鮮乳、椰子汁等來煮甜湯，能促進血清素分泌，對排除情緒障礙有積極作用，同時還能養顏美容、保持青春姿容。

要注意的是並非所有甜品都有助歡欣愉悅，如咖啡、可樂等會與抗憂鬱藥劑有所衝突，如有服用抗憂鬱藥物，則更應避免這一類含咖啡因的食物，以免更添躁擾。

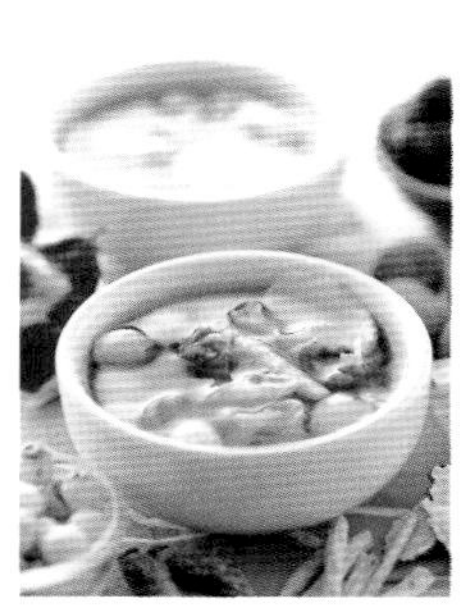
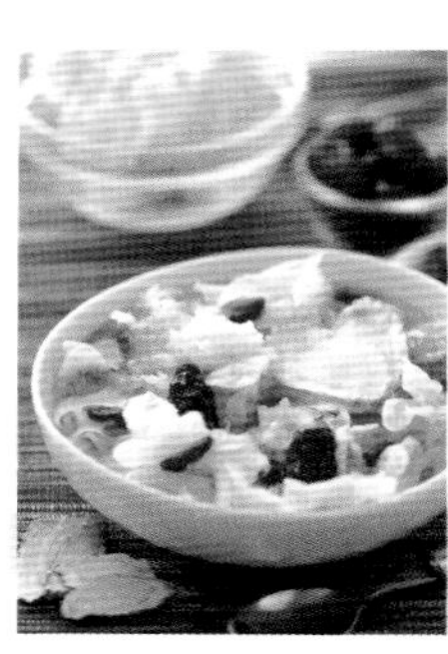
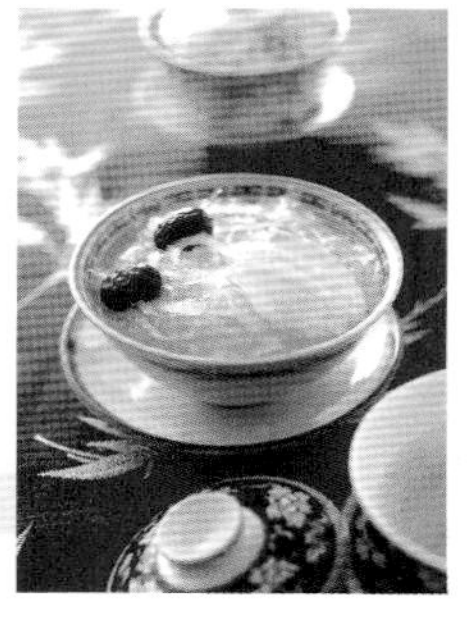
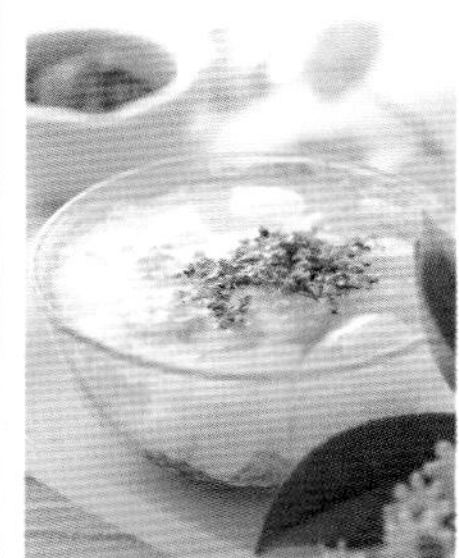

＊藥膳 DIY＊
Regimen Kitchen

4人份
熱量
194
kcal

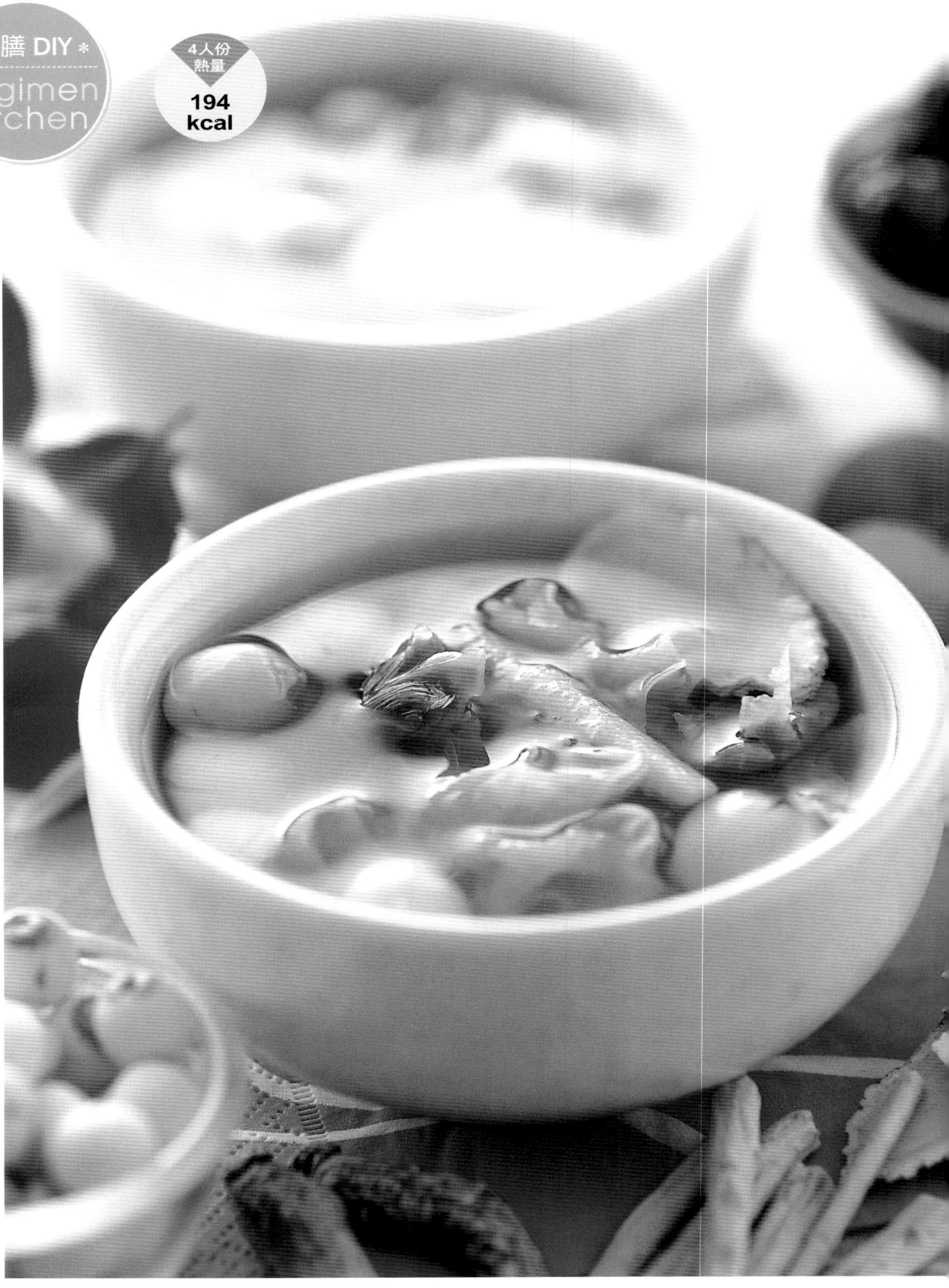

沙參

別名 ● 北沙參、銀沙參

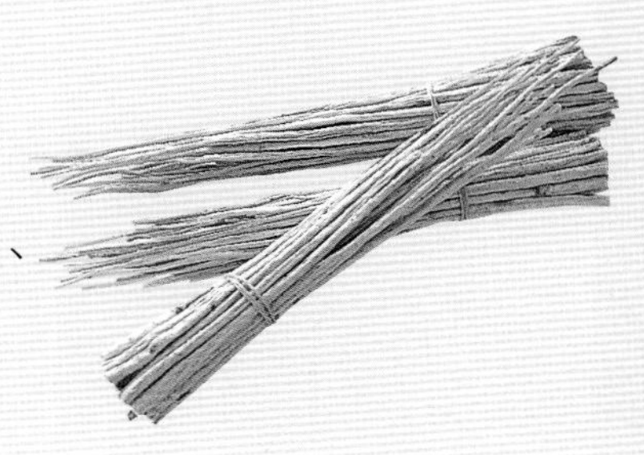

- **藥性**／甘、微苦、微寒，作用於肺、胃經。
- **功效**／潤肺止咳、生津解渴、祛痰退燒、增進食慾。
- **適應症**／乾咳痰少、口乾舌燥、久咳聲啞、慢性支氣管炎、腹滿食少、大便燥結。
- **一般用量**／3錢至5錢。

養顏安神湯

注意事項 肺寒咳嗽痰白稀、脾胃易寒腹瀉者不宜吃沙參。

藥材：沙參3錢、粉光參3錢、紅棗1兩、福圓肉5錢、白蓮子1兩、白木耳5錢。

作法：

1. 白木耳清水泡軟切碎備用。
2. 粉光參、沙參、紅棗、蓮子加8碗清水以文火燉煮50分鐘。
3. 加入泡軟的白木耳、福圓肉，再煮10分鐘即可。

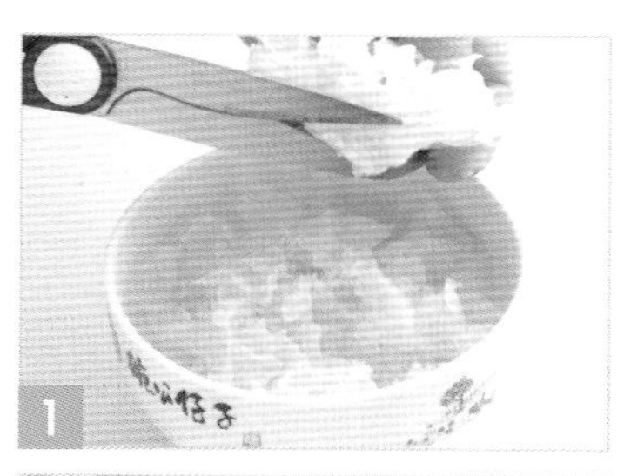

1

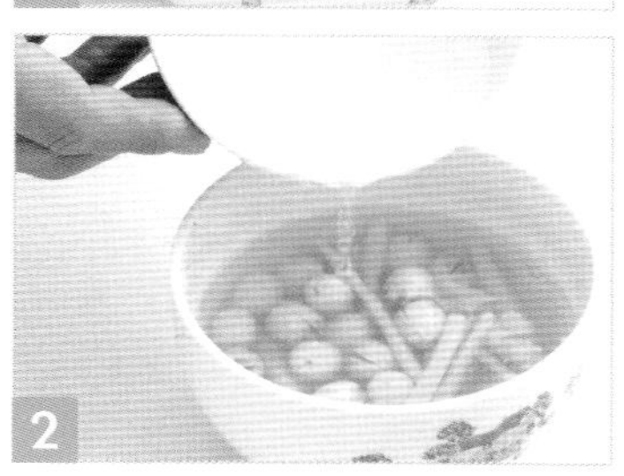

2

沙參含有生物鹼、揮發油及多種醇類等成分，可刺激支氣管黏膜，使分泌物增加，而產生祛痰止咳等效果。配伍粉光、福圓肉、白蓮子、銀耳等燉煮，能安神益智、抗疲勞、抗缺氧、止虛弱久咳、生津止渴、清熱退燒，也能紅潤雙頰，使臉色變好，並美肌益膚。

營養成分表

營養素	單位（毫克）	營養素	單位（毫克）
蛋白質	4	脂肪	0.7
醣類	46	鈉	33
鎂	44.5	鐵	3.4
維生素B1	0.05	菸鹼酸	1.6

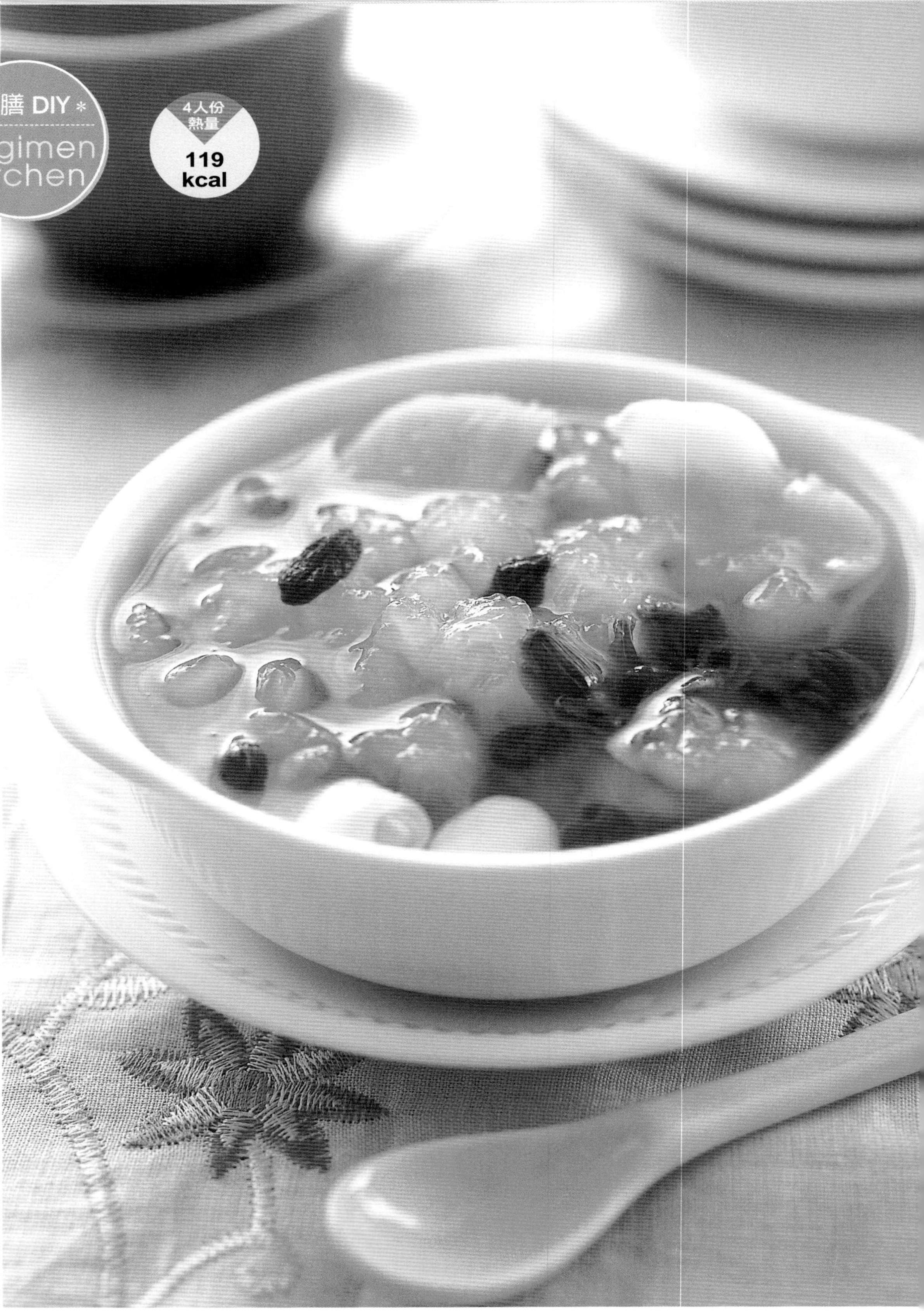

＊藥膳 DIY＊
Regimen Kitchen

4人份
熱量
119
kcal

雪蛤膏

別名 ● 哈士蟆油

- **藥性**／甘鹹、平，作用於肺、腎經。
- **功效**／補腎潤肺、補養虛弱、抗憂抗疲勞。
- **適應症**／產後病後調養、體虛易疲、精力不足、久咳肺癆、盜汗不止。
- **一般用量**／1錢至3錢。

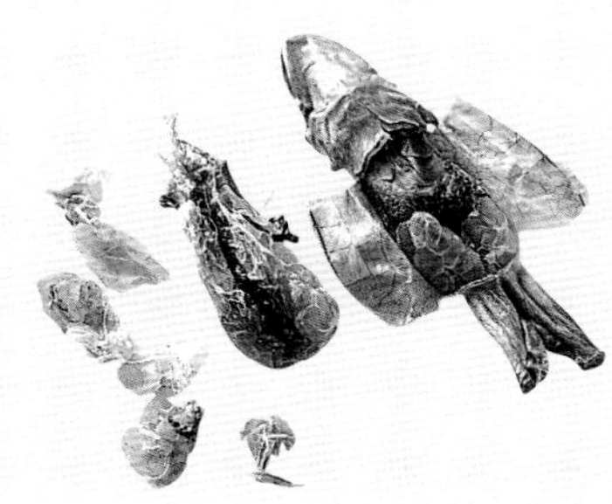

歡樂雪蛤湯

注意事項 感冒初起汗流不出，及胃口不佳、腹瀉者不宜。

藥材：雪蛤膏1錢、百合2錢、蓮子5錢、福圓肉2錢、枸杞子2錢。

食材：生薑3片、冰糖、煉乳適量。

作法：

1. 雪蛤膏揀去雜質、清水洗淨以40度溫開水浸泡，使其完全膨脹備用（約1至3小時）。
2. 將其他材料加入5碗的清水、用武火煮開後、轉小火煮20分鐘。
3. 將泡好的雪蛤膏加入再燉煮20分鐘即可。
4. 依個人口味，酌加冰糖、煉乳，冷熱飲皆可。

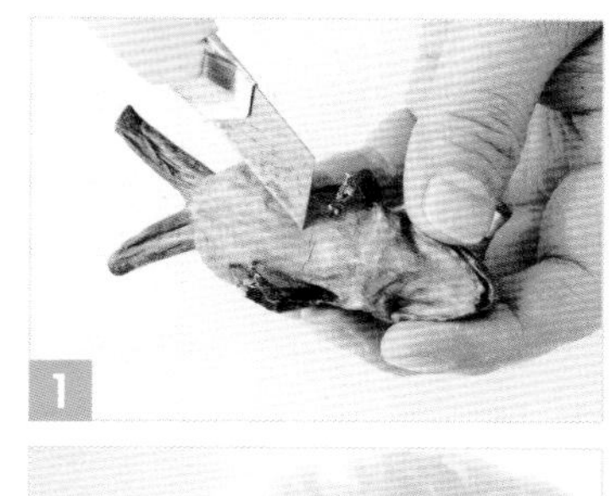
1

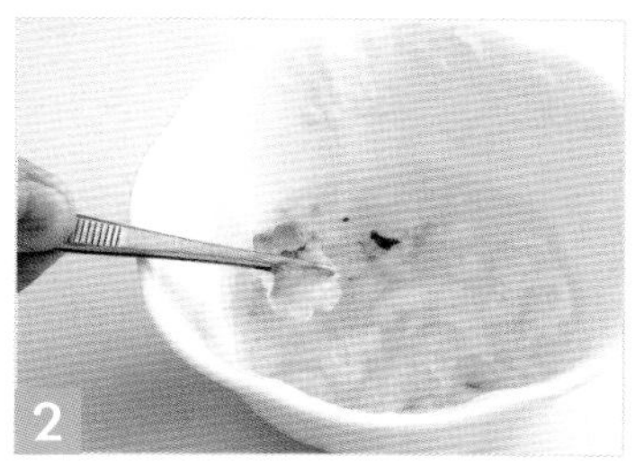
2

適用於自律神經失調、更年期失調、心悸、情志不遂之人。雪蛤膏的成分大部分是蛋白質，其胺基酸成分影響內分泌循環，有益穩定情緒，常被應用作滋補強壯、安心寧神的養生品。

營養成分表

營養素	單位（毫克）	營養素	單位（毫克）
蛋白質	6	脂肪	1
醣類	22	鈉	72
鐵	3.5	維生素B1	0.1
維生素B2	0.1	葉酸	1

備註：冰糖1克4大卡熱量，請依實際使用量併入熱量及醣類計算。

＊藥膳 DIY＊
Regimen
Kitchen

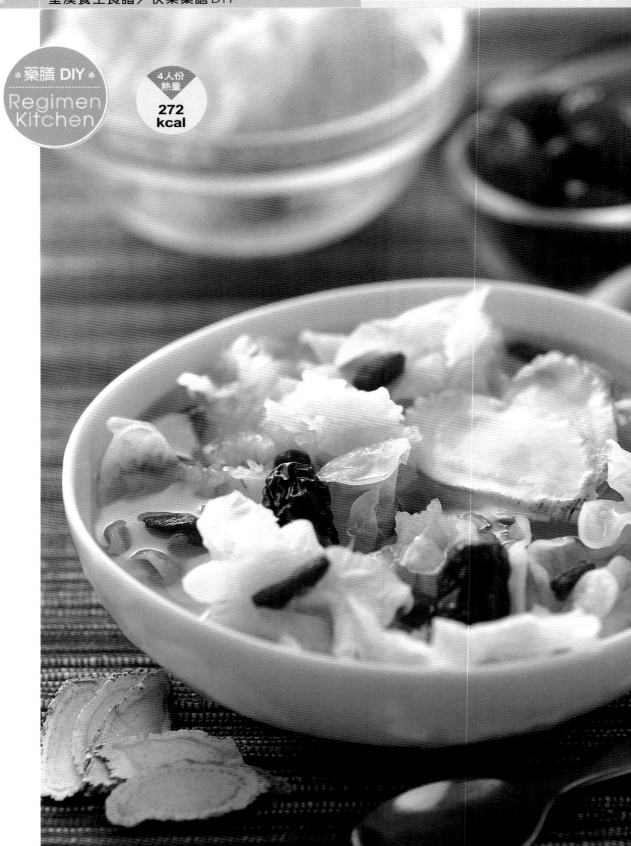
4人份
熱量
272
kcal

粉光參

別名 ● 粉光、野泡參、西洋參、花旗參、巴參

- **藥性**／甘微苦、涼，作用於心、肺、腎三經。
- **功效**／潤肺清虛火、生津止渴除煩倦，有強壯作用。
- **適應症**／病後發熱少氣無力、肺虛喘咳痰多。
- **一般用量**／1錢至3錢。

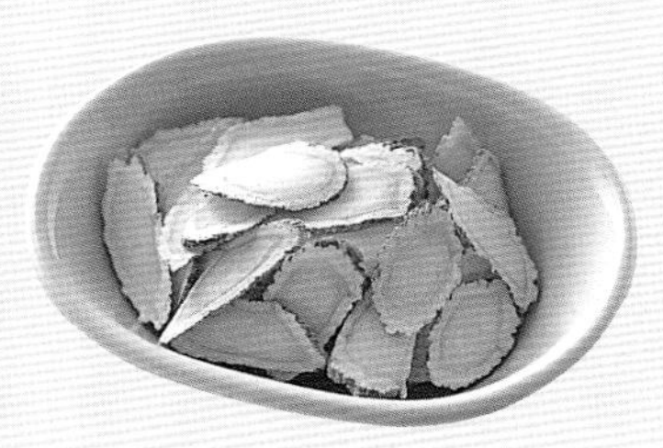

花旗銀耳湯

注意事項 凡無法接受人參溫補的症狀，即可以粉光參代之。

藥材： 西洋參3錢、白木耳1兩、枸杞子5錢、紅棗2兩。

食材： 冰糖適量。

作法：

1. 白木耳清水泡軟切碎，加清水10碗煮60分鐘。
2. 加入西洋參、枸杞子、紅棗及冰糖煮10分鐘即可。

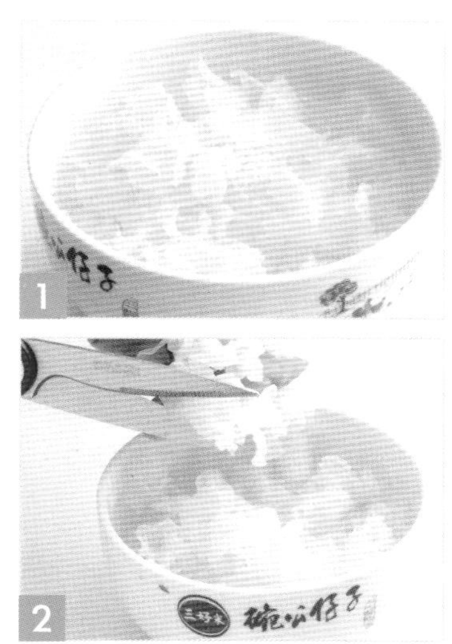

中藥公會小叮嚀 memo

白木耳亦可用果汁機打碎，能增進吸收，加大效果，可減少熬煮時間。西洋參原產於北美，故又名花旗參，因製作方式不同，留皮曬乾或烘乾的為原皮西洋參，又稱原皮參；除去外皮，經燻蒸起粉變白色則為粉光西洋參，即粉光參，能增進免疫功能，抗氧化、延緩老化，且能保護心臟、增進腦力、減輕疲勞。搭配銀耳、枸杞子，有效潤肺、改善過敏性體質，並減輕放射性治療後的不適反應。

營養成分表

營養素	單位（毫克）	營養素	單位（毫克）
蛋白質	5	脂肪	0.4
醣類	63	鈉	102
鐵	4.2	維生素B1	0.2
維生素B2	0.2	維生素B6	0.2
菸鹼酸	2.3		

備註：冰糖1克4大卡熱量,請依實際使用量併入熱量及醣類計算。

＊藥膳 DIY＊

Regimen Kitchen

4人份熱量

98 kcal

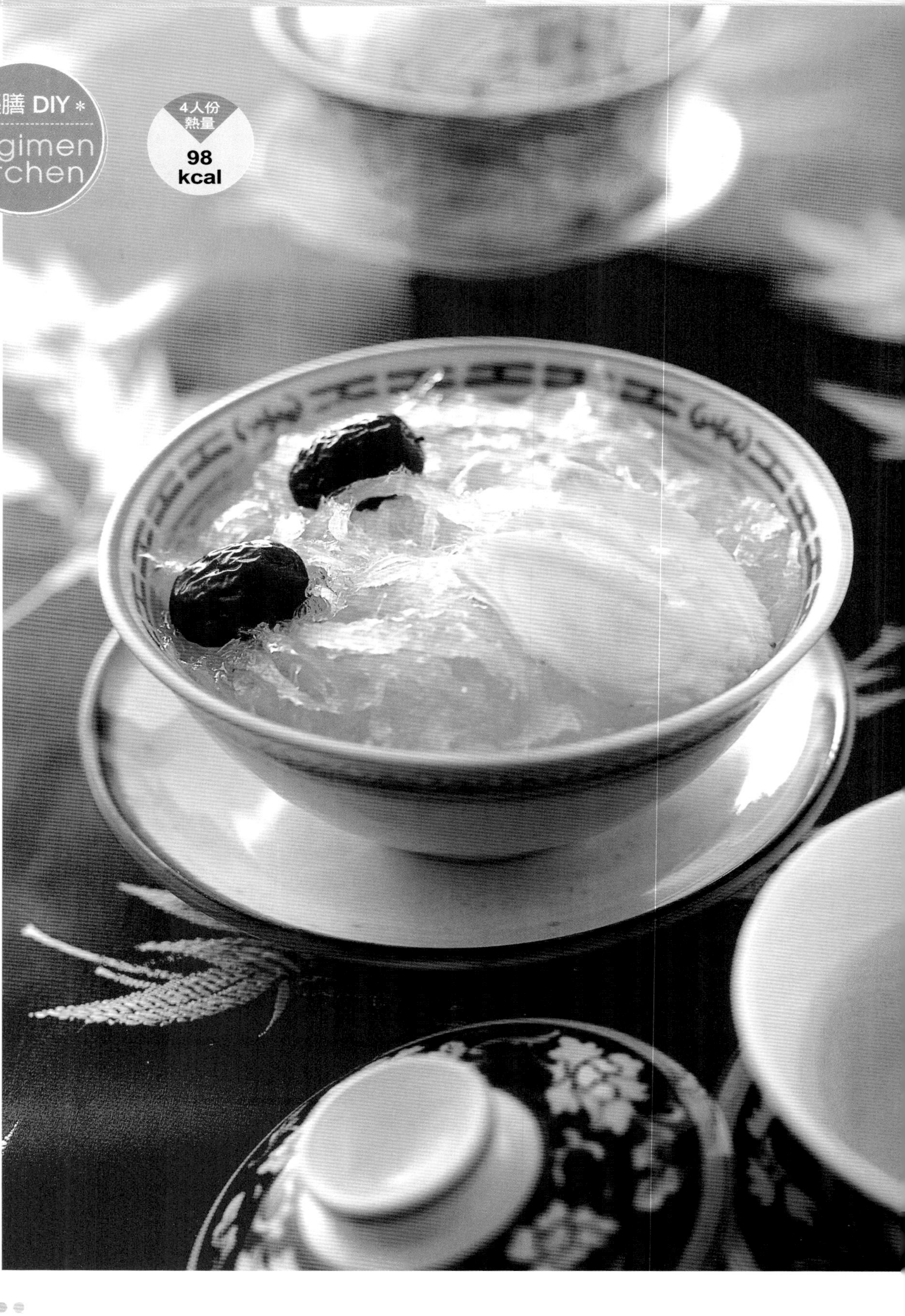

燕窩

別名 ● 燕蔬菜、燕菜

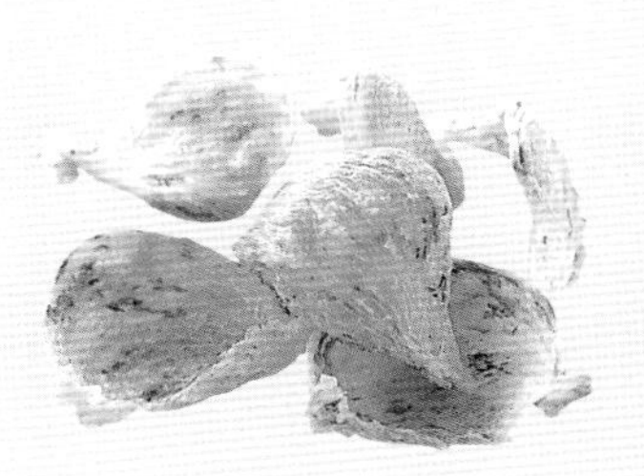

- **藥性**／甘平，作用於肺、胃、腎經。
- **功效**／滋陰潤燥、補中益氣、化痰止咳、調補虛損。
- **適應症**／老人久咳痰積哮喘、慢性支氣管炎、虛損過勞、痰壅積、咳血、痰中帶血、病後虛弱調理。
- **一般用量**／2錢至5錢。

鴻燕報喜湯

注意事項 燕窩為潤肺美膚之聖品，適合作為早餐食用，效果最佳。

藥材：燕窩5錢、野泡參3錢、紅棗1兩。

食材：冰糖適量。

作法：

1. 燕窩挑去雜質洗淨，加入野泡參以清水5碗泡軟。
2. 加上紅棗、冰糖放入電鍋燉30分鐘即可。

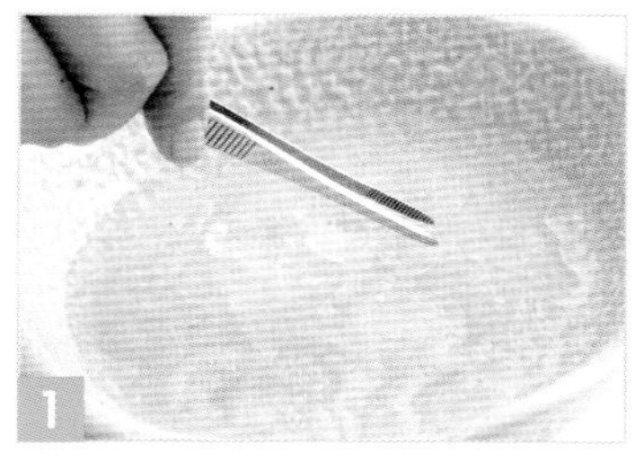

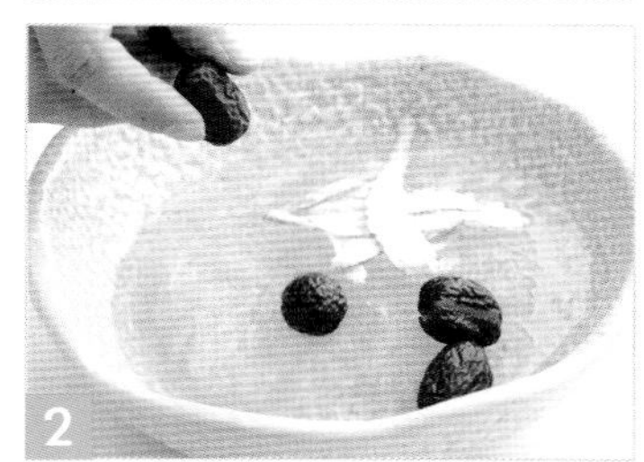

燕窩為稀貴滋補良品，能潤肺滋陰、益氣化痰、補充元氣、改善老人體虛久咳痰喘、勞累過度體力透支引起勞咳、咳血等症，也調和脾胃、促進食慾、止反胃嘔逆。與野泡參、紅棗等配伍，就是最佳滋補肺氣，保護上呼吸道，增強抗流感之防禦力，並提振精神、恢復體力、消除疲勞。被認為是調補虛勞、強化體質、潤肺止咳、美膚美容的上品。

營養成分表

營養素	單位（毫克）	營養素	單位（毫克）
蛋白質	1.2	脂肪	0.1
醣類	23	鈉	4
鎂	19.3	鐵	0.7
維生素B2	0.06	菸鹼酸	0.7

備註：冰糖1克4大卡熱量，請依實際使用量併入熱量及醣類計算。

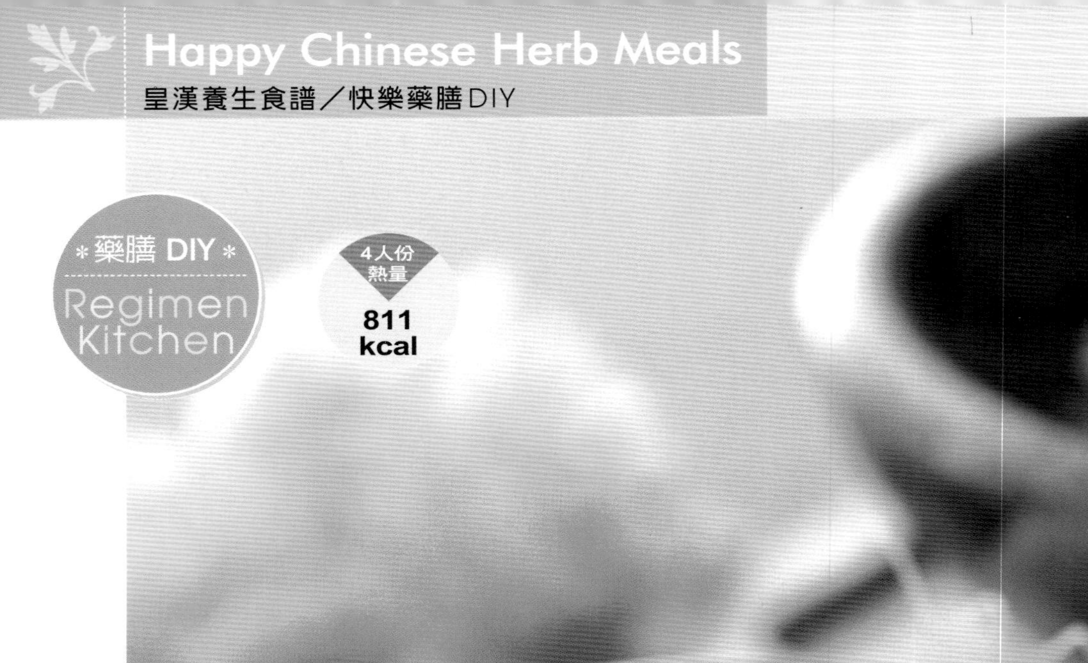

＊藥膳 DIY＊
Regimen Kitchen

4人份熱量
811 kcal

椰子汁

別名 ● 椰子漿

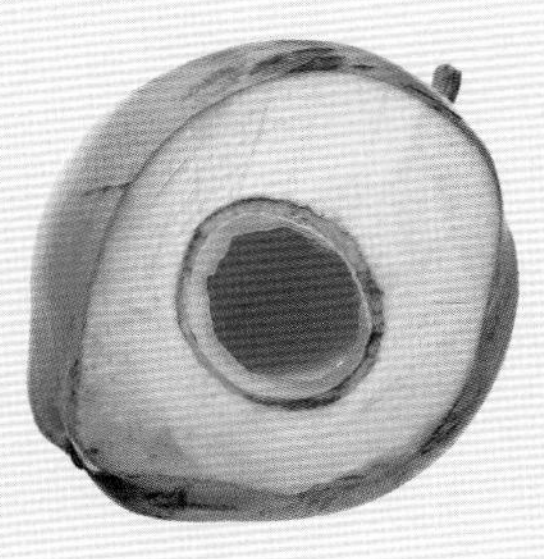

- **藥性**／甘、溫，作用於脾、胃、心經。
- **功效**／生津止渴、消暑解熱、清心除煩、利尿、提神。
- **適應症**／口乾舌燥、初感風熱汗尿不出、煩躁不安、精神不振、體力不支、食慾不振者。
- **一般用量**／200CC至500CC。

椰子芙蓉湯

注意事項 椰子汁性寒不宜單品多飲或長期飲用，易傷體氣，令男子陽痿、女子月經不調、帶下分泌物增加。

藥材：白木耳2兩、紅棗1兩。

食材：椰子汁200cc、鮮乳1000cc、冰糖適量。

作法：

1. 白木耳以適量清水泡軟，用果汁機打碎。
2. 加上紅棗（去核切片）放進電鍋燉煮30分鐘。
3. 加上冰糖待涼，再加上椰子汁、鮮乳即可飲用。

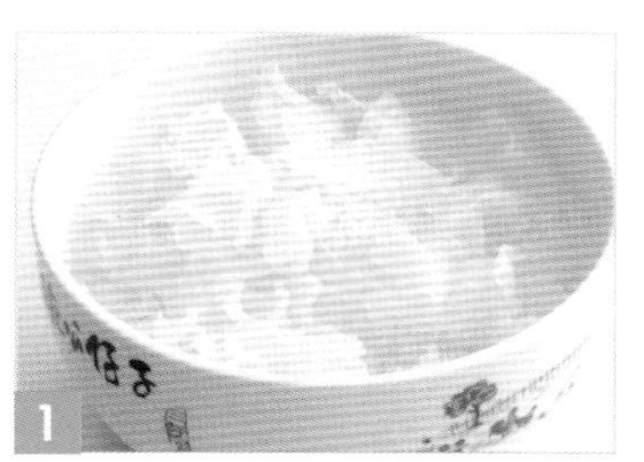

1

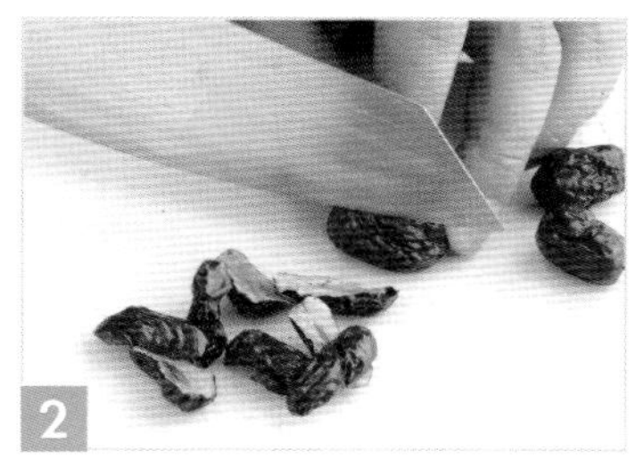

2

中藥公會小叮嚀 memo

椰子汁清涼止渴、消暑解熱、祛煩除躁，是盛暑中最受歡迎的飲品之一，亦能解熱感冒初患、發燒、口渴、尿閉、頭暈昏沉。配伍銀耳、紅棗、鮮乳同食，不但清熱解暑、降煩抗壓，也兼顧滋補作用，對汗出過多、體虛倦怠有調節效果。

營養成分表

營養素	單位（毫克）	營養素	單位（毫克）
蛋白質	34	脂肪	37
醣類	85	鈉	463
鈣	988	磷	934.4
維生素B2	2	維生素B12（微克）	3.6
維生素B6	420.1		

備註：冰糖1克4大卡熱量，請依實際使用量併入熱量及醣類計算。

＊藥膳 DIY＊
Regimen Kitchen

4人份
熱量
829
kcal

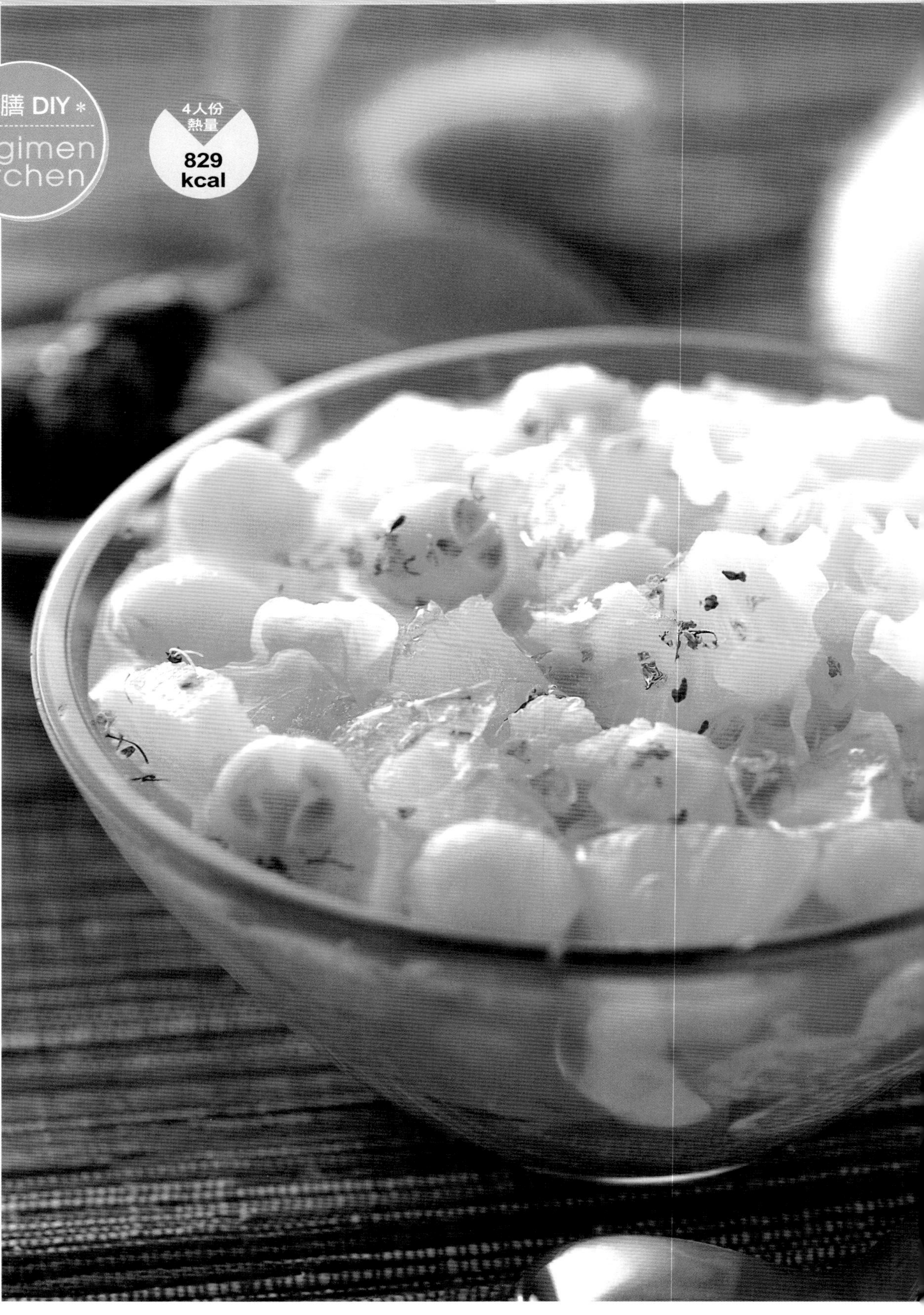

蓮子

別名 ● 蓮實、藕實、蓮肉

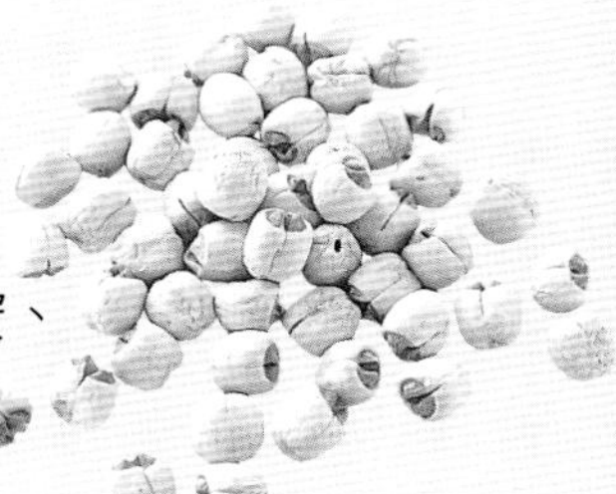

- **藥性／**甘、澀、平，作用於脾、腎、心等經脈。
- **功效／**清新養神、寧心助眠、益腎固精、健脾止瀉、安胎止血。
- **適應症／**遺精頻尿、月經過量、白帶過多、胎動出血、煩躁難安、驚悸失眠、食慾不振、久瀉不止、筋骨軟弱乏力。
- **一般用量／**5錢至2兩。

桂花蓮鳳湯

注意事項 消化不良易脹氣，經常便秘者不宜大量食用。

藥材：蓮子2兩、白木耳5錢、紅棗2兩、桂花1錢。

食材：鳳梨罐頭1罐、冰糖2兩。

作法：

1. 蓮子浸泡3小時，入鍋煮至鬆軟置涼備用。
2. 紅棗去核切片，煮開置涼備用。
3. 白木耳以適量清水泡軟，切絲煮沸備用，鳳梨切小塊備用。
4. 將以上備用材料加入適量清水煮沸，加入冰糖（甜度依個人喜好增減），以小火煮5分鐘，最後撒上桂花即可。

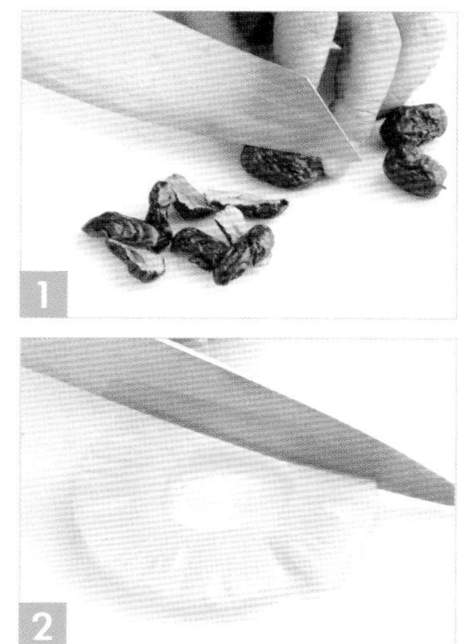

有鎮靜安神、清新腦智、補益脾胃、止瀉止血等作用。能調節心腎循環，厚實腸胃，固守精氣、強碩筋骨，改善體弱虛損、心煩失眠。

營養成分表

營養素	單位（毫克）	營養素	單位（毫克）
蛋白質	11	脂肪	1
醣類	204	鈉	132
鐵	11.6	鎂	130.4
維生素B1	0.4	維生素C	26.5
菸鹼酸	3.6		

備註：冰糖1克4大卡熱量，請依實際使用量併入熱量及醣類計算。

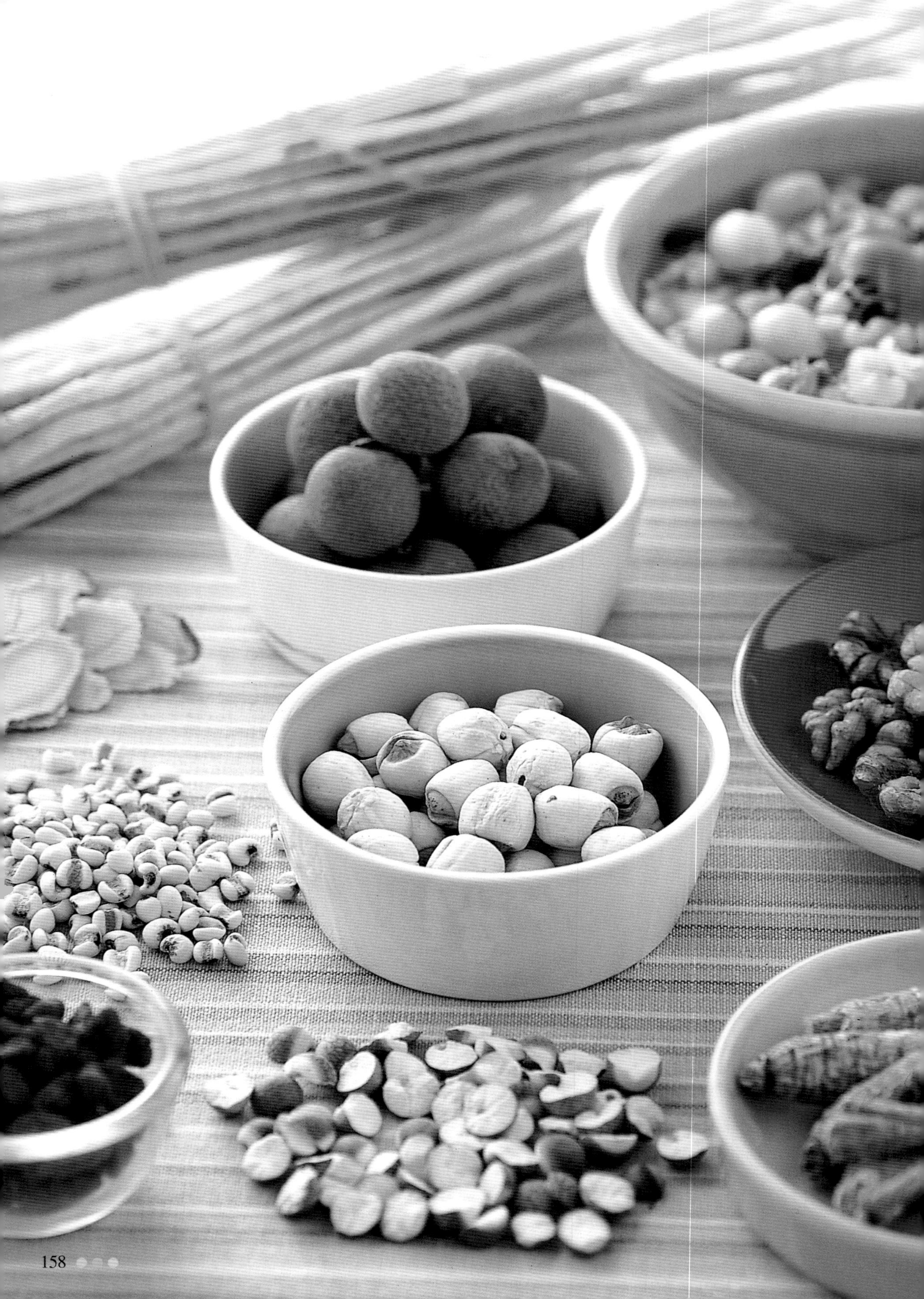

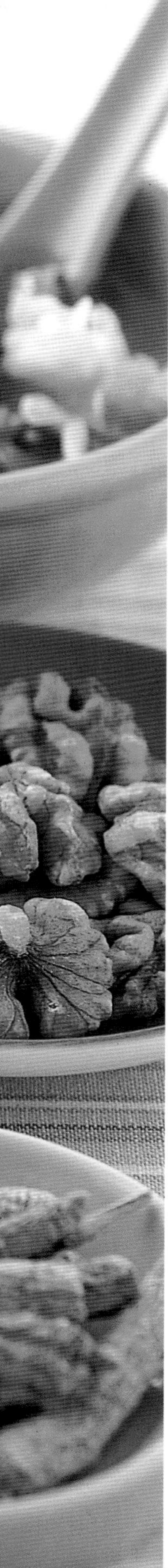

PART 6 吉利圓融粥品

以粥品進行食養、食補、食療的方法起源甚早。粥品最益脾胃，具有溫養脾胃、補中益氣之作用。脾胃是人類健康的後天之本，如果能正常納食，提供飲食營養來源，這是維持生命最基本的要件。

除了「天下第一粥」──白粥之外，粥品的變化很多元，除能善用五穀之長──白米來配伍各種藥材或其他食材煮粥之外，亦可多多利用五穀雜糧、核果、豆類等，搭配適當藥材及食材熬粥煮食，最能調和脾胃，促進營養攝取，同時，在精神層面，脾胃與意識及智慧有關，粥品在健脾益胃之際，也調和了情志，從而提高抗壓能力、減輕緊張、積極樂觀，穩定腦神經傳導及情緒反應。

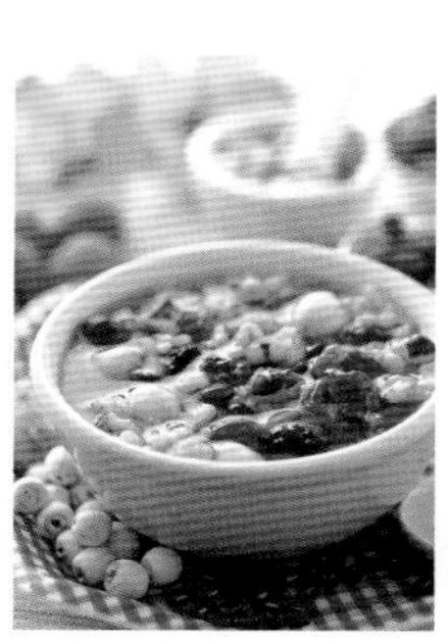

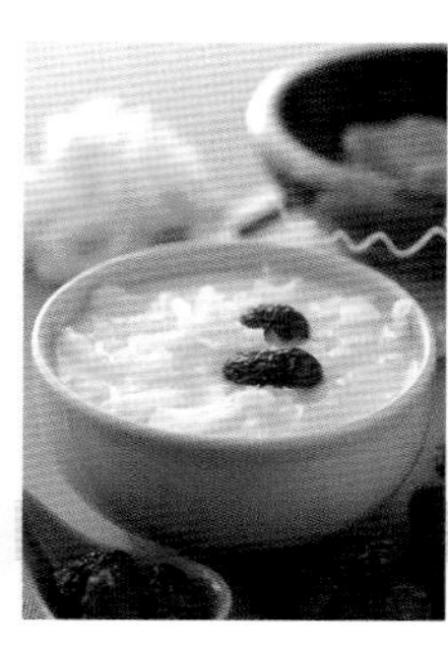

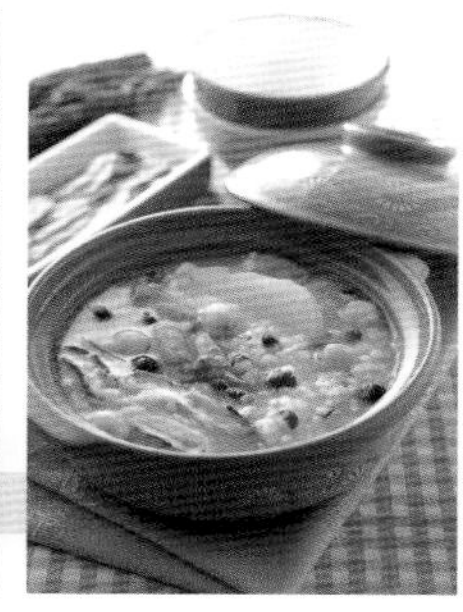

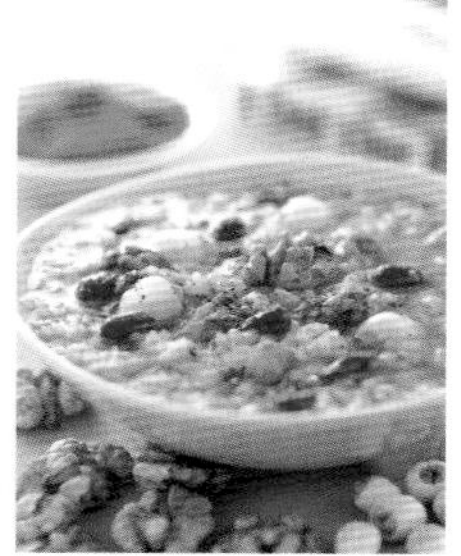

＊藥膳 DIY＊
Regimen Kitchen

4人份
熱量
1082 kcal

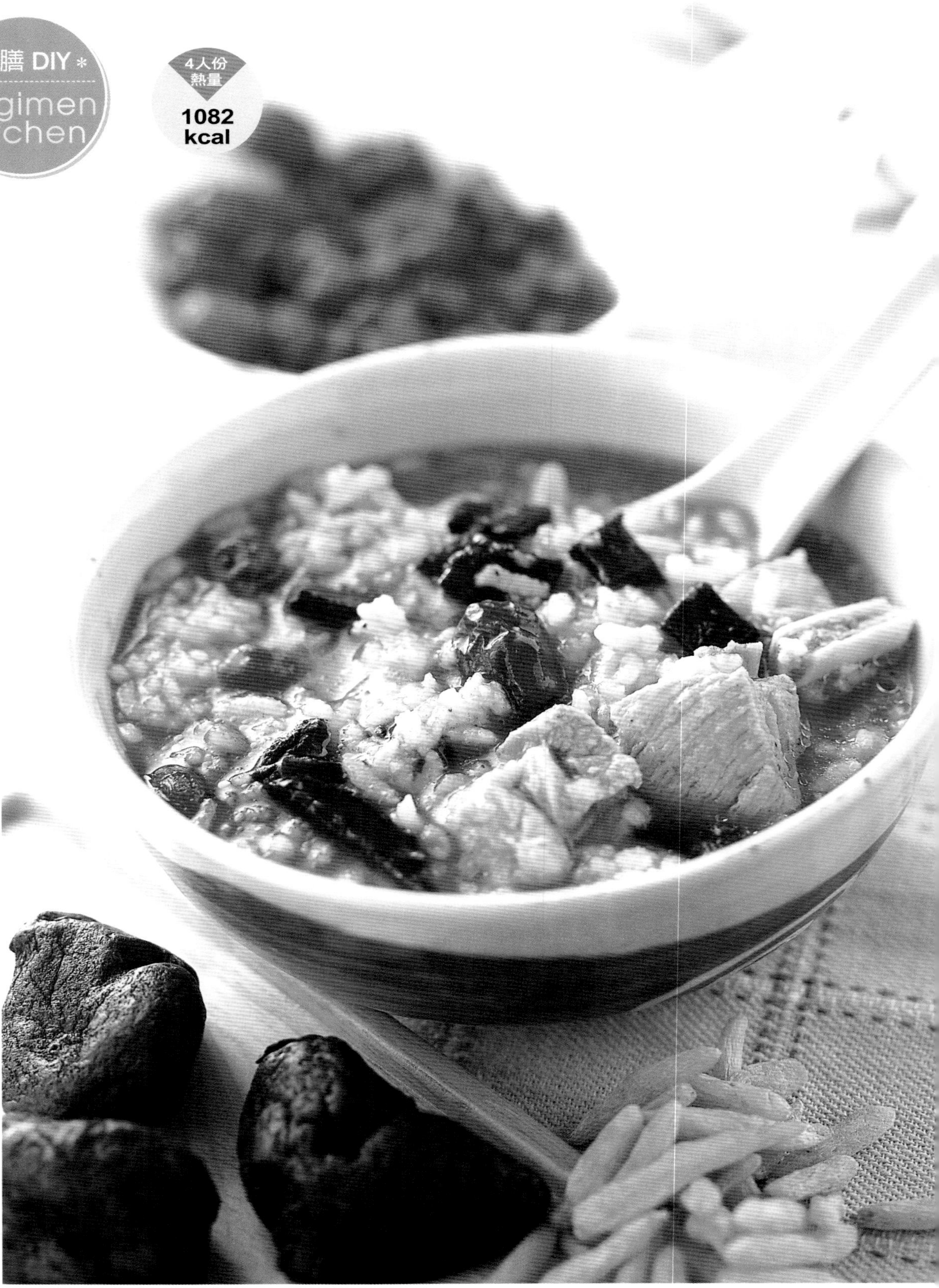

黃精

別名 ● 黃芝、雞頭參

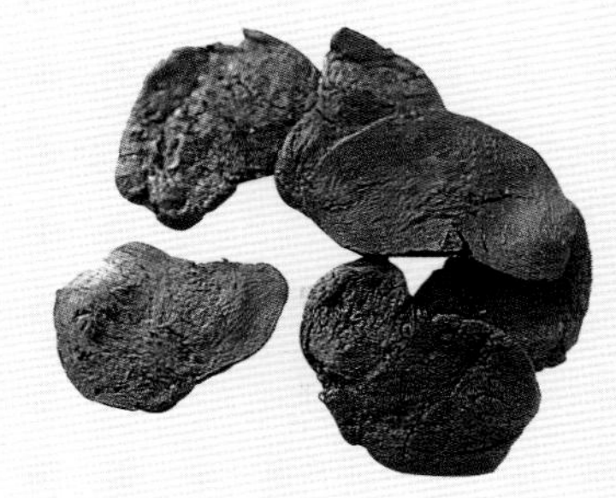

- **藥性**／甘、平，作用於脾、胃、腎經。
- **功效**／益腎強精、健脾養骨、強心潤肺、改善健康情況。
- **適應症**／體倦無力、胃滯無食慾、高血壓、糖尿病、性功能失調、鬚髮早白、抵抗力差、脂肪肝。
- **一般用量**／3錢至1兩。

黃精養生粥

注意事項 黃精固然健脾養胃，但亦不宜過量食用或過度頻繁食用，易引起胃脹腹滿。

藥材：黃精5錢、枸杞子5錢、紅棗5錢、麥冬（去心）5錢。

食材：白米4兩、小排骨1斤。

作法：

1. 白米淘淨；紅棗去子切片；黃精切小塊。
2. 加上其他材料及適量清水（約蓋過材料）以武火煮開後轉文火煲粥。
3. 煲粥過程約10分鐘左右即攪拌一下，以免燒糊沾鍋。

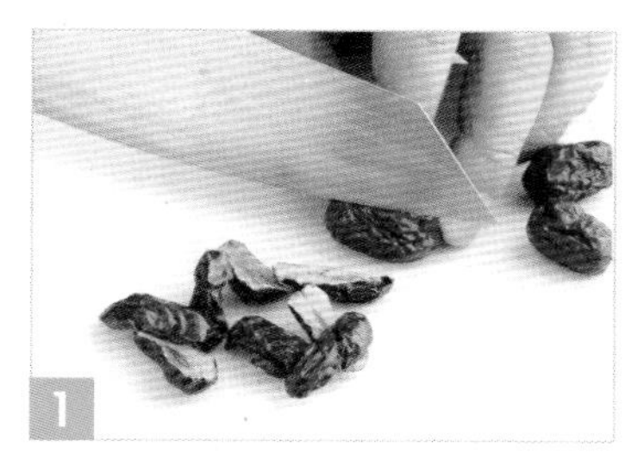

黃精富含黏液質、胺基酸，有抗菌作用，能改健康狀況：亦能降血壓、血糖。配伍枸杞子、麥冬、紅棗及排骨煲粥，是調補身心、改善營養狀況、舒緩疲勞、減輕壓力、降低焦躁、改善性能力、增加精力和耐力的養生粥品。

營養成分表

營養素	單位（毫克）	營養素	單位（毫克）
蛋白質	47	脂肪	37
醣類	142	鈉	247
鐵	5.4	鋅	6.2
維生素B1	1.4	維生素B12（微克）	1.5
菸鹼酸	9.2		

＊藥膳 DIY＊
Regimen
Kitchen

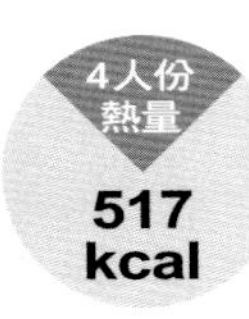
4人份
熱量
517
kcal

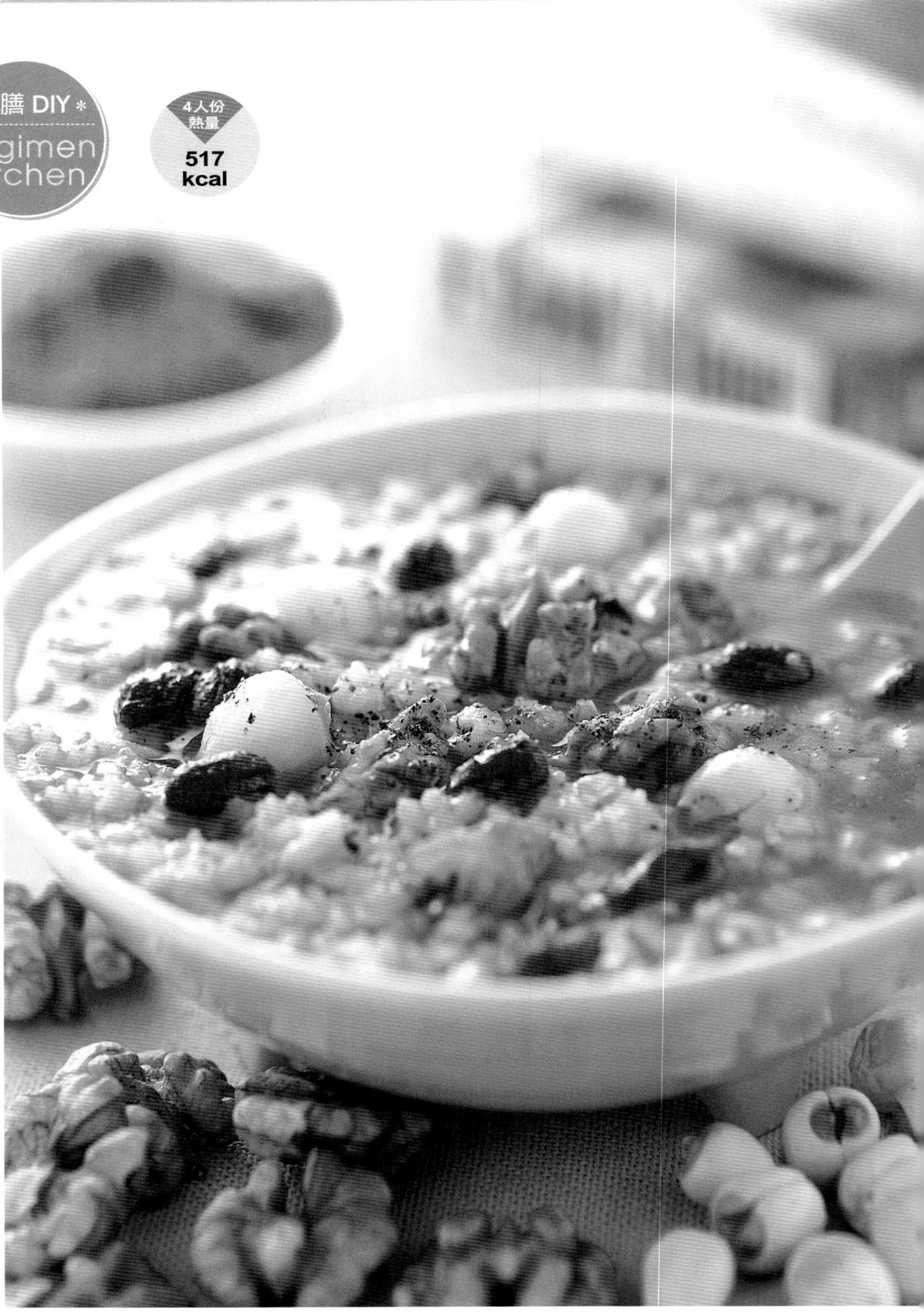

黑芝麻

別名 ● 黑魯麻、黑胡麻、胡麻仁、烏麻子、黑脂麻

- **藥性**／平、甘，作用於肝、腎、大腸經。
- **功效**／抗老防衰、烏髮、益智、補血、通腸、調理虛弱，明耳目。
- **適應症**／鬚髮早白、體力消耗過度、四肢痿弱、缺乳、血管硬化。
- **一般用量**／3錢至5錢。

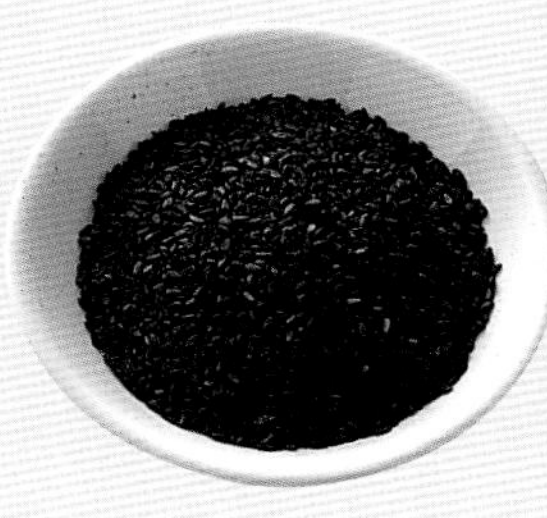

核桃益智粥

注意事項 芝麻有黑白二類，養生滋補以黑芝麻較優。但長期腹瀉者不宜。

藥材：核桃仁5錢、白蓮子1兩、黑芝麻粉3錢。

食材：糙米2兩、紅糖適量。

作法：

1. 核桃仁去皮膜切片，與蓮子、糙米一起加適量水煮成粥。
2. 撒入黑芝麻並加適量糖調味即可。

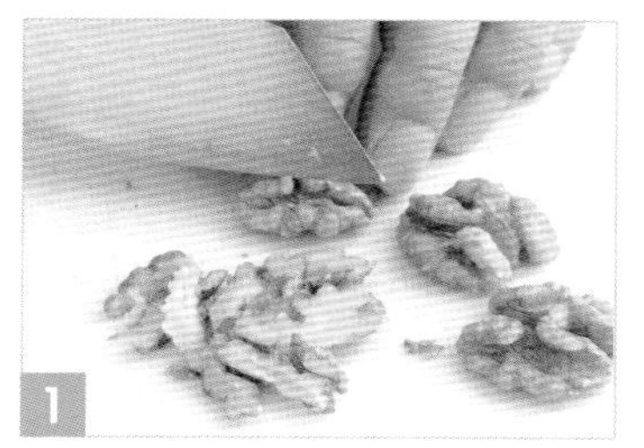

1

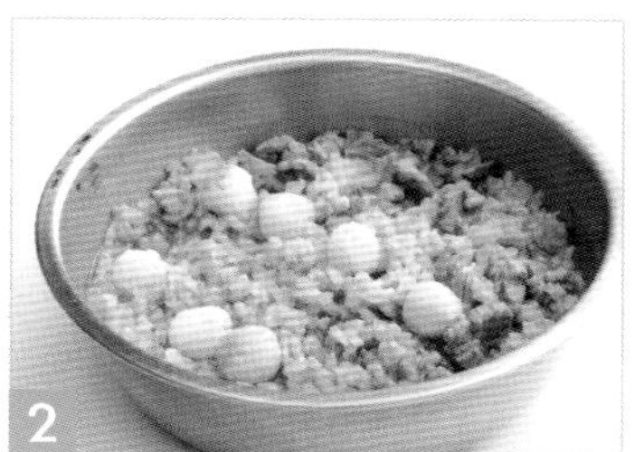

2

黑芝麻所含成分如維生素E等，具有很強的抗氧化作用，能延緩細胞老化，保持青春容姿和年輕躍動的心；所含不飽和脂肪酸中的DHA，能益智、防膽固醇沉積，維護心血管健康。另含鈣、磷、鐵等元素，可活筋、預防貧血、生殖機能障礙，改善頭昏眼花、鬚髮早白、掉髮、皮膚乾燥；亦能調理病後虛弱、哺乳婦女缺乳及便秘。

營養成分表

營養素	單位（毫克）	營養素	單位（毫克）
蛋白質	14	脂肪	21
醣類	68	鈉	56
鐵	9.8	鎂	192.7
維生素B1	0.6	維生素B6	54.1
菸鹼酸	6		

備註：紅糖1克4大卡熱量,請依實際使用量併入熱量及醣類計算。

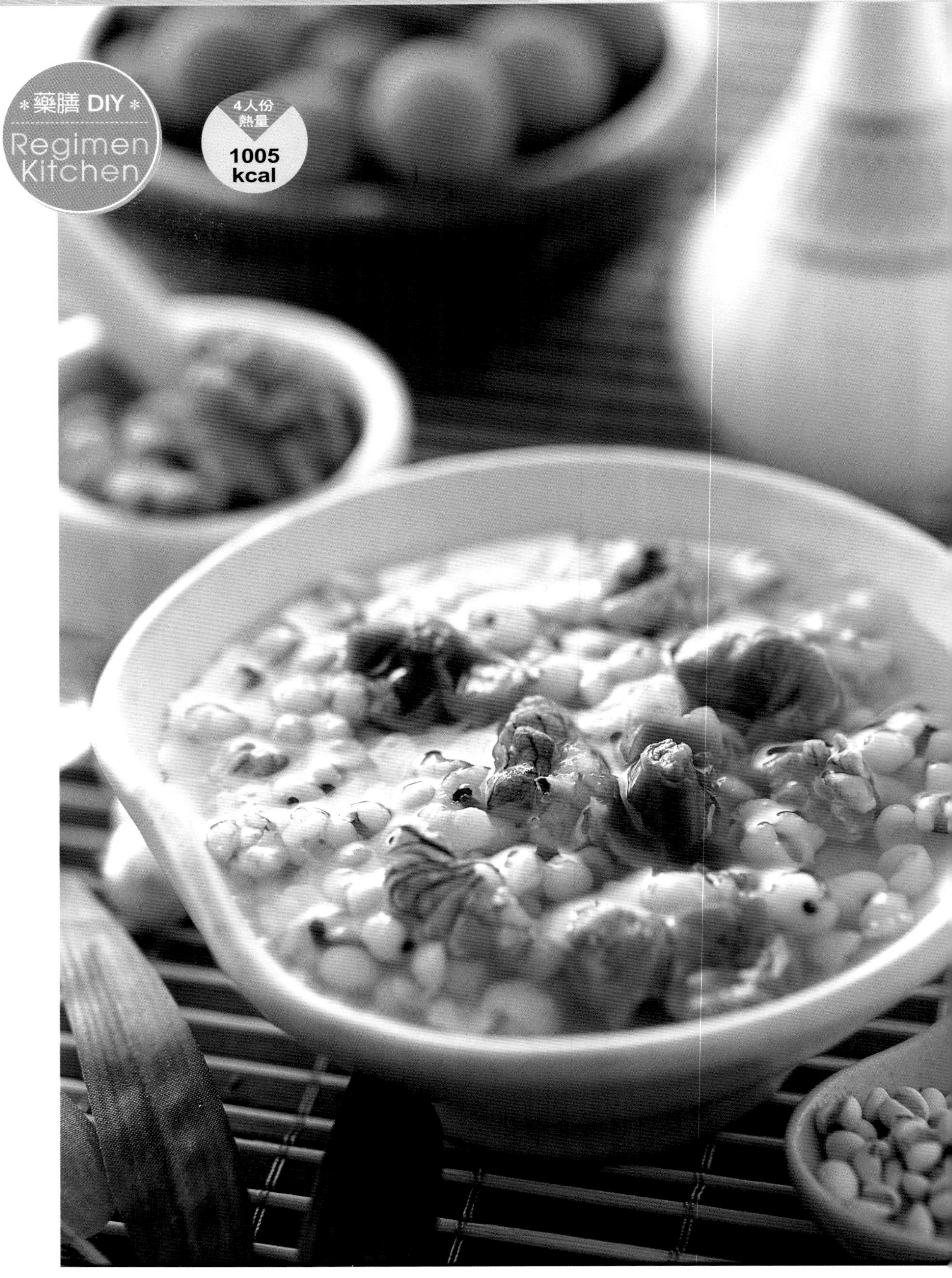

＊藥膳 DIY＊
Regimen Kitchen

4人份熱量
1005 kcal

薏仁

別名 ● 薏苡仁、苡仁、薏米仁

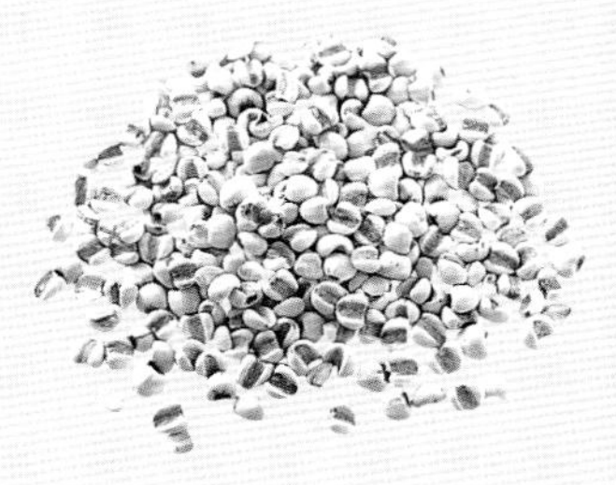

- **藥性**／甘、淡、微寒，作用於胃、肺、大腸經。
- **功效**／利水除濕、除風濕痹痛、止瀉、清熱、排膿、抗癌。
- **適應症**／水腫腳氣、風濕性關節炎、青春痘膿腫、皮膚過敏、消化不良腹瀉、痹痛厥攣、身體浮腫。
- **一般用量**／3錢至5兩。

福圓薏仁粥

注意事項 虛寒體質者不宜長期單品食用薏仁；又薏仁有興奮子宮作用，孕婦不宜，有滑胎動胎之虞。

藥材：福圓肉3錢、核桃仁1兩、薏仁5兩。

食材：冰糖適量。

作法：

1 核桃仁切片。

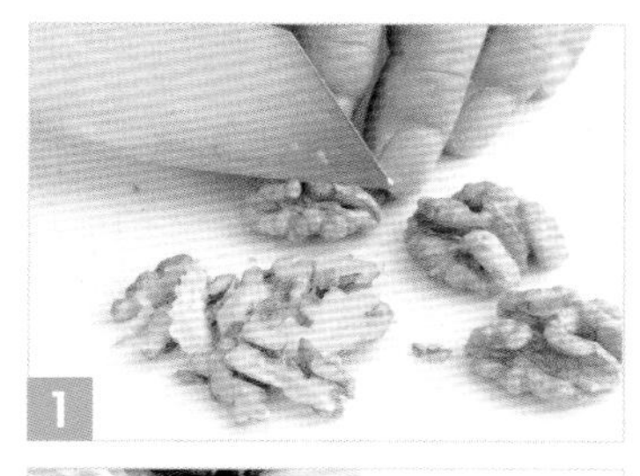

2 將薏仁入鍋以大火煮沸，再用文火熬煮，待薏仁熟爛後，加入福圓、核桃仁、冰糖煮10分鐘即成。

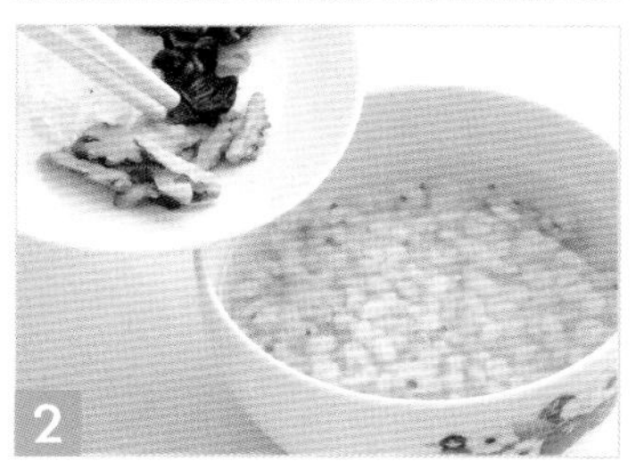

薏仁能清熱解毒、健脾止瀉、利尿消水腫，除體內濕氣，緩和風濕痹痛、關節腫痛、腳氣、抽筋及除扁平疣，被視為是消除身體或面目浮腫的好食材，除能抗痘、抗過敏之外，亦見美白潤膚效果。與福圓、核桃煮食，更顯健腦益智、除濕消腫之效。

營養成分表

營養素	單位（毫克）	營養素	單位（毫克）
蛋白質	32	脂肪	41
醣類	128	鈉	7
鐵	6.3	鎂	380.2
鋅	5.8	維生素B1	0.9
菸鹼酸	3.5		

備註：冰糖1克4大卡熱量，請依實際使用量併入熱量及醣類計算。

＊藥膳 DIY＊
Regimen Kitchen

4人份熱量
1768 kcal

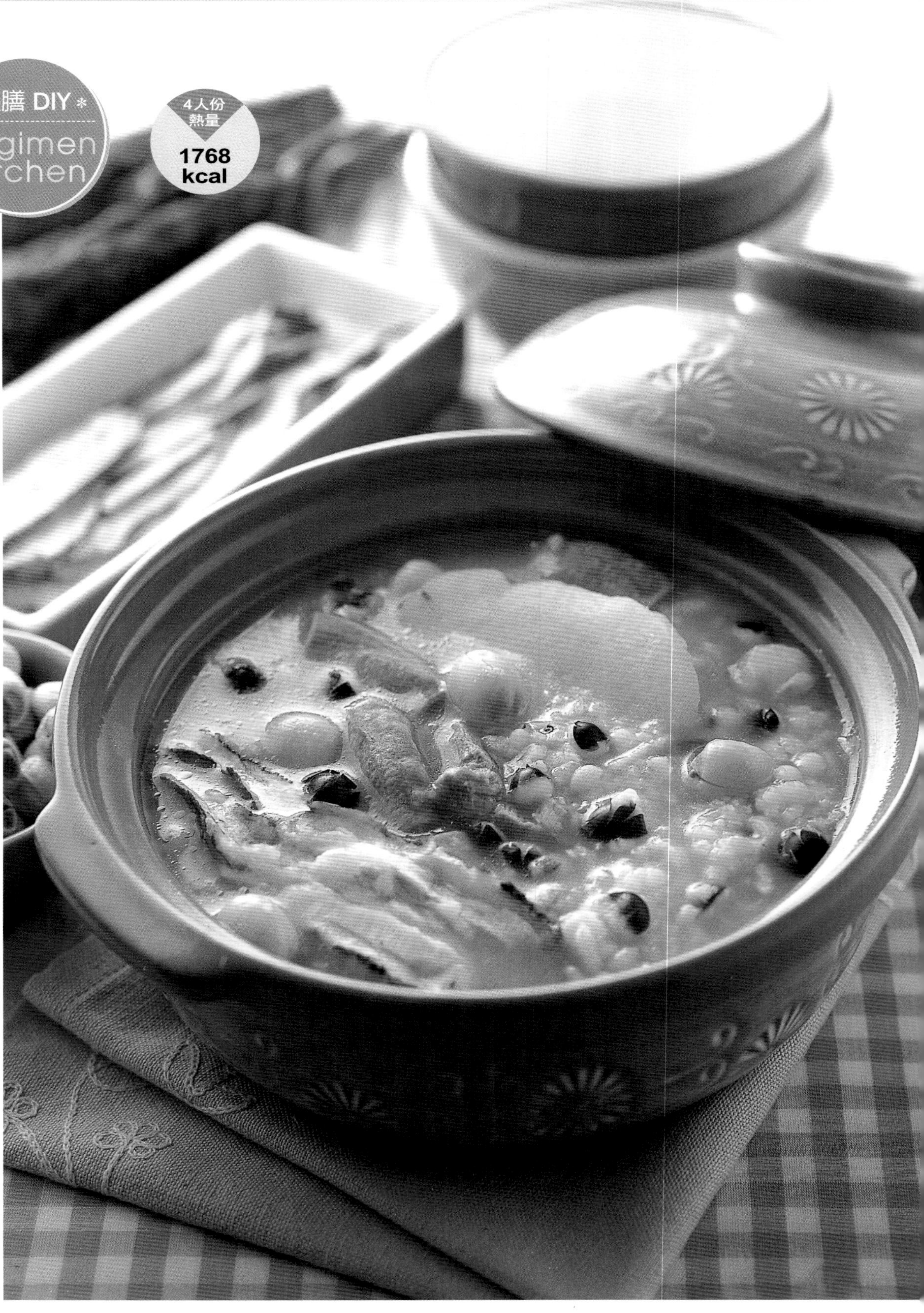

山藥

別名 ● 淮山、薯蕷、山芋

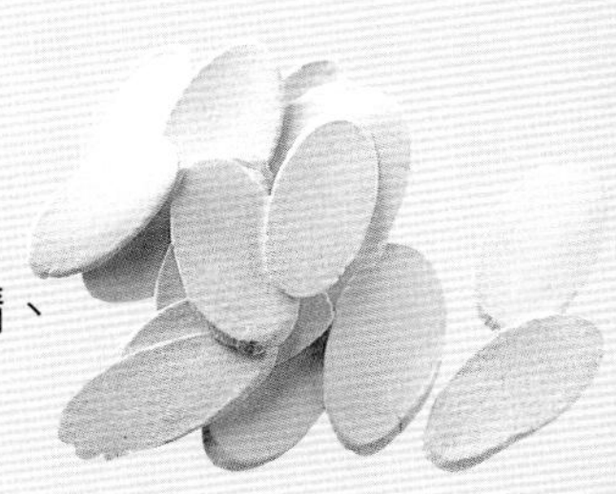

- **藥性**／甘、平、作用於脾、肺、腎經。
- **功效**／滋補脾胃、促進營養吸收；益腎固精，預防性功能障礙。
- **適應症**／厭食食少、發育不良、體倦腹瀉、腎精不固、遺精滑精、婦女帶下、久咳不癒。
- **一般用量**／3錢至1兩。

四神雙美粥

注意事項 脾胃有積滯未消者不宜，否則舊滯未清，反易滿悶。

藥材：茯苓3錢、山藥5錢、芡實5錢、白蓮子1兩、薏苡仁3兩、粳米3兩、當歸1片。

食材：豬腸1斤。

作法：

1. 豬腸洗淨汆燙後放入藥材同煮。
2. 藥材以清水浸泡60分鐘，大火煮沸，再轉小火煮50分鐘。
3. 最後加上當歸、豬腸（切小段）、料理酒，即可食用。

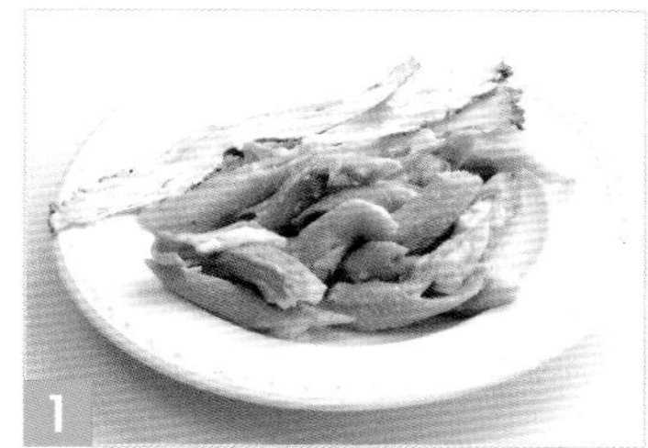

1

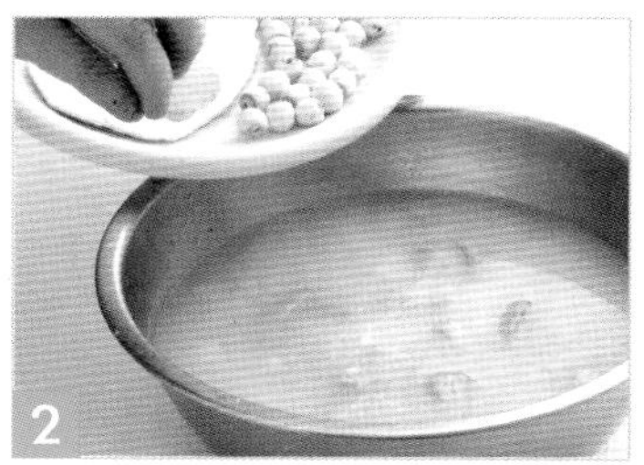

2

memo

本食譜為適合糖尿病患者之養生膳食。茯苓具有滲濕利水，益脾和胃，寧心安神的功效。淮山能健脾、補肺、固腎，對小便頻數有改善作用，適合血糖高者。芡實具有補腎固精，健脾止瀉，祛濕止帶的功效。蓮子具有養心安神，補脾止瀉，益腎固精的功效。薏仁具有健脾補肺，清熱，利濕的功效。

營養成分表

營養素	單位（毫克）	營養素	單位（毫克）
蛋白質	105	脂肪	62
醣類	198	鈉	178
鐵	17.5	鎂	312.7
鋅	13.9	維生素B2	1.1
		維生素B12（微克）	2.9

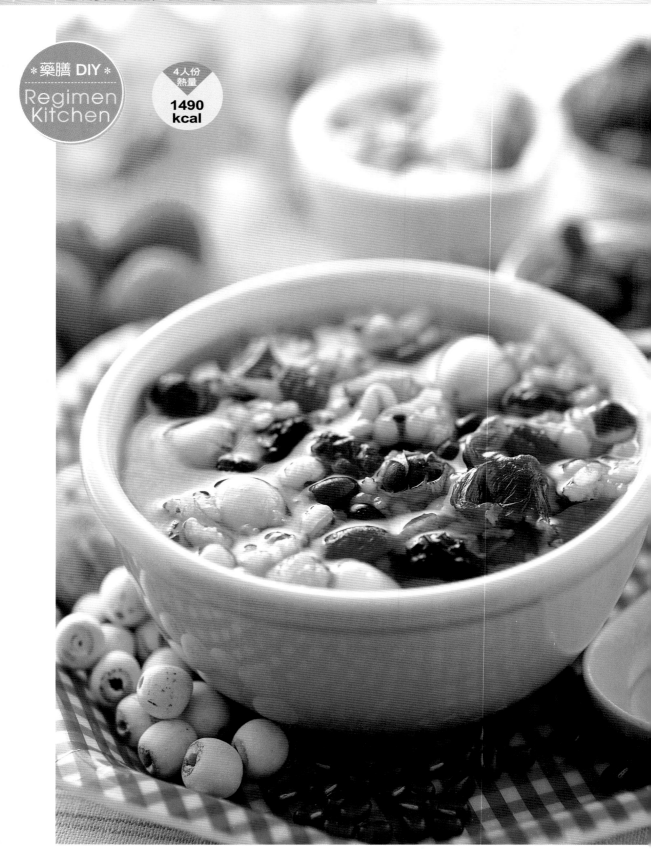

＊藥膳 DIY＊
Regimen Kitchen

4人份 熱量
1490 kcal

桔餅

別名 ● 金桔餅、金橘餅、金棗餅

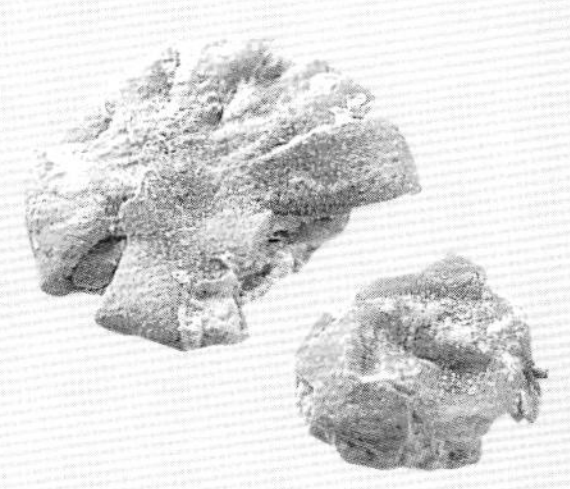

- **藥性**／甘、酸、平，作用於肺、胃經。
- **功效**／健胃整腸、補充營養、促進代謝與循環。
- **適應症**／食慾不振、消化不良、食少瘦弱、體力匱乏、心情鬱卒、神悲多憂者，以及宿醉、痰積、肢冷者。
- **一般用量**／5錢至1兩。

吉利八寶粥

注意事項 桔餅所含糖份極高，肥胖者、糖尿病者慎食。

藥材：桔餅乾5錢、白蓮子1兩、紅棗1兩、黑棗1兩、薏苡仁3兩、紅豆2兩、芡實5錢、枸杞子5錢、粳米3兩、福圓肉5錢。

作法：

1 桔餅乾切丁；黑棗、紅棗去核切片備用。

2 白蓮子、薏苡仁、紅豆、芡實、粳米以清水洗淨浸泡60分鐘，大火煮沸再轉小火煮40分鐘

3 最後加上枸杞子、福圓肉以及步驟1的備用材料，以小火煮20分鐘，加上適量冰糖即可食用。

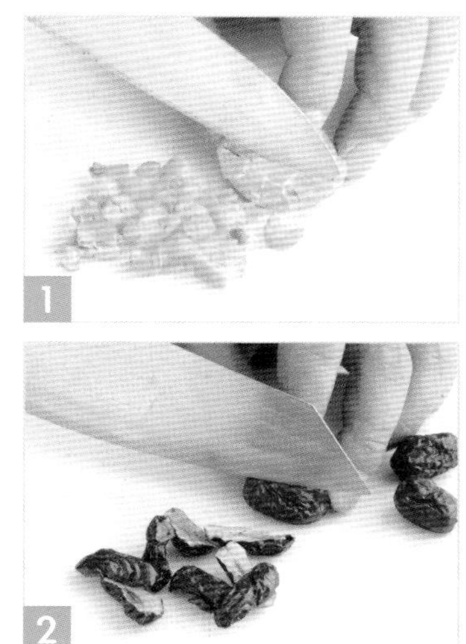

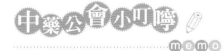

金橘餅是以新鮮金橘糖漬而成，常被運用來泡茶，製作甜品糕點。因連皮、肉一併處理，保留了豐富的營養，特別是維生素C，能理肺氣清痰積、除憂鬱寬胸悶、醒宿醉、止頭痛及維護血管，預防高血壓、血管硬化等。

營養成分表

營養素	單位（毫克）	營養素	單位（毫克）
蛋白質	51	脂肪	10
醣類	300	鈉	158
鐵	20.2	鎂	433.3
維生素B1	1.2	維生素B6	1.1
葉酸	109.3		

備註：冰糖1克4大卡熱量，請依實際使用量併入熱量及醣類計算。

INFO

附錄
中藥材索引

浩瀚的中藥材世界，是否讓您覺得有些茫然，
不知該怎麼運用呢？
別擔心，只要按照前文的解說，
先瞭解個別體質的寒、熱、虛、實，
再參考藥材索引中提供的適應症狀、效能與選購訣竅等資訊，
就能輕鬆應用各類藥材，
料理出潤澤身心的食療藥膳了！

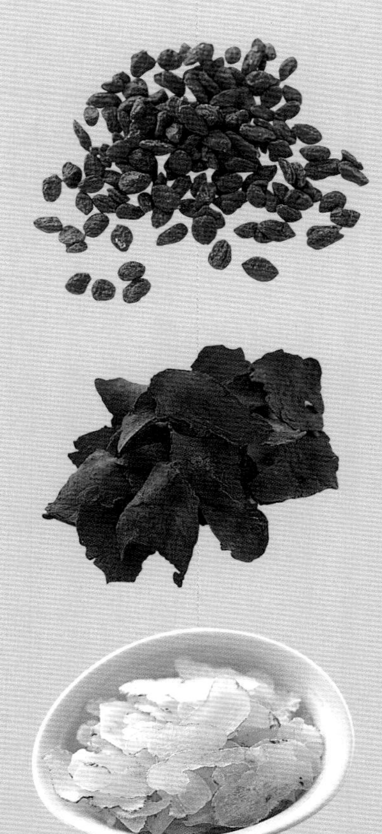

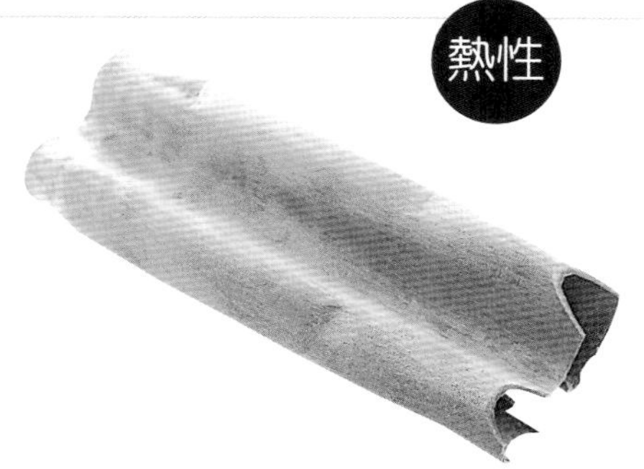

【玉桂】

玉桂補血活血、祛寒止痛，能溫補腎陽、祛風健胃。可通暢血脈，調理久病羸弱、氣衰血少，改善腸胃失調。促進消化吸收，緩和生理期宮冷腹痛，或是胃寒痙攣痛。並對四肢冰冷、畏寒怕吹冷氣、肩背怕風、腰膝寒痛有效。配伍歸、耆、杞等蒸鱸魚，能溫補助血行，袪寒止痛、助消化促排氣。

● 藥性：味辛、甘，性大熱

【白胡椒】

胡椒有黑、白之分，白胡椒係成熟已去殼的果實，含有胡椒鹼、揮發油等成分，具溫中散寒、增進食慾、消化食積、止瀉止痛等作用，並能緩解跌打損傷之血瘀腫痛。適合胃寒嘔吐、腹瀉腹痛、宿食不消、痰積、反胃等症狀。但不宜多食，否則易發痔瘡便血。若有發炎現象、牙齦浮腫疼痛、眼赤腫痛都不宜。

● 藥性：味辛，性熱

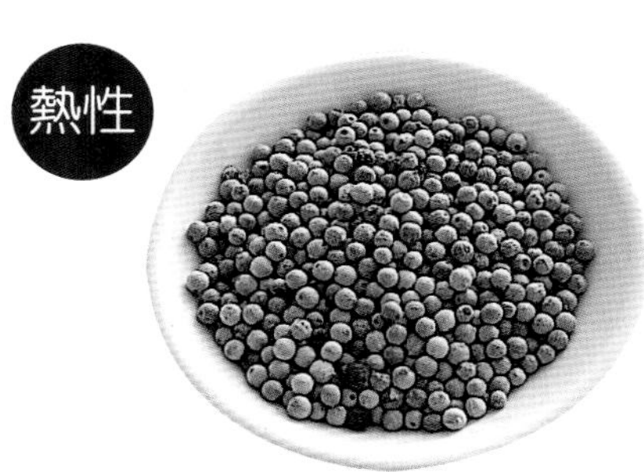

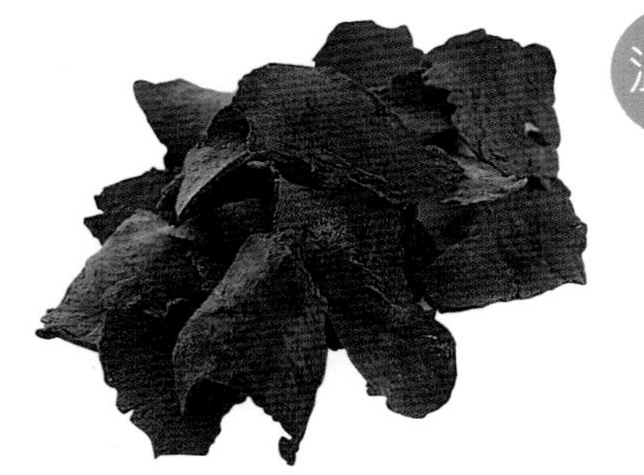

【何首烏】

何首烏有強筋健骨、烏黑髮鬒、補益精血、抗老防衰的作用，對鬚髮早白、腰膝酸軟、肢體僵滯、頭暈耳鳴、性能力衰退等症狀有效，能延緩老化，提高人體禦寒能力，搭配川芎、肉桂等，不僅留住青春，且有活血護子宮之效。

● 藥性：味苦、澀，性微溫

【冬蟲夏草】

冬蟲夏草能滋肺補腎、止咳血化積痰，有擴張支氣管、發揮平喘、抑菌、增強免疫功能之作用。選購時要明辨真偽，真品有蟲草特有香氣、色淡白黃、質輕，有些偽品會在蟲體內加金屬，以增加重量，購買時宜多加注意。

● 藥性：味甘，性溫

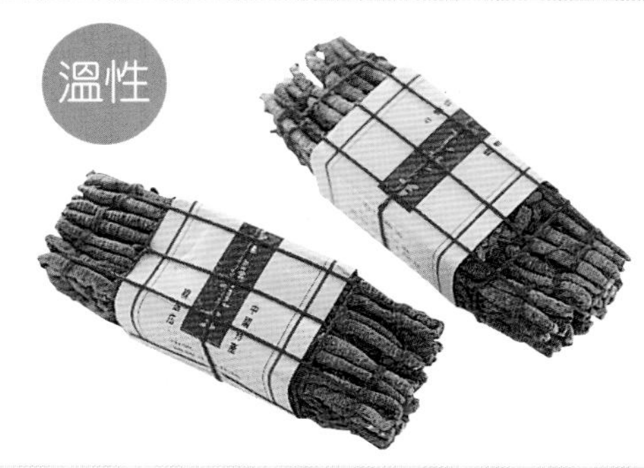

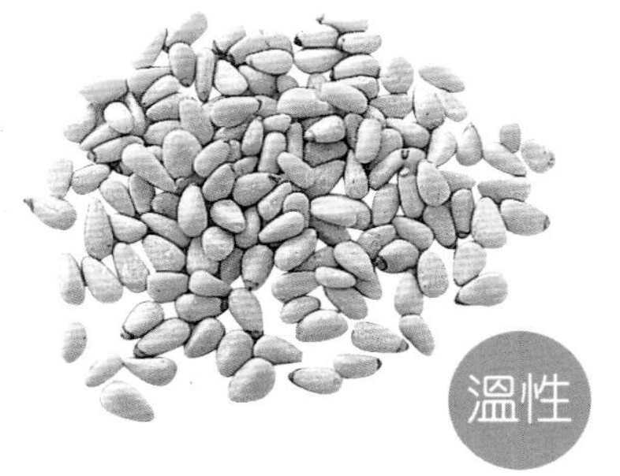

【松子】

松子有良好的養營價值，富含不飽和脂肪酸，能防止膽固醇沉積，並促細胞新生；還能增進腦細胞代謝，維護神經傳導功能，能健腦益智、抗衰老退化；同時能賜予活力、增強體能、提高耐力、消除疲勞、防止便秘、提升免疫功能。松子還具潤膚養顏、美白除紋、活絡肢節等效果。

● 藥性：味甘，性溫

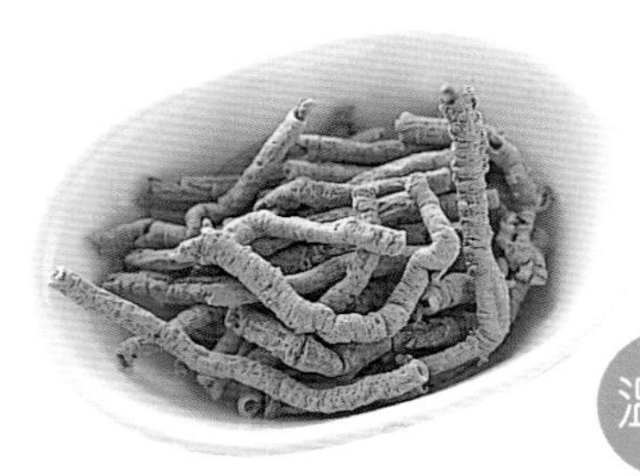

【遠志】

遠志有鎮靜、抗驚悸、定恍惚、祛痰積、止咳嗽等作用。能安神益智、鎮驚解鬱，可改善失眠多夢、易受驚嚇、煩燥健忘。配伍酸棗仁、枸杞子煮食，不但能提振精力，紓解暈眩頭痛，並能停止虛汗、避免睡中驚醒，令人一夜好眠。

● 藥性：味苦、辛，性溫

【杜仲】

炒杜仲能滋補肝腎、強壯筋骨、固精及安胎，還能增強腎上腺皮質功能，活化身體免疫功能，增進抗病力、緩解風濕性關節炎之症狀。常被利用來調理腎虛陽痿、腰酸背痛、膝腿酸軟、小便頻數、下部濕癢、胎氣不順及高血壓。配伍核桃、首烏、肉蓯蓉、枸杞子等加羊腎燉服，最能補益精氣、安胎固元，調理久婚不孕、精蟲稀少及習慣性流產。

● 藥性：味甘，性溫

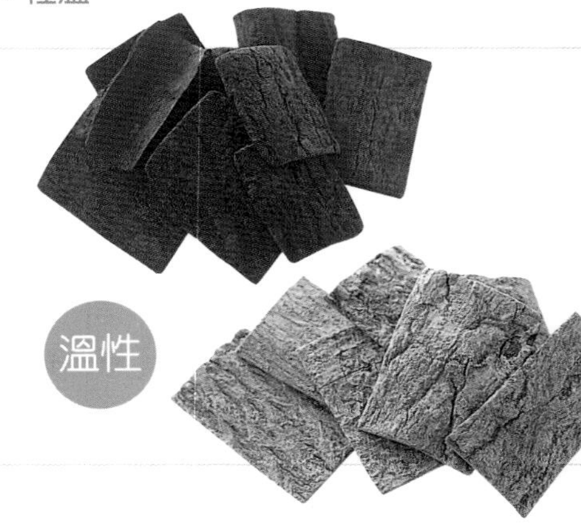

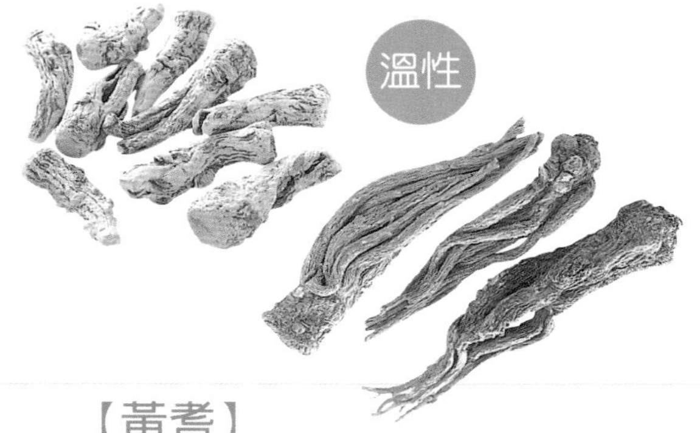

【當歸】

當歸是婦女的保健良品，有補血活血、調經止痛、潤腸通便之效。因能活血散瘀，也能紓解跌打損傷瘀滯、產後血滯腹痛、風濕痹痛，筋骨酸痛等。當歸兼具潤膚、美化臉色、抗早衰、促進傷口癒合之美顏效果。選購當歸以新鮮味清無出油者為佳，若有雜味或酸味、辛嗆味等可能是以硫磺燻過。

● 藥性：味甘、辛，性溫

【黃耆】

黃耆猶如藥中耆宿，是大補元氣的要藥。能補氣助陽、快速消除疲勞。又能增加細胞吞噬細菌的能力，預防發炎化膿，促進傷口癒合。並可消水腫、腳氣、面目浮腫、促進體內水份代謝，並有強壯作用，改善全身營養狀態，保護肝臟、提升免疫功能、抵抗流感。配伍蒜頭、洋參、當歸等煮食，更補強抗病力。

● 藥性：味甘，性微溫

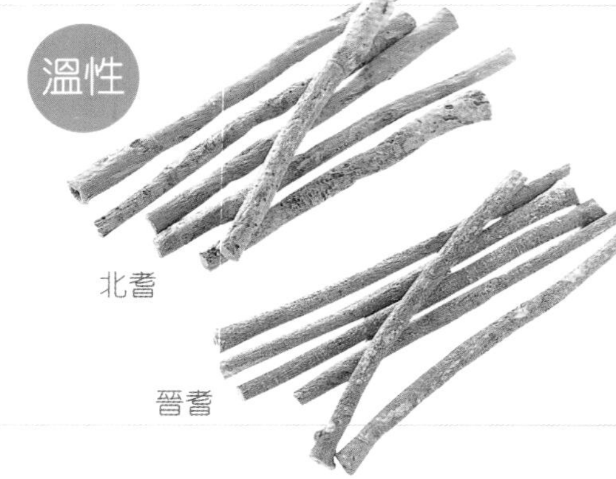

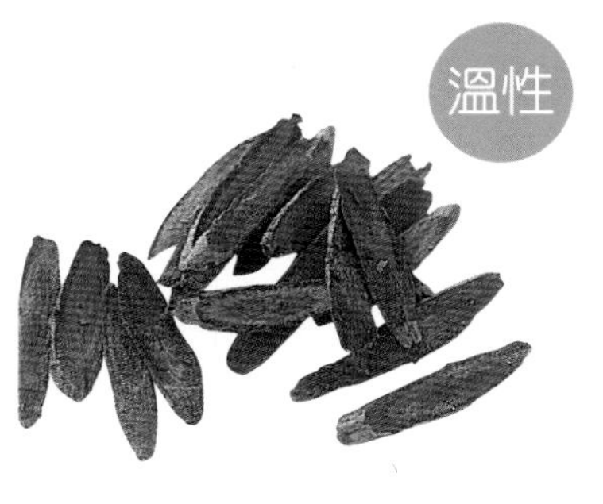

【炙黃耆】

炙黃耆是生黃耆以蜂蜜炒過，擅長於滋養脾胃、補中益氣，與枸杞子、玉竹、紅棗等補養素材同用，更發揮補虛益元氣、溫暖上、中、下三焦，並厚實腸胃，促進人體對營養素的吸收與利用。改善全身營養狀態，增強生理代謝功能。

● 藥性：味甘，性微溫

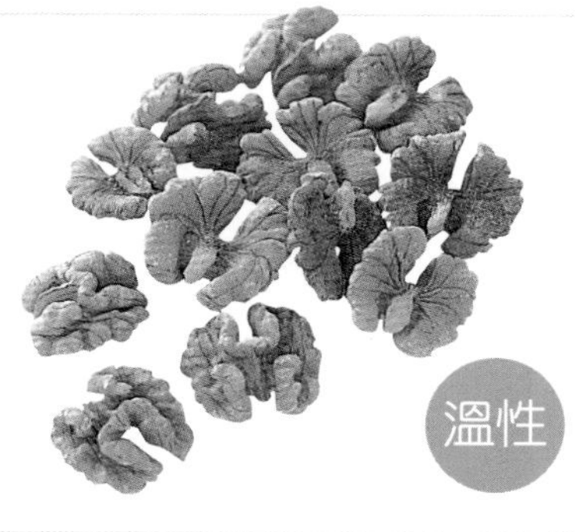

【核桃仁】

核桃仁營養價值高，富含不飽和脂肪酸，可防止動脈中膽固醇沉積，維護心血管健康，能延緩細胞老化速度，美膚烏髮，保持青春容顏。常食用滋補肝腎、潤腸通便、健腦固齒，提供充盈的能量與活力。配伍枸杞子、豆芽菜等涼拌，不但清熱除煩，潤腸效果更是顯著。

●藥性：味甘，性溫

【肉蓯蓉】

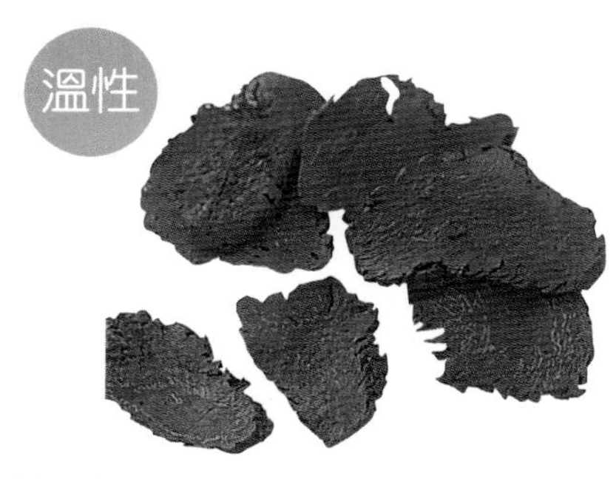

肉蓯蓉能促進代謝、提振食慾，有補腎陽、益精血、潤腸燥之功效，可以調理陽痿遺精、腰膝冷痛、筋骨軟弱、不孕、產後血虛、腸燥便秘。與核桃、首烏炒豬腰，能改善腎氣不足、子宮虛弱不易受孕。是調理生殖系統功能、性反應失調的輔助良品。

● 藥性：味甘、鹹，性溫

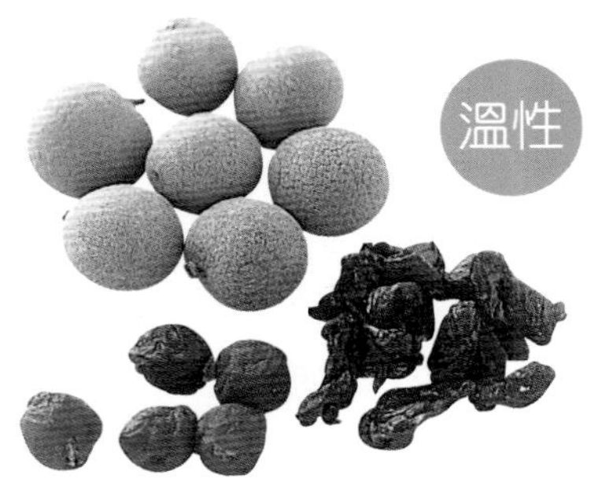

【福圓】

福圓肉能養心補血、開胃助食、忘憂解鬱，改善氣血不足、體力虛弱引起之失眠健忘、驚悸怔忡、面色蒼白萎黃。加粉光、雞蛋等煮食，可改善手足冰冷，是預防產後憂鬱症的輔助良品。

● 藥性：味甘，性溫

【川芎】

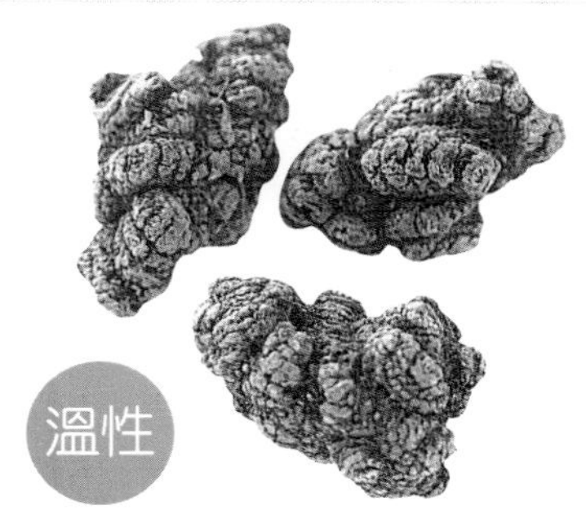

川芎能行氣活血、開鬱除憂、祛風止痛、散瘀行滯，改善月經失調、經痛經閉、頭痛頭暈、產後瘀阻及風濕痹痛。因能興奮子宮，增強其組織收縮，也具調節性冷感的作用。婦女經帶不順、產後諸症都是引發憂鬱症或焦躁症的重要因素，以川芎、當歸、蟲草、天麻、枸杞子等蒸魚進食，能清體熱、調節氣血循環與基礎代謝，防止身心失調。

● 藥性：味辛，性溫

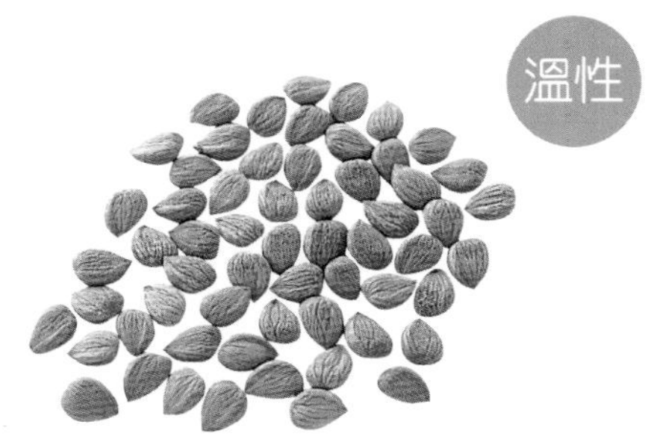

【杏仁】

杏仁所含杏仁甙等成分，能鎮靜中樞神經，有降氣止咳、定喘祛痰作用。杏仁富含油脂，能潤腸通便、防止便秘，且促進體內代謝後之毒素及廢物快速排出。又含鎂、錳、磷等礦物質，能協助抗緊張、抗憂鬱，緩和神經過敏和煩躁不安，並解除疲勞，賦予活力。

●藥性：味甘、苦，性溫

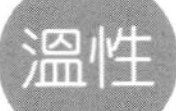

【五味子】

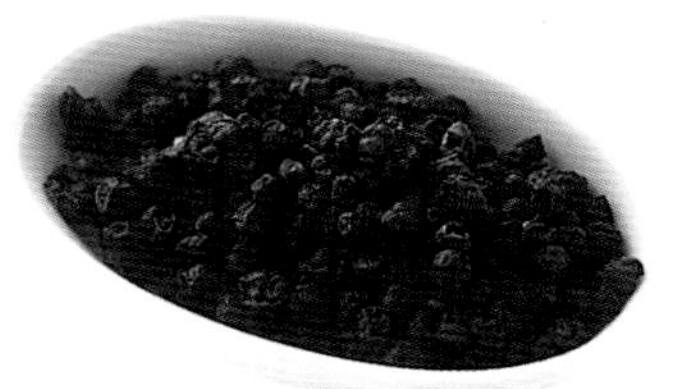

五味子能斂肺滋腎，改善肺、腎循環不暢引起之久咳喘促、夢遺滑精、小便頻數、虛汗久瀉；亦能促進血液循環，提高工作效率，預防神經衰弱、失眠健忘之現象。搭配洋參、麥冬等煮茶，因能促進氣血循環，提振心律與脈搏，故有益氣生脈之喻，是調理發燒後或久病後氣息虛弱、心悸呼吸急促、汗出乏力、口乾舌燥及增進身體防禦能力的好茶。

● 藥性：味酸、甘，性溫

【玫瑰花】

玫瑰花行氣活血，疏肝解鬱，可調理月經不調、胸悶脇脹、胃滯食少，以及緩和損傷瘀痛。因有濃厚香氣，可通暢孔竅、清神醒腦、口齒留香。搭配蘋果及柴胡、洛神花等煮茶，能清心解熱、理氣寬懷，開胃助食，止嘔止逆，並芳香口氣。

●藥性：味甘、微苦，性溫

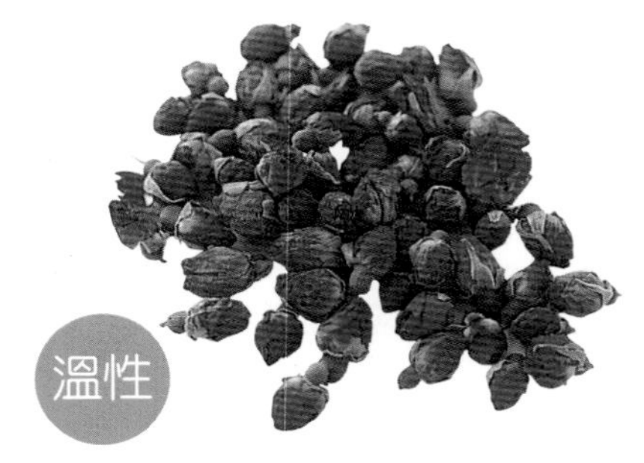

溫性

【桂花】

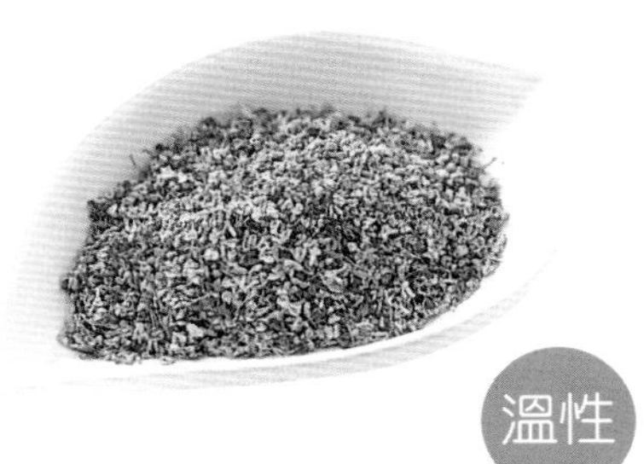

溫性

桂花極具芳香，常取來製作食品及薰茶的香料。具有疏肝理氣、暖胃健脾、寬胸化痰、生津止渴、散寒止咳、祛臭止牙痛之作用，以桂花製作酒、茶、糕點等，吃了令人心曠神怡、齒頰留香。燉梨加桂花、蜂蜜能潤肺、化痰、止咳、止牙痛並開胃助食、美容養顏、令人神采飛揚。

● 藥性：味辛，性溫

【刺五加】

刺五加含有多種微量元素及數種多醣體、能促進造血功能，並提升血清素、舒緩壓力、調和情緒，增強機體的抵抗能力，有助病理調理過程縮短；並能調降血糖、鎮靜安神、抗細胞氧化及抗老防衰。也擅長於調補脾胃、強筋健骨、益精滋腎、堅強意志。配伍紅棗、黨參、甘草等，能改善體虛乏力、食慾不振、腰膝痠痛、失眠多夢。並抗衰老、減輕疲勞、助孕，也抗憂鬱祛悲傷。

● 藥性：味辛、微苦，性溫

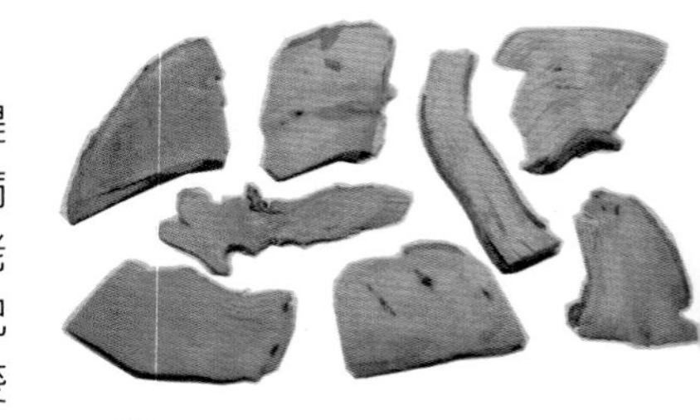

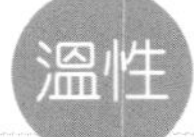

【椰子】

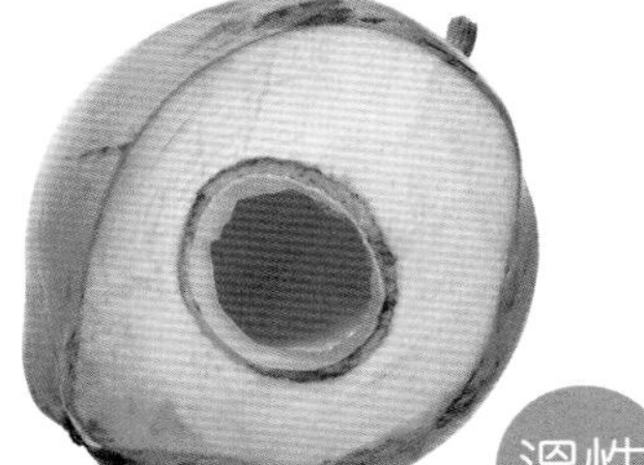

溫性

椰子汁清涼止渴、消暑解熱、祛煩除躁，是盛暑中最受歡迎的飲品之一，對降心火胃火、除肺熱有不錯效果，喝了令人心涼脾胃開，有煥發精神、提神醒腦、清楚思緒、預防中暑、熱感冒之作用，亦能解熱感冒初患、發燒、口渴、尿閉、頭暈昏沉。配伍銀耳、紅棗、鮮乳同食，不但清熱解暑、降煩抗壓，也兼顧滋補作用，對汗出過多、體虛倦怠有調節效果。

● 藥性：味甘，性溫

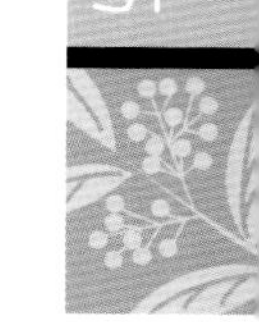

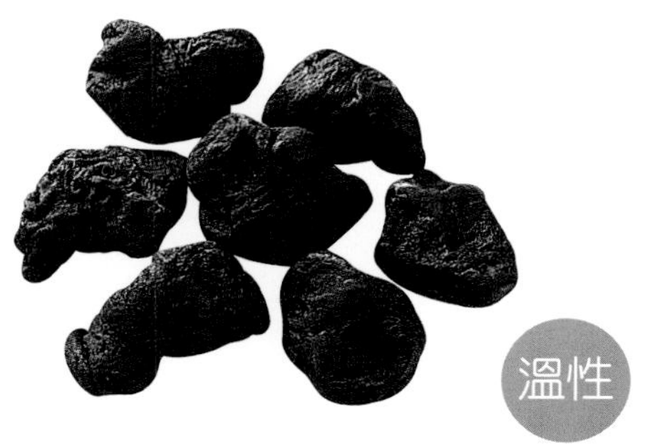

【熟地】

具有滋陰補血、填充骨髓、生肌益精之功效。改善血虛、腎氣不足所致之腰膝痠軟、盜汗遺精、失眠、痿黃、月經失調、眩暈耳鳴、鬚髮早白，並有強心、利尿、調降血糖的作用。適合用來調理體力衰弱、糖尿病及性功能失調等現象。

● 藥性：味甘，性微溫

【白朮】

白朮能補脾燥濕，改善脾胃虛弱，中氣不足而導致的食不下嚥，食量少容易脹滿、腹瀉、體力倦怠、營養失調等現象；又能利水利尿，消除水腫、積痰，亦能正體虛冒虛汗。雖擅長調補脾胃，其安胎效果亦被肯定，能治胎氣不安及妊娠手足水腫。對提高免疫力、調降血糖、保肝養肝、鎮靜精神也有一定效果。

● 藥性：味甘，性溫

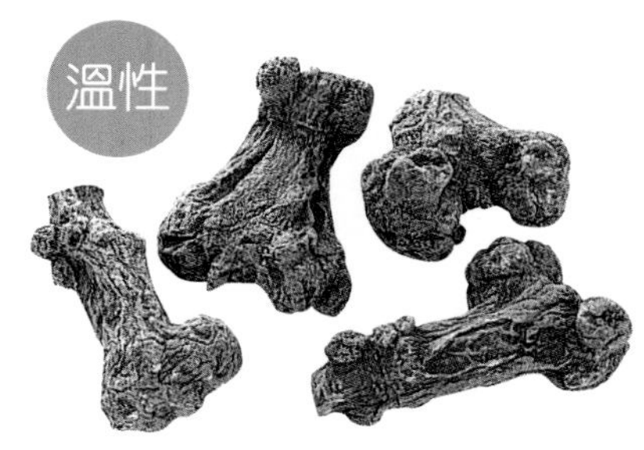

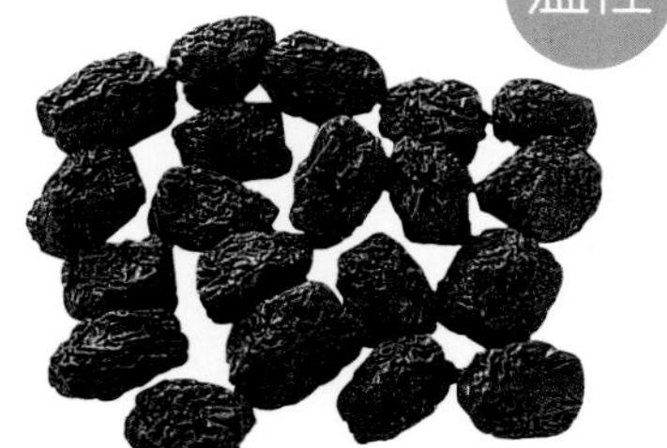

【黑棗】

富含β－胡蘿蔔素、維生素B群，及鉀、鈣、鐵、錳等礦物質，能保護身體機能、增強肌力及增加體重。因其營養豐富且均衡，是天然的滋補食品。並具有補中益氣、調和脾胃、補血養血、安定心神、除煩解悶等作用。常被用以製作糕餅甜點、或直接充當零食果品，燉煮滋補湯品則是食療養生佳餚。

● 藥性：味甘，性溫

【桂子】

為桂花的果實，富含油脂，微帶香氣，具暖胃、平肝、益腎作用，能散寒溫補中氣，緩和心痛、肝胃氣不暢引發之痛，常被引用為止痛劑，改善胃部遇寒發痛，並止噁噦現象。平日嗜好冷飲，或天寒常胃痛者，桂子能散寒止痛。

● 藥性：味甘中帶辛，性溫

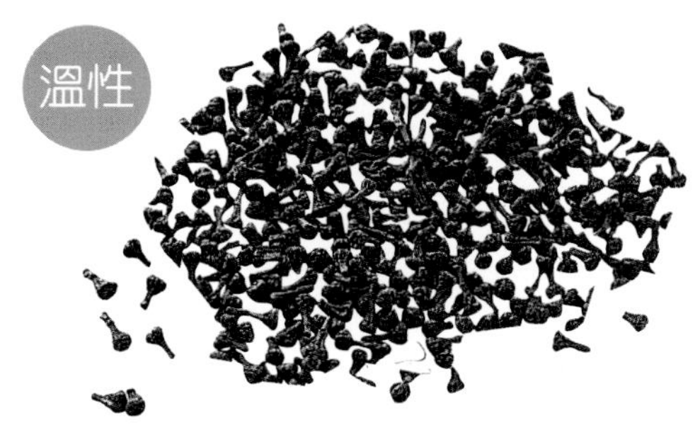

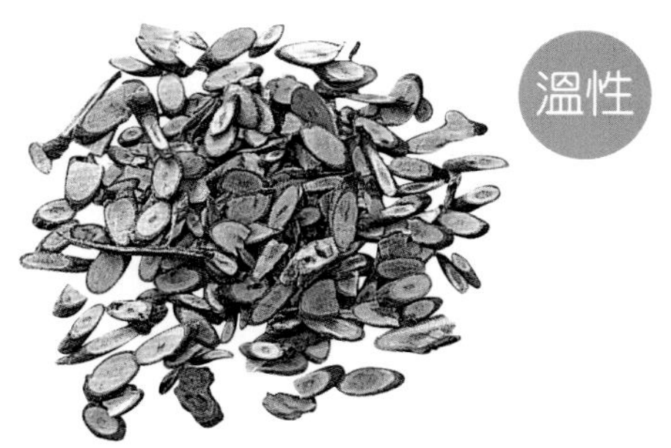

【桂枝】

能發汗、緩和肌肉緊張，改善手足發冷發麻、抽筋疼痛，亦能溫通經脈，調理寒濕性風濕痹痛、氣血寒滯之經閉腹痛。其辛溫之特質，更擅長祛風寒、通陽氣，能緩和感冒風寒引起之畏寒、發燒，或痰飲咳喘、小便不暢都能改善。

● 藥性：味甘、辛，性溫

【蒜頭】

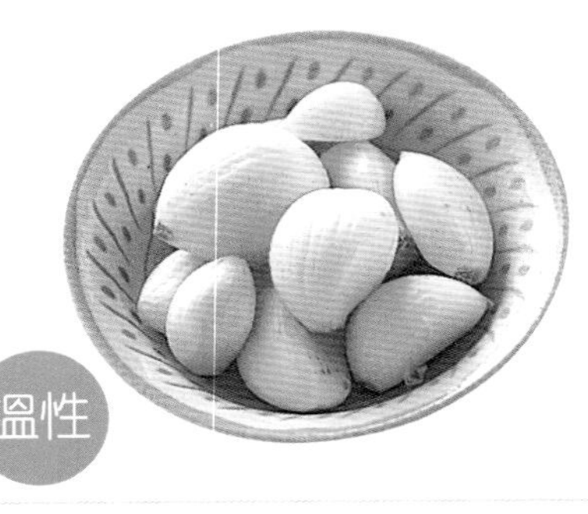

溫性

即大蒜，有濃烈的蒜臭氣，主要含有蒜素、大蒜辣素，具有抗菌、殺菌作用，可防治流感；能增加心收縮力，擴張末梢血管，降低血壓，防治血管硬化；同時能幫助消化、消除食積、增進食慾。蒜頭還具有防制胃癌的作用，可降低胃中致癌物亞硝酸鹽的含量，是公認可強壯健身、抗菌防癌的良品。

● 藥性：味辛，性溫

【菖蒲】

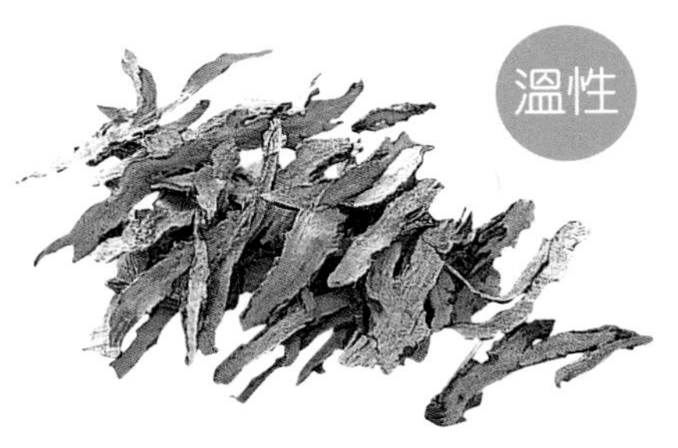

溫性

即石菖蒲，含有揮發油，具通孔竅、明耳目、舒心氣、暢精神之特長，並能促進消化液分泌，制止腸胃中食物異常發酵，可健胃整腸、改善食慾不振、腹脹腹痛。其芳香之氣能辟濁穢、化痰積，並緩解痙攣，對癲癇、神識不清、言語不利有效。所提煉出的精油，有明顯的鎮靜安神、舒緩通暢作用。

● 藥性：味辛，性微溫

【柏子仁】

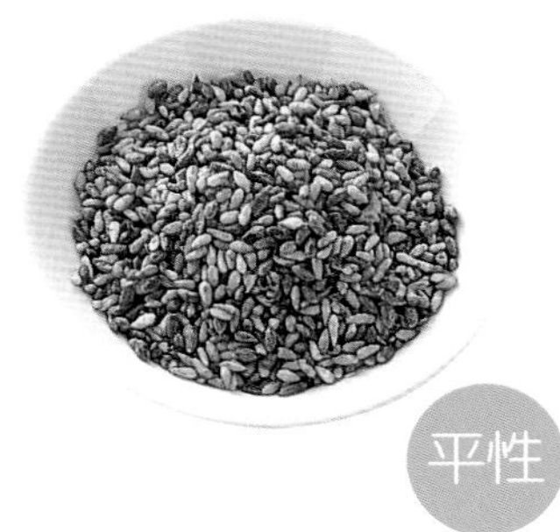

平性

柏子仁能養心安神、潤腸通便，擅長調理虛煩抑鬱、夜不安眠、心悸怔忡，有良好的滋陰養血之功。且其質地滑潤多脂，能潤腸通腸氣，除腹脹便秘之苦，對心血虛、老年人、產後便秘之症有效。和酸棗仁、遠志、五味子、川芎、人參、茯神……等有益智寧神之藥配伍，能發揮抗憂鬱、定心志寧神智之作用。

● 藥性：味甘、辛，性平

【龍骨】

龍骨能鎮驚安神、止頭暈目眩，改善遺精、崩漏、泄瀉、冒虛汗、婦女分泌物多等現象；緩和神志不安、失眠、驚癇、煩躁易怒之情志症狀，並能收斂盜汗、調理性能力失調、女性月經量多、帶下等症，也具生肌收斂傷口之效。

● 藥性：味甘、澀，性平

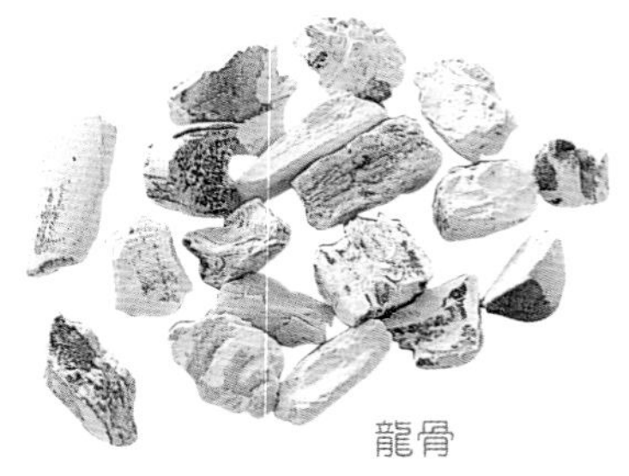

龍骨

平性

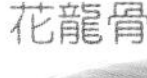

花龍骨

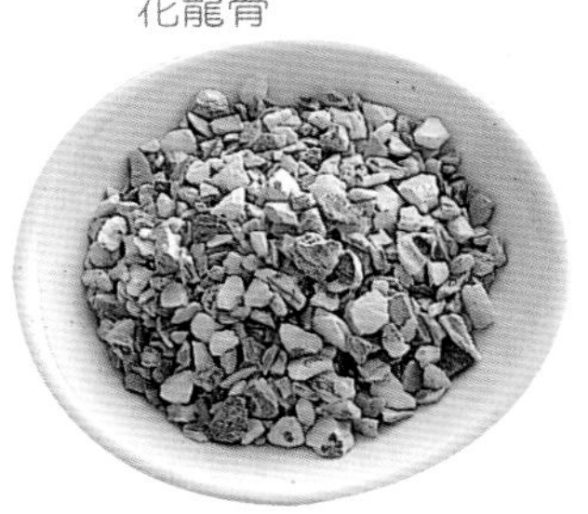

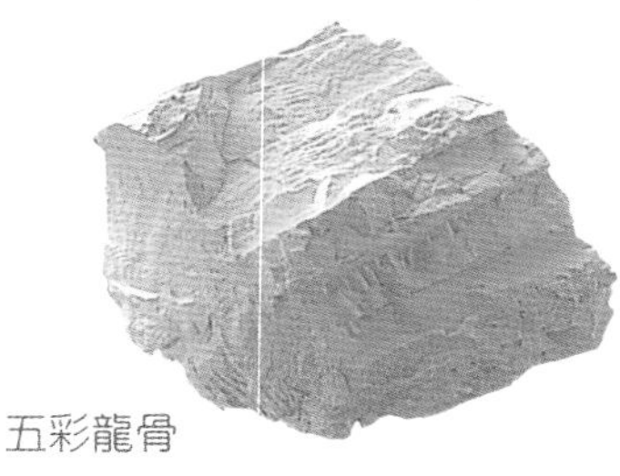

五彩龍骨

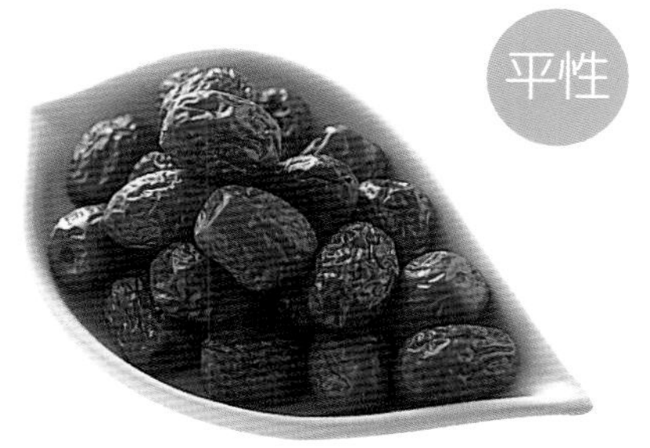

平性

【紅棗】

紅棗是兼具補血與養氣的食材，能安神定心、和理脾胃、活血調經。搭配甘草、浮小麥是調理臟躁症、憂鬱症的代表食療方，有效改善煩躁不安、失眠、倦怠、喜怒無常之現象，並能保護肝臟，增進體能和肌力。

● 藥性：味甘，性平

【酸棗仁】

酸棗仁安神助眠效果佳，能養心血、順肝氣，改善虛煩浮躁、失眠多夢、自汗盜汗。搭配百合、茯神、紅棗等藥材與豬心同食，更發揮安心定神、除煩解憂、幫助睡眠及斂汗之效果，並能潤肺止咳、保護呼吸器官、增強免疫力。

● 藥性：味甘、酸，性平

平性

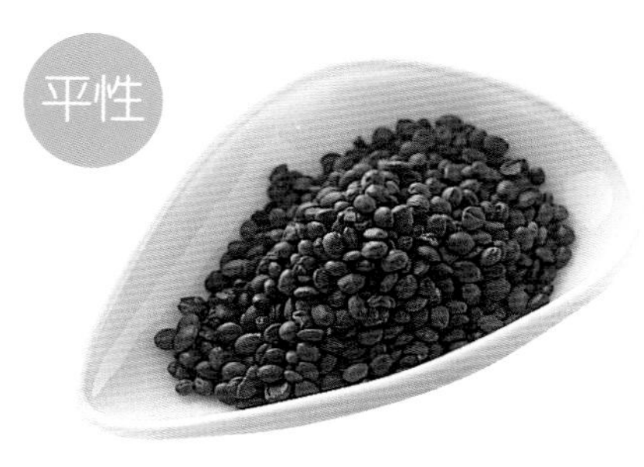

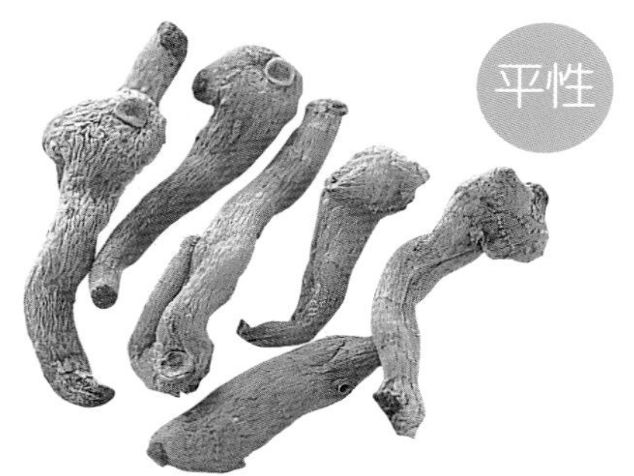

平性

【玉竹】

玉竹原名葳蕤，柔潤、多脂、味甘的特質，可以潤肺養胃，生津止渴，調理脾胃中氣，並有降血糖的作用。搭配洋參、茯神、白朮、黃耆等燉補雞湯，能促進代謝循環，調節免疫功能，並寧定心神、減輕心悸、失眠，可增強體力、安心除煩、改善體質、鎮靜助眠。

● 藥性：味甘，性平

【茯苓】

茯苓能利尿消水腫，去體內濕氣，令人顯得神清氣爽、手腳靈活，並能健胃利脾、調節食量和排泄狀況。茯苓對養心安神有一定的鎮定作用，可改善心悸、失眠、心神不寧。配伍天麻、川芎與鯉魚頭煮食，能健腦益智、祛風止頭暈、頭痛，並利通大小便、幫助消化，消手足肢端腫脹。

● 藥性：味甘，性平

平性

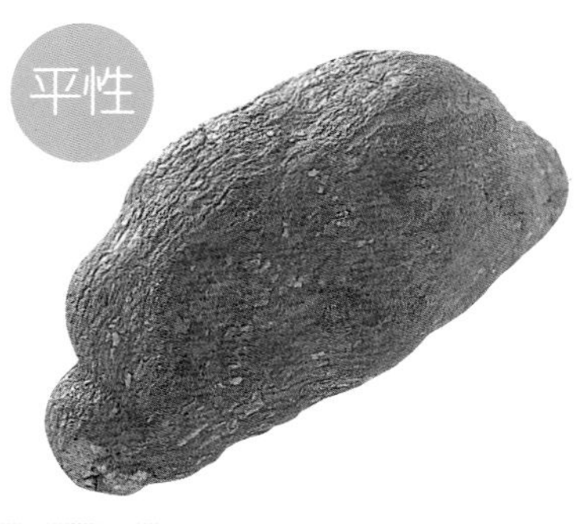

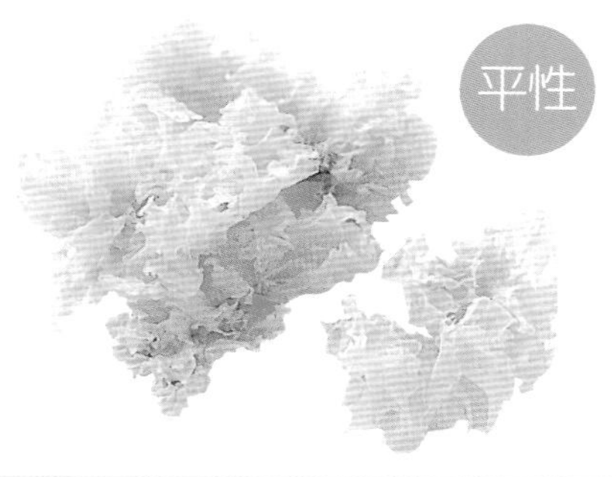

平性

【白木耳】

白木耳功用類同燕窩，富含多種養分還有植物膠質，是一天然滋補食材，能清肺熱、止咳血，維護上呼吸器官的健康，能益胃助食、生津止渴、協助維持體內水分代謝功能，能滋補腎氣、防止暈眩、耳鳴、乏力、健忘。配伍核桃、蝦仁炒食，能提升滋補效果，緩和腰膝酸痛發冷，口乾舌燥、頭暈目眩、便秘、臉色脹紅、煩渴紛擾等現象。

● 藥性：味甘，性平

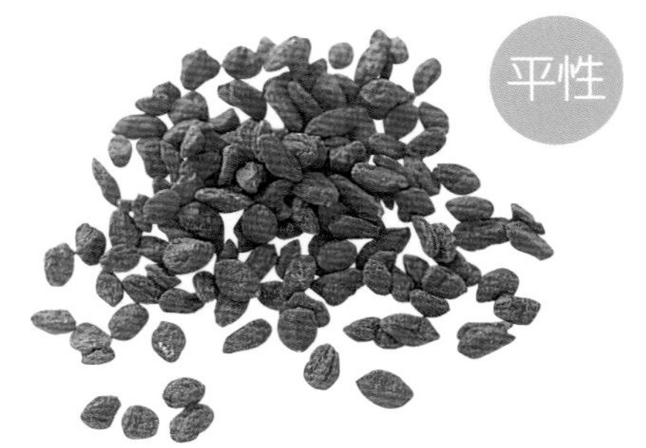

【枸杞子】

枸杞子滋補效果佳，有強壯劑之效果，能促進成長，協助造血功能，有降低血糖、血壓等生理特性。在養生食療中廣泛應用來補養肝腎，提升機體免疫力，並能明目保護視力，經常食用能抗自由基氧化，預防脂肪肝，提升健康指數。

● 藥性：味甘，性平

【人參】

人參大補元氣、安神健腦、增進身心活力，並促進人體對營養素之吸收與利用，也能助人體排毒，被認定能提升身心對抗壓力的能力。因有雙向調節神經系統與身體反應的作用，對振奮人心、提高學習或工作效益、減輕疲勞有一定的效益。

● 藥性：味甘、微苦，性平

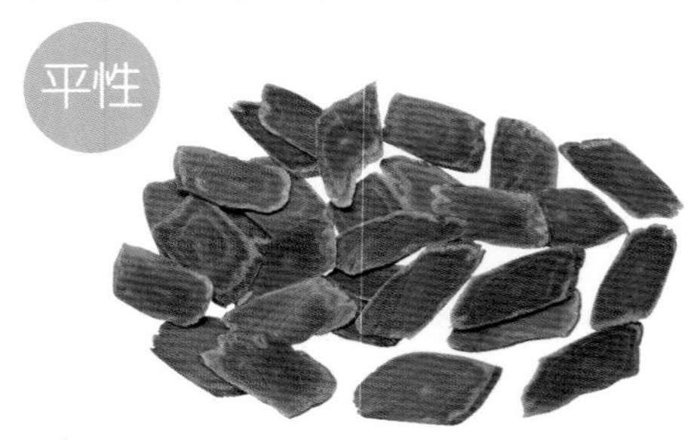

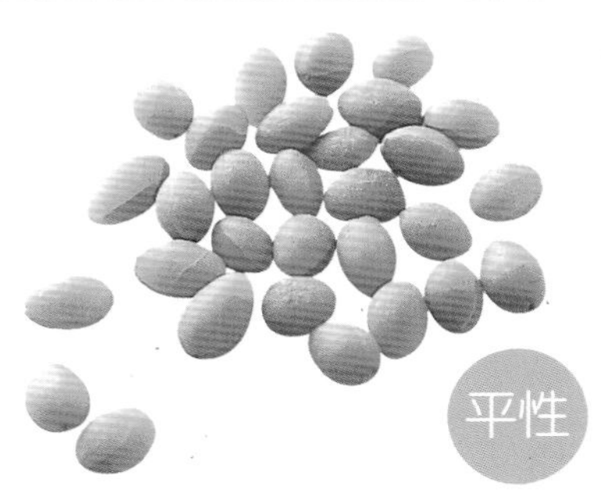

【白果】

白果具有固澀收斂的作用，能調節肺呼吸功能，改善上呼吸道抵抗力低落而久咳不癒的情況，有止咳、定喘、祛痰之功效；並固澀小便，改善小便頻數、婦女帶下、遺尿等症，滋養補腎固肺效果佳，但有微毒，不宜生吃。要炒熟煮熟，且一次不可大量食用。搭配蓮子、百合、粉光等，更補強保護肺呼吸器官之作用。

● 藥性：味甘、苦、澀，性平

【合歡皮】

因成分不易釋出，因此藥材須先浸泡**60**分鐘。合歡皮能安神解鬱、改善心煩失眠；亦能活血止痛，適用於跌打損傷、骨折疼痛，又可消瘡瘍腫痛。配伍酸棗仁、柏子仁、茯神、五味子等煮茶服飲，能解忿怒憂鬱帶來之失眠多夢、心神不寧。亦調理腎氣、改善遺精滑精、自汗盜汗、心悸、耳鳴等現象，並起強壯、興奮、利尿等作用。

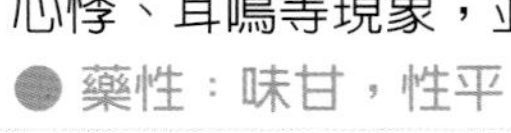
● 藥性：味甘，性平

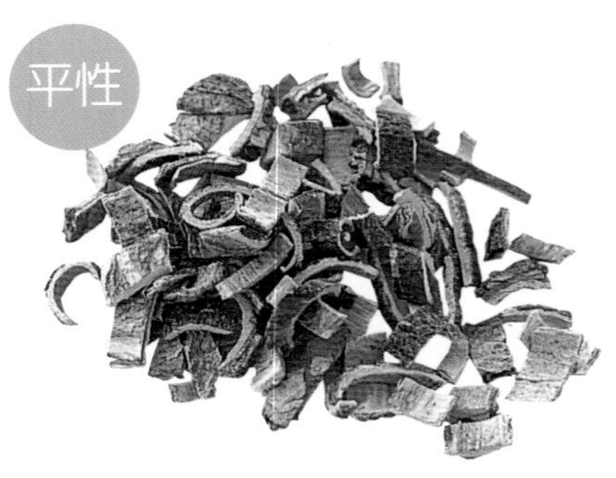

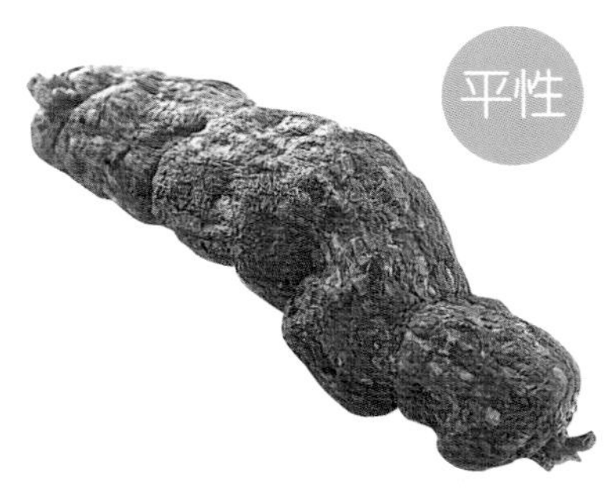

【茯神】

茯神有明顯鎮靜作用，有降服精神失調之效。自古以來，養生食療方多用茯神調治心病，即借重其寧心、安神、利水之特質，紓解心氣虛弱、容易驚嚇、健忘、失眠、小便不利等現象。配伍有安心養血、清熱解憂作用之酸棗仁、菊花等，以及能養血、通利經絡之夜交藤等一道煮茶，能安神定志、益智助眠，令人快樂逍遙，遠離憂鬱。

● 藥性：味甘、淡，性平

平性

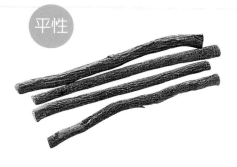

【甘草】

甘草能瀉火解毒、開胃助食、抗炎症、抗過敏，同時亦能平衡荷爾蒙，並有強心、鎮痛、止痙攣、化痰止咳作用。又能減低或緩和藥物烈性的作用，保護肝臟。經常服藥或長期服用某類藥物者，即適合以「遠志菊花茶」來清熱解毒，止咳平喘，調和諸藥，解藥毒。又精神不寧、失眠健忘、失志者都適合此茶。

● 藥性：味甘，性平

【雪蛤膏】

適用於自律神經失調、更年期失調、心悸、情志不遂之人。雪蛤膏的成分大部分是蛋白質，其胺基酸成分影響內分泌循環，有益穩定情緒，常被應用作滋補強壯、安心寧神的養生品。能調補腎氣、助益肺呼吸功能、改善體質、緩和精神官能症候，對病後、產後虛弱，也都具補養效果，能令人歡心暢懷、少憂少煩、神采奕奕，具有養顏美容之特性。

● 藥性：味甘、鹹，性平

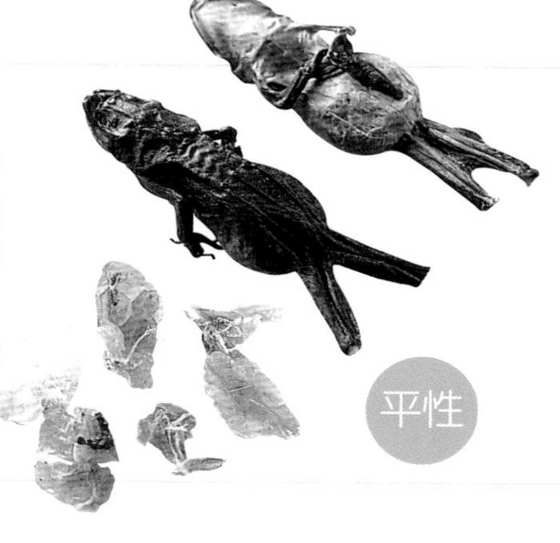

平性

平性

【燕窩】

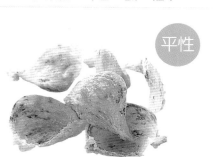

燕窩為稀貴滋補良品，能潤肺滋陰、益氣化痰、補充元氣、改善老人體虛久咳痰喘、勞累過度體力透支引起勞咳、咳血等症，也調和脾胃、促進食慾、止反胃嘔逆。與野泡參、紅棗等配伍就是最佳滋補肺氣的食品，能保護上呼吸道，增強抗流感之防禦力，並提振精神、恢復體力、消除疲勞。被認為是調補虛勞、強化體質、潤肺止咳、美膚延老的上品。

● 藥性：味甘，性平

【蓮子】

蓮子是荷花（即荷蓮）的果實，長在蓮蓬這個部位，富含維生素C、蛋白質、澱粉質、醣類、荷葉鹼及多種礦物質，是具高營養價值的滋補食品。有鎮靜安神、清新腦智、補益脾胃、止瀉止血等作用。能調節心腎循環，厚實腸胃，固守精氣、強碩筋骨，改善體弱虛損、心煩失眠。

● 藥性：味甘、澀，性平

平性

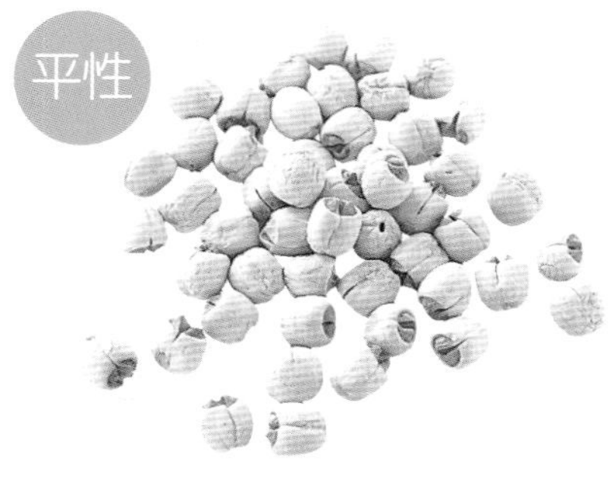

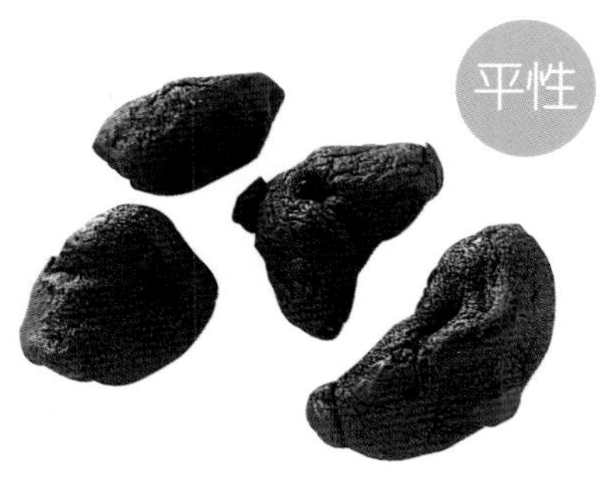

平性

【黃精】

黃精富含黏液質、胺基酸，有抗菌作用，能改健康狀況：亦能降血壓、血糖，調節心臟收縮力；且能補給能量，促進機體防禦力、抵抗疲勞倦怠，有填精補髓、強筋健骨、烏黑髮鬚、延緩老化之作用。配伍枸杞子、麥冬、紅棗及排骨煲粥，是調補身心、改善營養狀況、改善性能力、增加精力和耐力的養生粥品。

● 藥性：味甘，性平

【黑芝麻】

平性

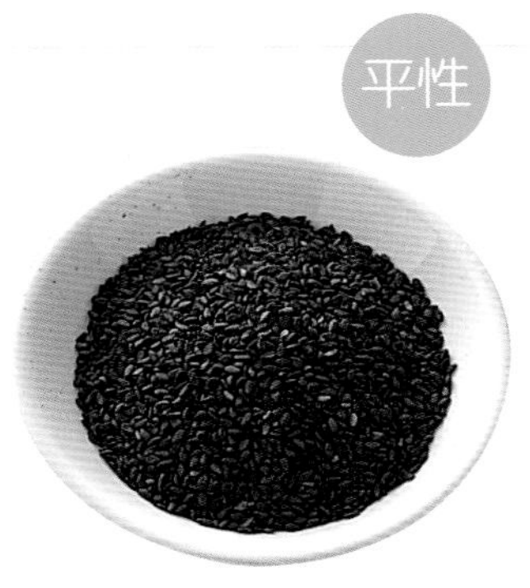

黑芝麻所含成分如維生素E等，具有很強的抗氧化作用，可延緩細胞老化，保持青春容姿和年輕躍動的心；所含不飽和脂肪酸中的DHA，能益智、防膽固醇沉積，維護心血管健康。另含鈣、磷、鐵等元素，能活筋、預防貧血、生殖機能障礙，改善頭昏眼花、鬚髮早白、掉髮、皮膚乾燥；可調理病後虛弱、哺乳婦女缺乳及便秘。搭配核桃、蓮子煮成糙米粥，更能充分補給體能，維持良好體力和精神，並能集中心力和腦智。

● 藥性：味甘，性平

【山藥】

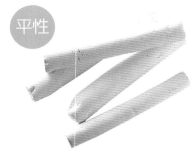

山藥為薯蕷的塊莖，本屬食物，處方上習慣稱為懷山藥或淮山。對於腸胃虛弱、不思飲食的人來說是很好的理虛用藥。它能健脾、補肺、固腎，對攝護腺肥大而引起的夜間小便頻數有改善作用，也適合糖尿病、血糖高的人作為養生膳食，亦可用來改善心腹感覺虛脹、消化不良、時常腹瀉、習慣性流產、滑精、帶下、乳房腫痛等症狀。

● 藥性：味甘，性平

平性

【桔餅】

平性

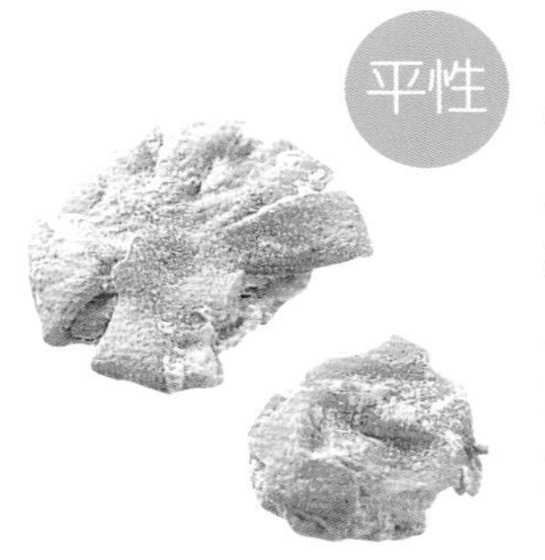

桔餅是以新鮮金橘糖漬而成，常被運用來泡茶，製作甜品糕點。因連皮、肉一併處理，保留了豐富的營養，特別是含維生素C，能發揮理肺氣清痰積、除憂鬱寬胸悶、醒宿醉、止頭痛，及維護血管，防高血壓、血管硬化等作用。與紅棗、黑棗、紅豆、芡實……等製作八寶粥，能補充人體多樣化營養，增進食慾、溫暖肢節，促進代謝與循環。常食令人滿心歡喜、止憂解鬱，擁有積極向上、主動樂歡之生活態度。

● 藥性：味甘、酸，性平

【天麻】

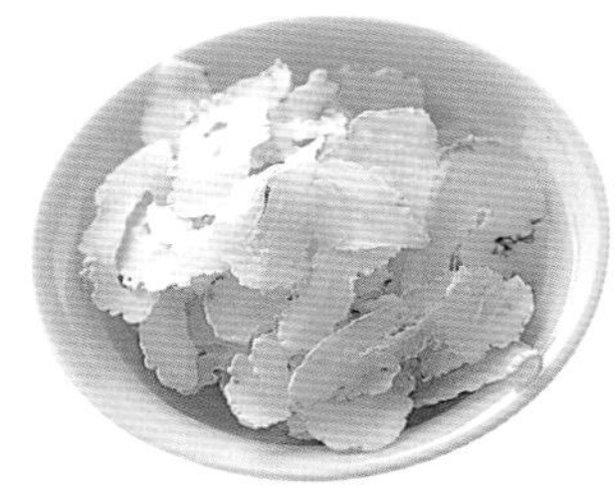

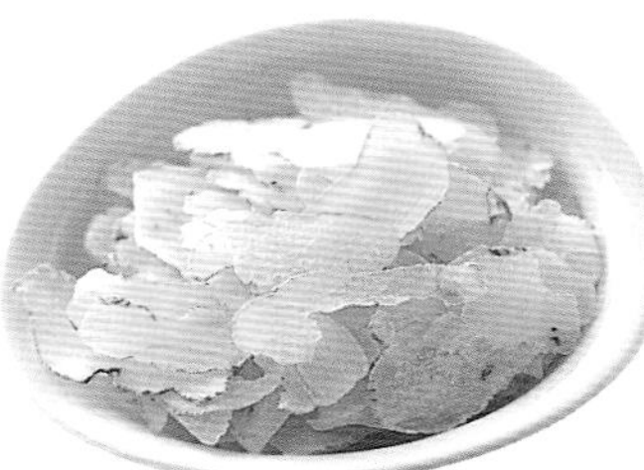

天麻有調理肝功能失調引起之暈眩頭痛、癲癇痙攣、肢體麻木、言語不暢之藥理作用，能鎮靜寧神，舒緩精神刺激，對神經衰弱、頭痛暈眩、耳鳴、風濕痺痛、肢體麻木有一定的緩解效果，能令人神清腦醒、思緒明瞭。

● 藥性：味甘，性平

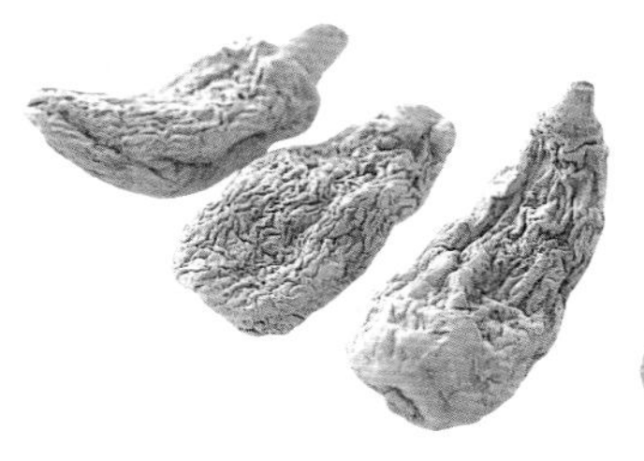

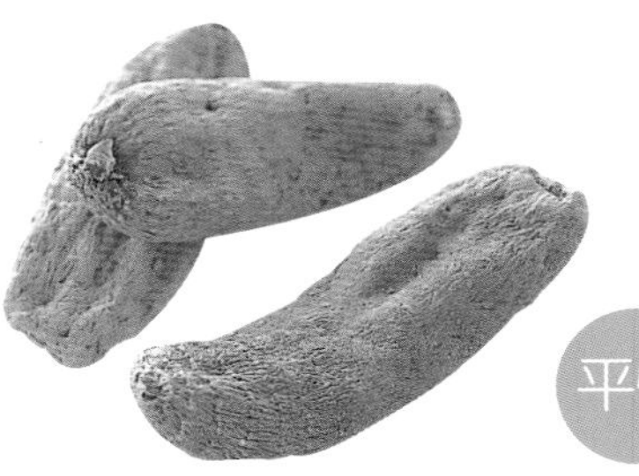

平性

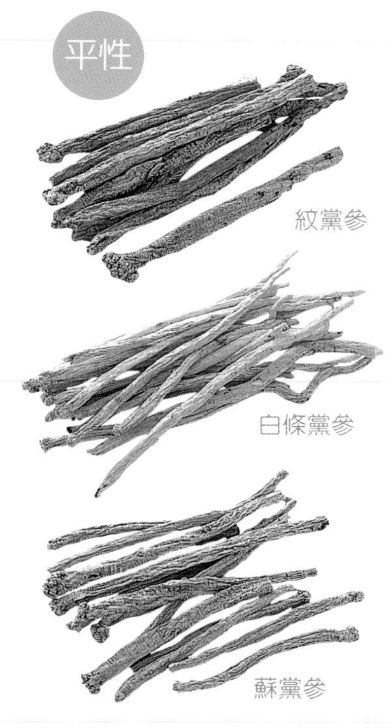

紋黨參
白條黨參
蘇黨參

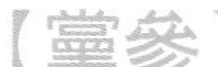

【黨參】

黨參能調理氣虛所引起的各種症狀，如頭暈眼花、食慾不振、心煩心悸、健忘失眠、四肢軟弱、長期腹瀉、虛弱咳喘等。並改善貧血、興奮神經系統、提高抗病能力、調降血壓。也是補養脾胃、滋補中氣的重要藥材。

● 藥性：味甘，性平

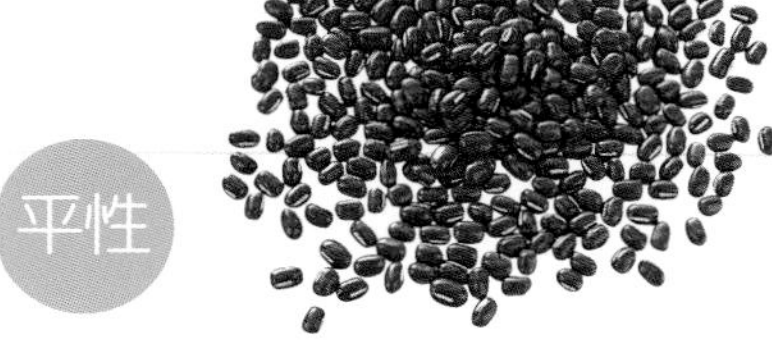

平性

【紅豆】

能清熱解毒、利尿消腫、散瘀排膿、改善水腫腹部脹滿、腳氣浮腫、四肢腫大；具抗菌消炎、解風濕痹痛，並降低膽固醇之作用。尿閉不暢、水腫虛胖、瘡瘍膿腫疼痛都適用。李時珍稱紅豆為「心之穀」，雖利水解毒功用佳，但也不宜長期久食，反令腸胃增加負擔。

● 藥性：味甘中帶酸，性平

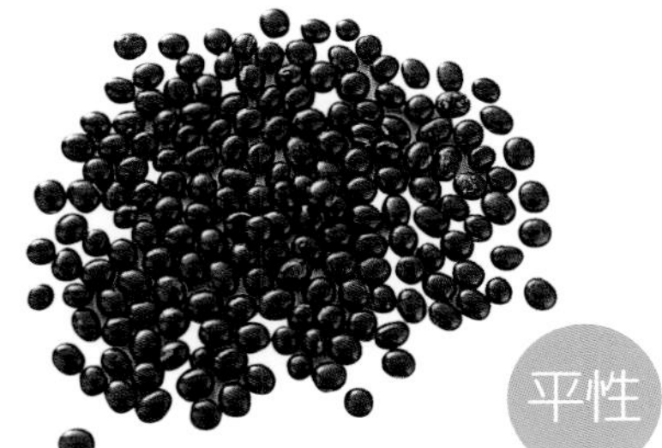

平性

【黑豆】

富含蛋白質、醣類及多種維生素和礦物質，特別是鐵質比一般豆類高一倍，被認為是最具滋補效益之豆類。具活血、利水、祛風、解毒效果，改善面目水腫、腳氣、風濕痹痛，並活血解毒、消瘡毒，亦能舒緩產後的不適。

● 藥性：味甘，性平

【夜交藤】

夜交藤為何首烏的藤莖，有養心安神、益血通絡，祛風止癢的作用，可改善虛煩失眠、血虛、全身痠痛、皮膚癢疹；並止虛汗、消癰腫和痔瘡，可調理貧血。固能通利經絡，所以能緩解風濕痛、肢節痠痛，並防止勞傷。

● 藥性：味甘微苦，性平

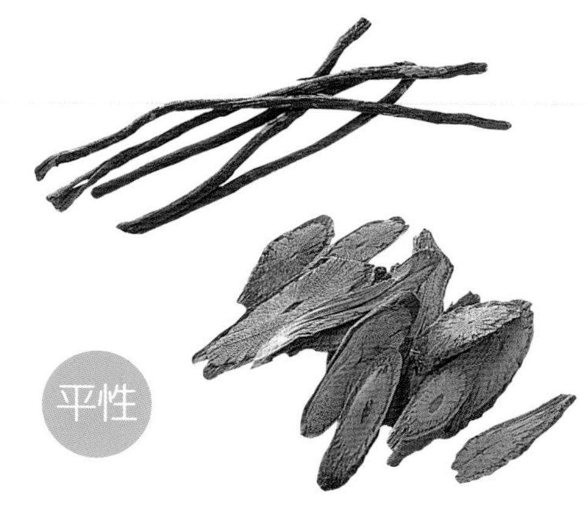

平性

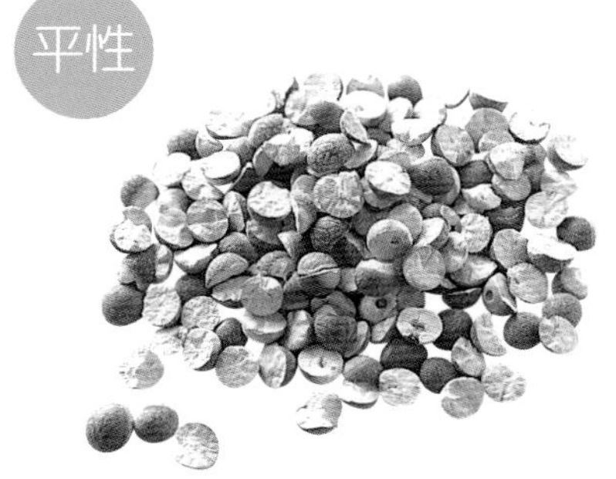

平性

【芡實】

芡實為滋補收澀之品，能固腎氣，改善腎虛滑精，小便失禁；並能益脾止瀉，調理婦女白帶。此外，芡實含有多量的碳水化合物，及微量的鈣、磷、鐵、維生素C等營養成分，除對人體有一定滋養作用外，並有助血清素增加，促進神經傳導，緩和失眠、神經痛，防止疲勞，有抗憂作用。

● 藥性：味甘、澀，性平

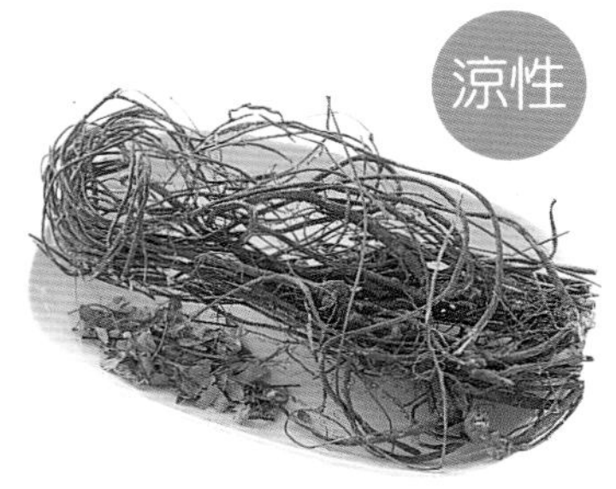

涼性

【雞骨草】

雞骨草是珠仔草之別名，能清涼解熱、消炎解毒、緩解肝炎之不適症狀、撫定躁擾不安、脾氣暴烈、情緒起伏等現象。對肺炎、支氣管炎、喉頭炎也有消炎之效，配伍粉光、紅棗、廣陳皮等燉煮雞湯，能強化肝臟排毒功能，減輕腸胃障礙，並維持神經系統健康、增強呼吸系統抵抗力。

● 藥性：味甘，性涼

【洛神花】

洛神花全株都是養生之寶，調製冷熱卻都適宜，夏季冰飲能消暑除煩、清降肝火、熄心中怒，並消除疲勞、提振精神、清心明目；冬日熱飲，有助調節胃氣、促進食慾、幫助消化。並能利尿、降壓、抗老化，對保健生理機能有一定效益。

● 藥性：味微酸，性涼

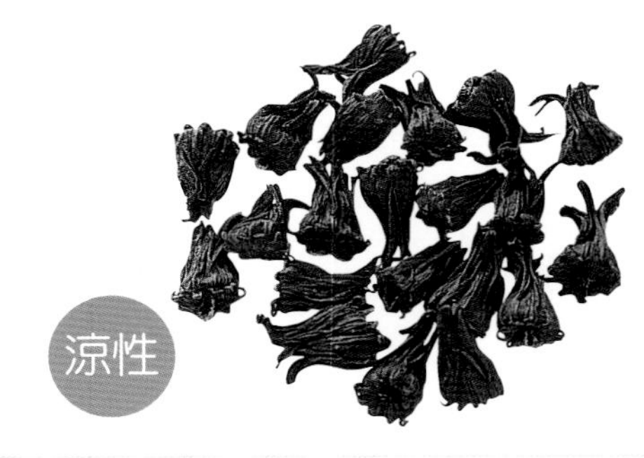

涼性

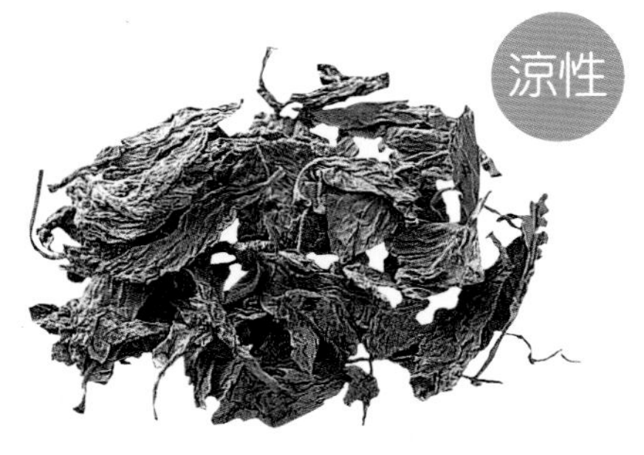

涼性

【浮小麥】

浮小麥能益氣除熱、停止自汗盜汗、調和臟腑組織的活動能力，預防其機能失調引發病狀。它含有頗豐的維生素B群，其中例如被稱為精神維生素的B1，對神經組織和精神狀態都有正面影響。配伍甘草、紅棗、福圓肉煮茶服飲，具有防止疲勞、鎮定情緒、緩和頭痛等作用，令人消弭緊張、放鬆心情。

● 藥性：味甘，性涼

【柴胡】

柴胡有疏肝解鬱、升舉陽氣、清熱退火之作用，常用來調理感冒發燒、婦女經帶失調、情緒鬱卒，也是緩解急性、慢性肝炎的常用藥。對月經不調、子宮下垂、久瀉脫肛、頭暈目眩、肝鬱脅痛、胸滿難暢等現象都能紓緩；亦具抗脂肪肝，改善肝炎、膽囊炎之效。

● 藥性：味苦，性涼

涼性

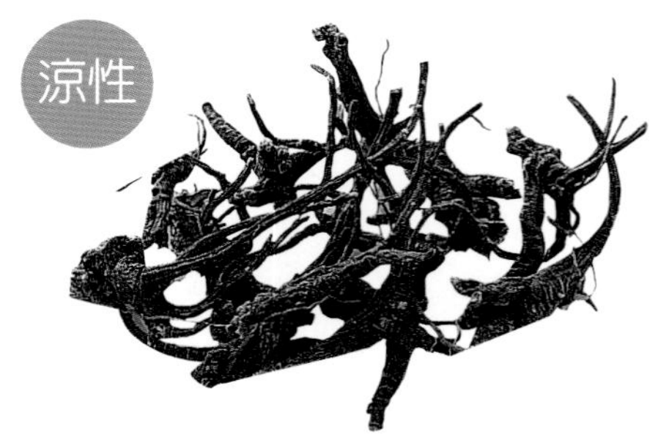

涼性

【薄荷】

薄荷能疏風散熱、辟穢解毒、清利咽喉、芳香口氣，令人神清氣爽、頭目清晰、關節靈活，具疏肝解鬱、發汗退燒、消炎止痛、透疹止癢作用，對感冒風寒、發燒汗閉、咽喉腫痛、眼睛紅赤、頭痛頭暈、口瘡牙痛、食滯氣脹、口臭等現象有效。

● 藥性：味辛，性涼

【東洋參】

東洋參是用韓國原產地人參或大陸東北產地人參的種子，在日本栽培採收，故有此稱。有強化器官機能，充盈元氣、穩定精神、提振活力、消食開胃的作用，改善體力不濟、食量小、容易疲倦、頭痛暈眩、睡眠品質不佳等現象。搭配鰻魚或土龍燉補，能安神益智，增進體能、延緩老化。

● 藥性：味甘微苦，性微涼

涼性

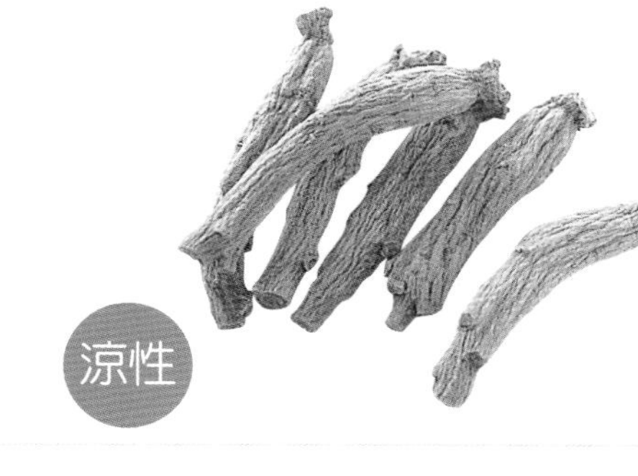

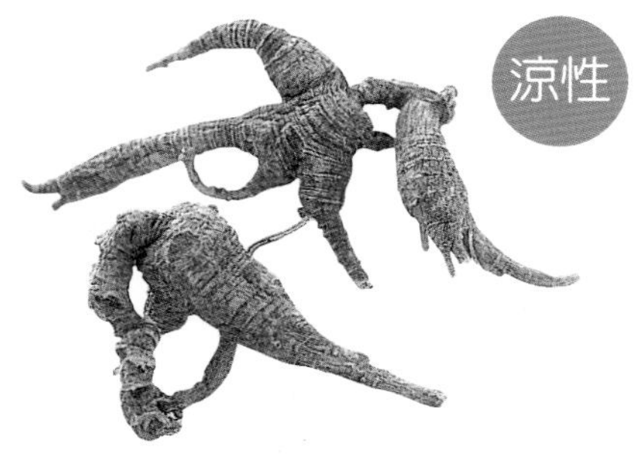

涼性

【粉光參】

粉光參即粉光西洋參，含有人參皂甙及揮發油等有效成分，能維持人體機能正常運作，抗自由基氧化、提升免疫力，並潤肺清心，調節血壓血脂，保護心血管健康，增進腦智，有興奮中樞神經之作用，故能除煩解憂、減輕疲勞，並提振精神，令人有活力。

● 藥性：甘微苦、涼

【石斛】

能滋陰潤燥、生津止渴、清胃虛火。亦可調理五臟虛勞、身體羸瘦，有壯碩筋骨、養腎健陽、補益精力之效，能開胃健脾、除心中煩躁、安神定驚，改善腎氣不足之盜汗、腰痛、膝腳冷痛痹弱，常服用可厚實腸胃，均衡營養狀態，改善體質。

● 藥性：味甘，性微寒

寒性

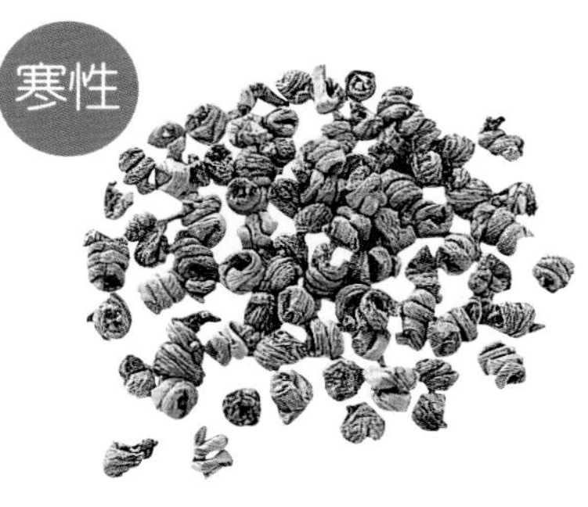

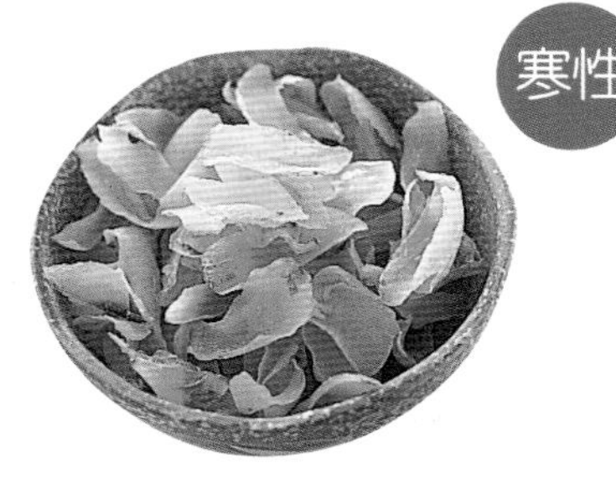

寒性

【百合】

百合具有清心潤肺、止咳化痰、安神助眠之功效，改善心中煩熱、口乾舌燥、失眠多夢、神志恍惚，亦能減輕更年期症候群造成不適的程度。配伍蓮子、巴參、紅棗等能令人歡欣愉悅，並改善體質，預防支氣管炎。

● 藥性：味甘，性微寒

【金線連】

金線連全株草皆有養生保健效果，素有藥王、藥虎、帝王食品之喻，可利用為緩和肝炎不適、消炎消腫、解熱退燒、調節血壓，改善糖尿病的輔助食材，亦有緩和青春痘腫痛及發痘頻率，淡化斑點等美容作用。國科會的農業生物技術專案計畫也研究發現金線連具有抗氧化、抗癌變、保肝及預防動脈硬化的作用。

● 藥性：味甘微苦，性微寒

寒性

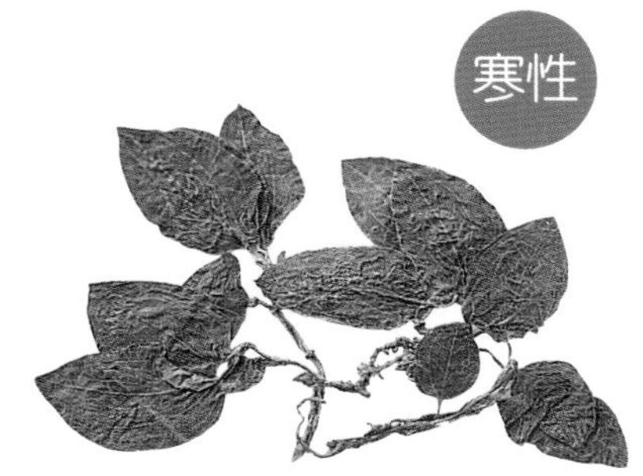

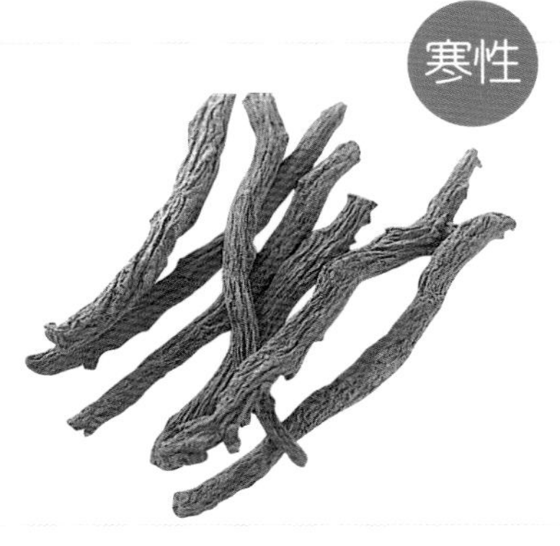

寒性

【丹參】

丹參是調理婦女經帶病症常用藥，能活血祛瘀，改善月經失調、經痛、閉經及產後惡露不下、腹痛之症狀，並能安神鎮靜、除煩助眠。丹參能增強心肌收縮力，提高身體的耐缺氧力，改善血液循環、調整心律。配伍麥冬、遠志、黨參加豬心燉食，能活血養心、開心解熱、調經理帶。

● 藥性：味苦，性微寒

【貝母】

寒性

貝母有川貝、浙貝兩類，一般多取川貝入菜，烹調養生食品。貝母含有多種生物鹼及皂甙，有鎮咳祛痰、清熱散結作用，被廣泛運用以緩和慢性或急性氣管炎、上呼吸道感染所引發的咳嗽痰積；浙貝能緩解急性乳腺炎、瘡癰腫毒等，與水梨同燉可舒緩咽乾口渴、咳嗽痰黃，對銀髮族氣虛之乾咳亦見效用。

● 藥性：味苦，性微寒

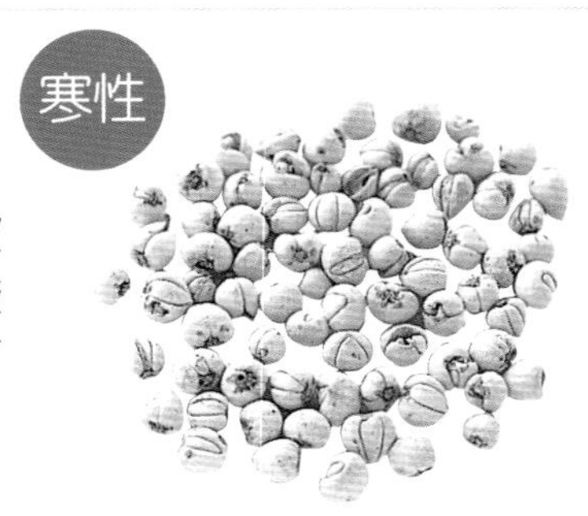

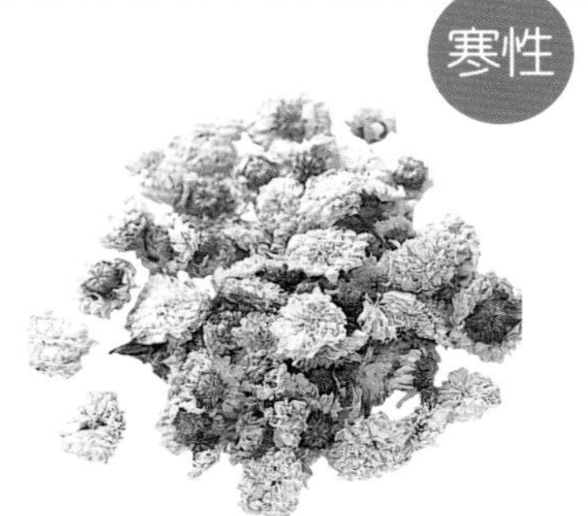

寒性

【菊花】

菊花能疏散風熱、清肝明目，緩解風熱感冒，發燒頭痛、暈眩目暗、眼赤腫痛、迎風流淚的現象。亦具抗炎、降壓、降火的作用，配伍有安心養神、幫助睡眠的酸棗仁，及能抗憂解鬱、提振精神的川芎、洋參等煮茶，能提升睡眠品質，快速減輕疲勞，回復精神與體力，並能藉由甘草來調節心律、綜合營養，經常飲用則安神舒眠、提高效率。

● 藥性：味甘、苦，性微寒

【麥冬】

麥冬質柔多汁，擅長潤燥澤枯、生津止渴、除煩清心；又具強心、減輕心絞痛、降低血糖、調節血壓、減輕慢性氣管炎症等效果。配伍菊花、枸杞子、洋參等煮茶，能清心解鬱、生津益胃、滋潤咽喉，對四肢煩熱、肢體倦怠、口乾舌燥、失眠多夢、胸滿煩悶、腸燥便秘能緩和。

● 藥性：味甘、微苦，性微寒

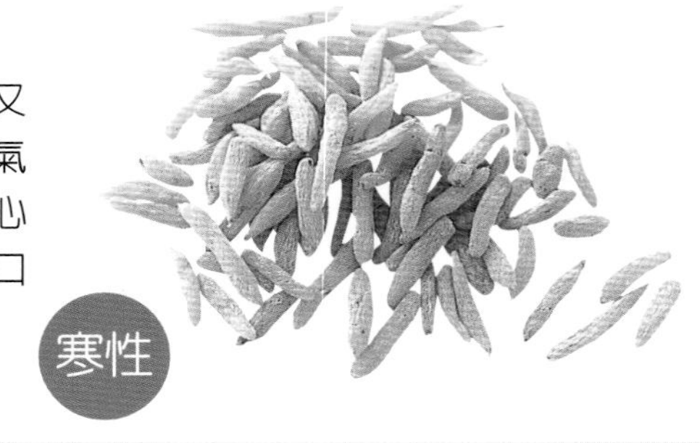

寒性

寒性

【牛乳】

牛乳養心肺、解熱毒、潤皮膚、悅心情，是極優質的營養品，是提供人體完全蛋白質的重要食材之一。同時富含維生素A、B群及鈣等礦物質，對促進成長、防範骨質疏鬆、增強免疫功能、維持良好精神狀態及清熱消除緊張等都有一定作用，而且對細胞再生、預防貧血、清除煩躁不安很有幫助。

● 藥性：味甘，性微寒

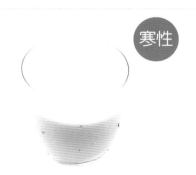

寒性

【決明子】

決明子具有清肝明目、清熱祛風、利水通便之作用。能調理風熱發燒、頭痛、大小便不利、尿黃尿少、口苦口甘、眼睛赤紅腫痛、怕光流淚、目視模糊不清等現象、亦能調降血壓，緩和血壓高引起之頭暈目眩、頭脹痛；也常被引用在幫助消化、祛脂減重的輔助茶品或食療方中。搭配菊花、洛神花等煮茶服飲，更見疏肝鬱、明耳目、潤腸等效果。

● 藥性：味甘、苦、鹹，性微寒

【沙參】

沙參含有生物鹼、揮發油及多種醇類等成分，可刺激支氣管黏膜，使分泌物增加，而產生祛痰止咳、生津解渴、潤喉止痛、退燒解熱等效果，也有降血壓作用。緩解肺炎引起之低熱、乾咳少痰而咳得胸悶痛、久咳聲音沙啞，或是慢性支氣管炎症。配伍粉光、福圓肉、白蓮子、銀耳等燉煮，能安神益智、抗疲勞、抗缺氧、止虛弱久咳、生津止渴、清熱退燒，也能紅潤雙頰，使臉色變好，並美肌益膚。

● 藥性：味甘、微苦，性微寒

寒性

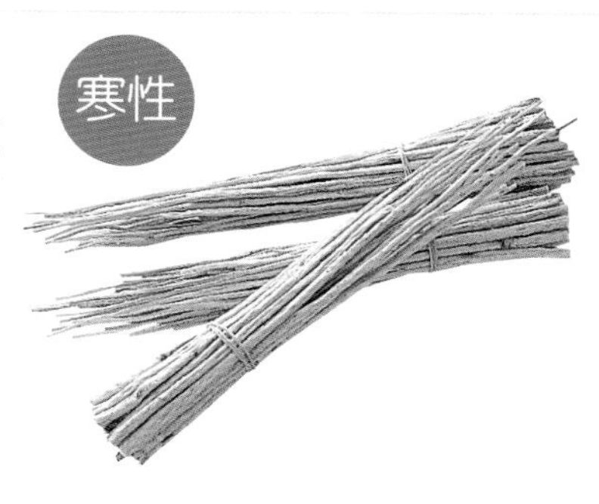

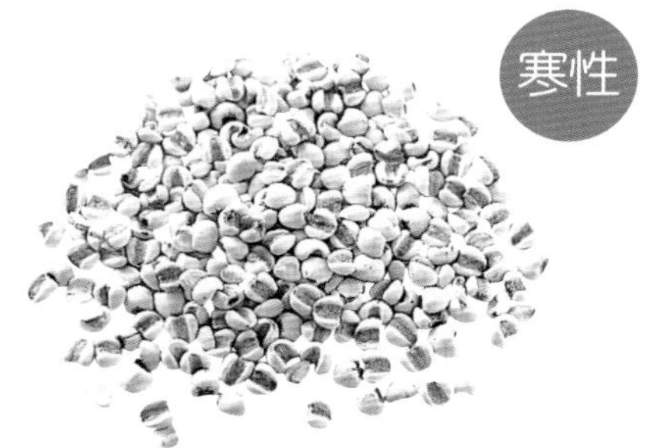

寒性

【薏仁】

薏仁能利水滲濕、消腫祛痺、清熱解毒、健脾止瀉。利尿消水腫，除體內濕氣，緩和風濕痺痛、關節腫痛、腳氣、抽筋及除扁平疣，被認為是消除身體或面目浮腫的好食材，除能抗痘、抗過敏之外，亦見美白潤膚效果。與福圓、核桃煮食，更顯健腦益智、除濕消腫之效。

● 藥性：味甘、淡，性微寒

【珍珠母】

為珍珠貝及蚌類貝殼的珍珠層，能平肝氣、定驚悸，改善頭暈目眩、耳鳴、心悸、失眠，明目清神、安定心神作用明顯，並能止血，緩和婦女血崩、習慣性流鼻血或吐血；也能改善眼翳。唯其性寒，胃寒體虛者慎用。

● 藥性：味甘、鹹，性寒

寒性

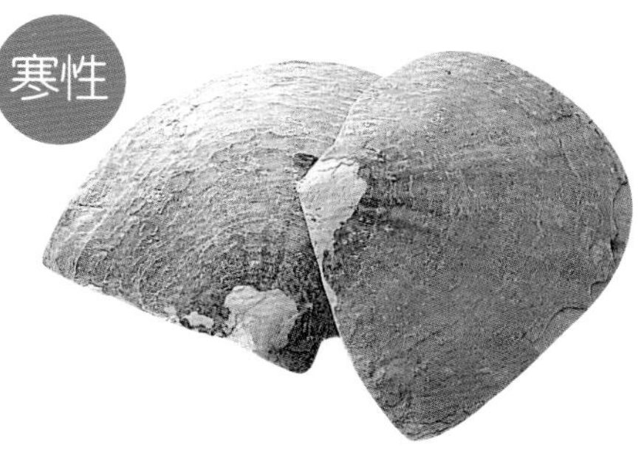

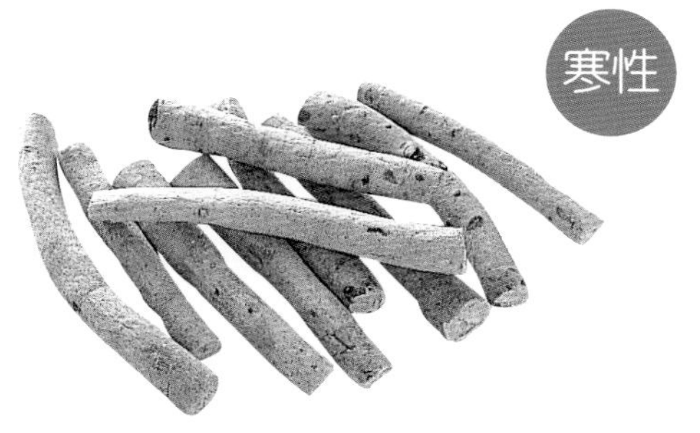

寒性

【白芍】

能平肝順氣、養血調經，解痙止痛。並增強身體抗病能力，發揮抗炎、抗潰瘍之作用。可改善血虛面色痿黃、體力匱乏、月經失調、生理期腹痛、頭痛，並緩和肝氣不順引起之肋下疼痛、手腳痙攣及情緒起伏不定。

● 藥性：味苦、酸，性微寒

我的藥膳筆記。

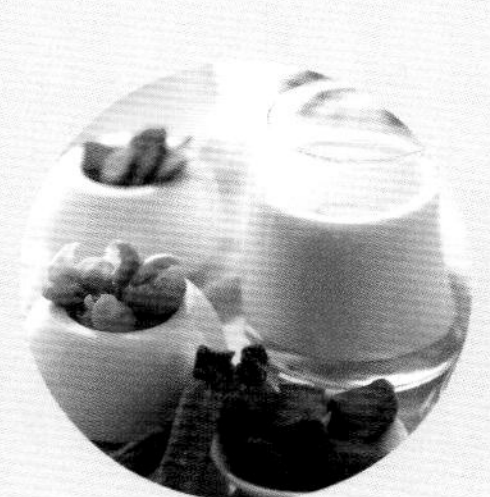
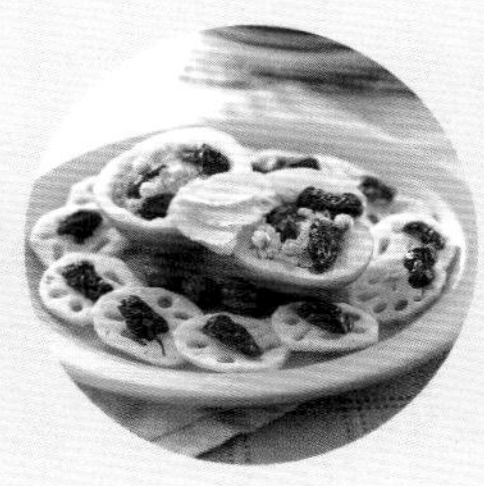
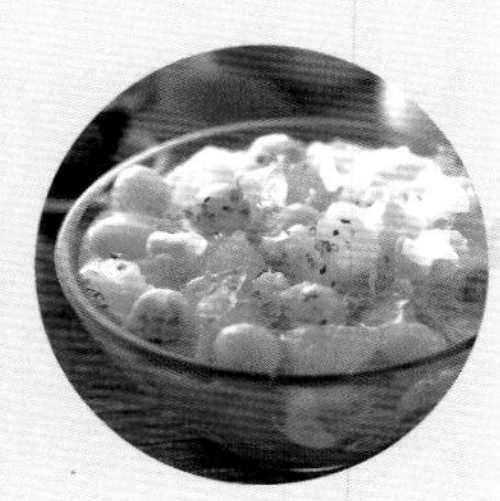

中華民國中藥商業同業公會一覽表

公會名稱	公會地址	電話
中華民國中藥商業同業公會全國聯合會	台北市塔城街37號8樓之1	02-25587355
台灣省中藥商業同業公會聯合會	台北市塔城街39號8樓	02-25589020
台北市中藥商業同業公會	台北市大同區民樂街52號2樓	02-25572977
高雄市中藥商業同業公會	高雄市三民區九如二路622號4樓	07-3217332
基隆市中藥商業同業公會	基隆市信義區信二路97號2樓	02-24223260
宜蘭縣中藥商業同業公會	宜蘭市慶和街103號5樓	039-368168
台北縣中藥商業同業公會	台北縣三重市忠孝路一段35號4樓之1	02-29710251
桃園縣中藥商業同業公會	桃園縣中壢市義民路二段25巷5號	03-4935223
新竹縣中藥商業同業公會	新竹縣竹北市仁義路109號	035-555320
新竹市中藥商業同業公會	新竹市田美三街2號3樓	03-5318188
苗栗縣中藥商業同業公會	苗栗市建公里民族路64之3號4樓	037-352296
台中縣中藥商業同業公會	台中縣豐原市成功路622號6樓	04-25262013
台中市中藥商業同業公會	台中市西區柳川東路二段37號	04-23716721
彰化縣中藥商業同業公會	彰化市福鎮街16-5號	04-7225299
南投縣中藥商業同業公會	南投市龍泉里民權街24號	049-2237878
雲林縣中藥商業同業公會	雲林縣斗六市三平里北平路75號2樓	05-5331487
嘉義縣中藥商業同業公會	嘉義市維忠街25號	05-2783153
嘉義市中藥商業同業公會	嘉義市維忠街25號	05-2783153
台南縣中藥商業同業公會	台南縣新營市新進路6號	06-6322521
台南市中藥商業同業公會	台南市武聖路197巷16號	06-2593297
高雄縣中藥商業同業公會	高雄縣鳳山市鳳松路161之8號	07-7313070
屏東縣中藥商業同業公會	屏東市建國里公勇路77號12樓之2	08-7534709
台東縣中藥商業同業公會	台東市中華路一段546號	089-323438
花蓮縣中藥商業同業公會	花蓮市國民九街43號	038-360223
澎湖縣中藥商業同業公會	馬公市案山里70之18號2樓	06-9216811

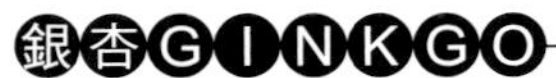

皇漢養生寶典01——快樂藥膳

作　　者：中華民國中藥商業同業公會全國聯合會
總 策 劃：林承斌
召 集 人：黃奇全
委　　員：王清炎、蕭志堅
藥膳調製：陳玉利
文字整理：陳麗玲
營養分析：高雅群
出 版 者：葉子出版股份有限公司
企劃主編：林淑雯
文字編輯：林玫君
攝　　影：詹建華、徐博宇（迷彩攝影）
美術設計：上藝設計
印　　務：許鈞棋
登 記 證：局版北市業字第677號
地　　址：台北市新生南路三段88號7樓之3
電　　話：（02）2366-0309　　傳真：（02）2366-0313
讀者服務信箱：service@ycrc.com.tw　網址：http://www.ycrc.com.tw
郵撥帳號：19735365　　戶名：葉忠賢
印刷：大象彩色印刷製版股份有限公司
法律顧問：北辰著作權事務所
初版一刷：2006年1月　　新台幣：450元
ISBN：986-7609-84-0

快樂藥膳/中華民國中藥商業同業公會全國聯合會
編. -- 初版. -- 臺北市：葉子,2006[民95]
面；公分. -- (皇漢養生寶典；1) 含索引
ISBN 986-7609-84-0(精裝附光碟片)

1. 藥膳　2. 憂鬱症　3. 食譜
413.98　94020384

總 經 銷：揚智文化事業股份有限公司
地　　址：台北市新生南路三段88號5樓之6
電　　話：(02)2366-0309
傳　　真：(02)2366-0310

※本書如有缺頁、破損、裝訂錯誤，請寄回更換

感 謝

衷心感謝以下中藥同業，

對《快樂藥膳》書籍廣告的支持，

使本書得以順利付梓。

韓國人蔘公社台灣分公司	金永彬先生	(02)87736222
華陀扶元堂生藥科技有限公司	朱溥霖先生	(07)3220369
惟元貿易股份有限公司	陳滎結先生	(07)2217766
統一糖菓股份有限公司	葉依嵐小姐	(03)4573751
重慶堂貿易有限公司	章紹武先生	(02)25554575
銓崧實業有限公司	黃奇全先生	(02)28121776
365德和燕窩蔘茸公司	林書章先生	(02)25530365
廣生堂漢記貿易有限公司	薛飛鵬先生	(07)5215312
香港百成堂參茸行有限公司	李應生先生	(852)25411021
香港百昌堂	曾守潤先生	(852)25433229
華益參藥行有限公司	鄭盛義先生	(02)25550596
均記貿易有限公司	李孟蓉小姐	(04)22622338
鴻龍貿易有限公司	連俊英先生	(02)25558330
台灣正官庄高麗蔘股份有限公司	黃龍雄先生	(0800)095559
集昌股份有限公司	馬逸才先生	(02)25533256
坤峄貿易有限公司	林慧美小姐	(0800)089688

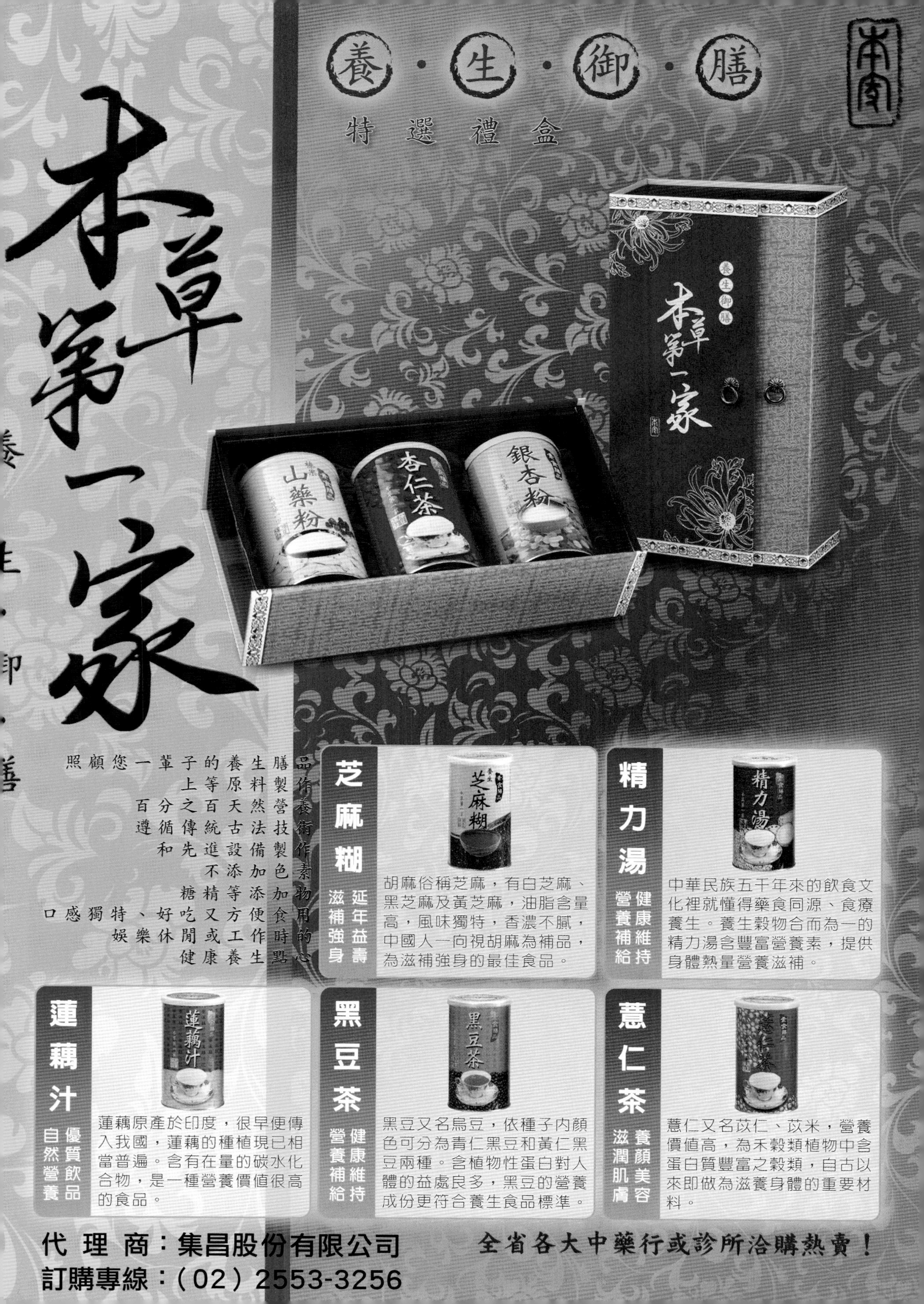

長壽精選
활삼·D
28
6年根
天
高麗蔘
正官庄
大韓民國人蔘公
冬蟲夏草
冬蟲王
雪蛤王
特級品
特大原粒
長壽精選

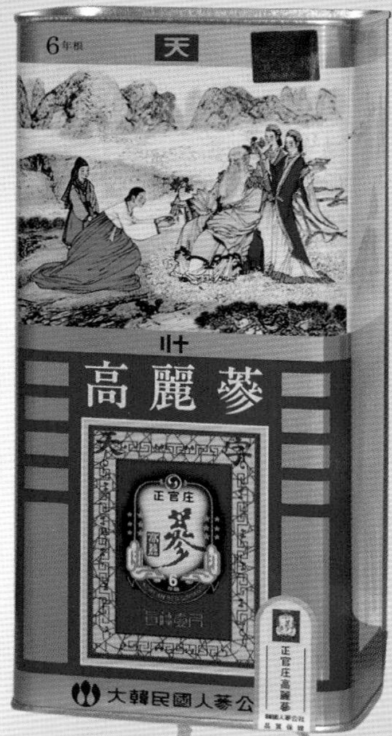

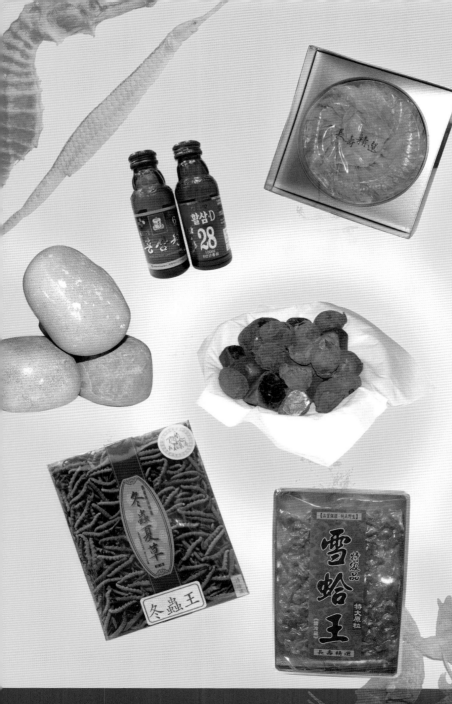

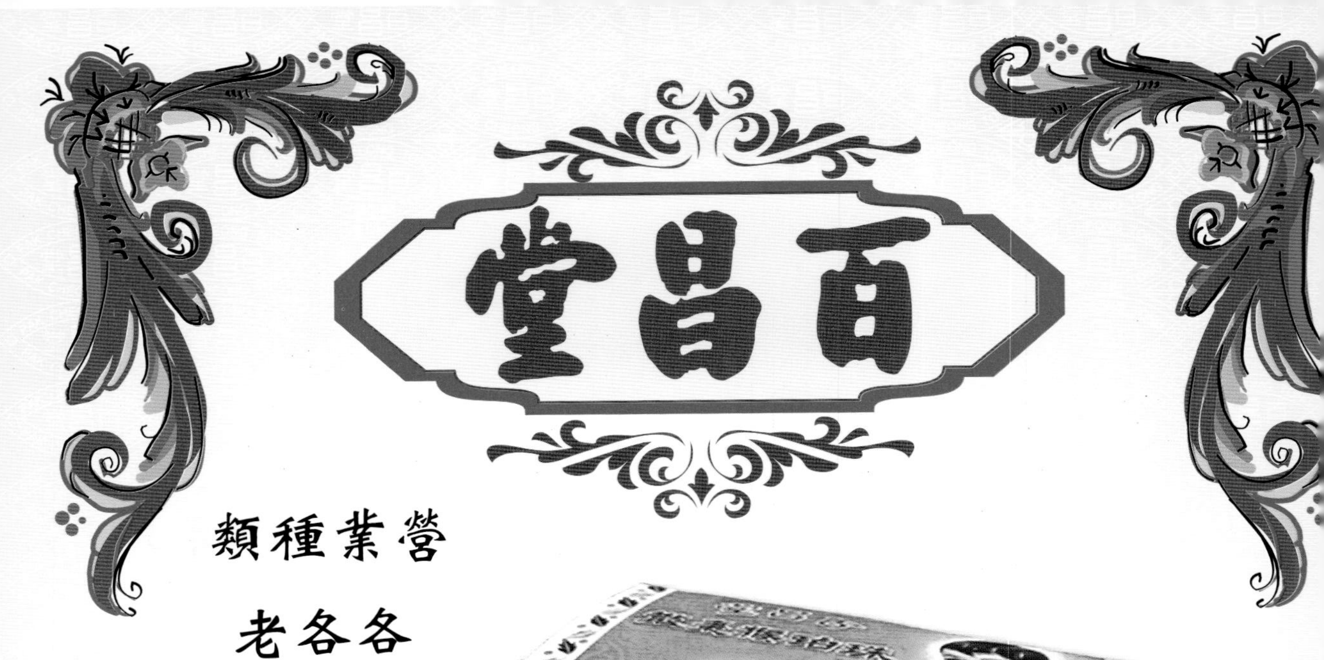

營業種類

各港珍珠
各款牛黃
老山琥珀

花旗洋蔘
清花玉桂
北高麗蔘

正猴子棗
吧咚冰片
正西紅花

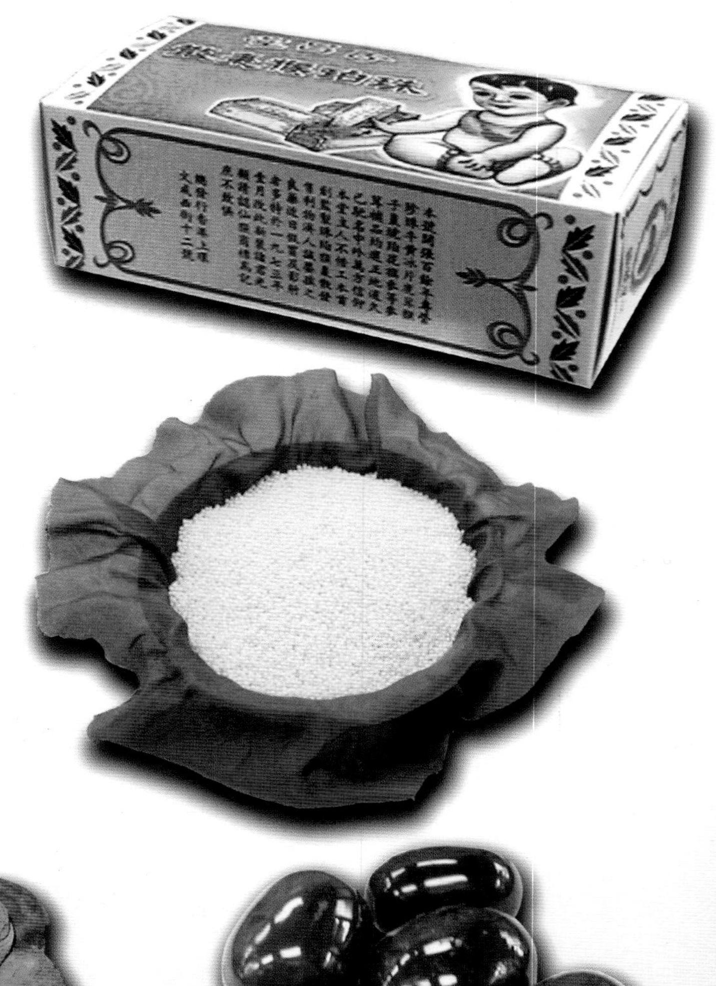

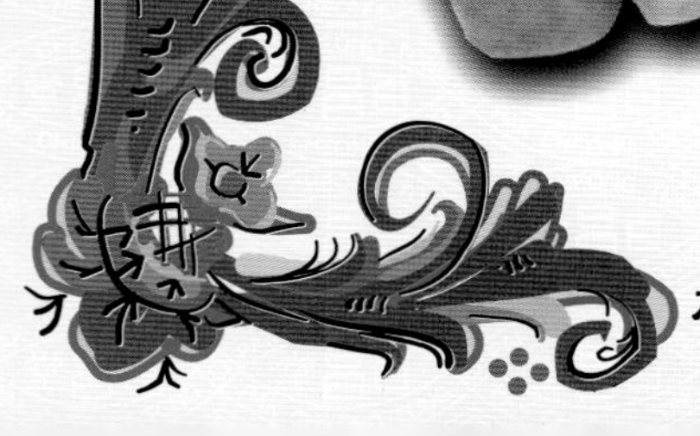

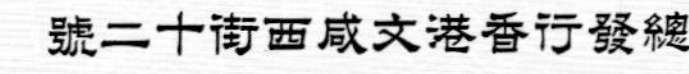

總發行香港文咸西街二十號
電話：二五四三三二二九・二五四三六一六九
圖文傳真：二八一五七六〇五

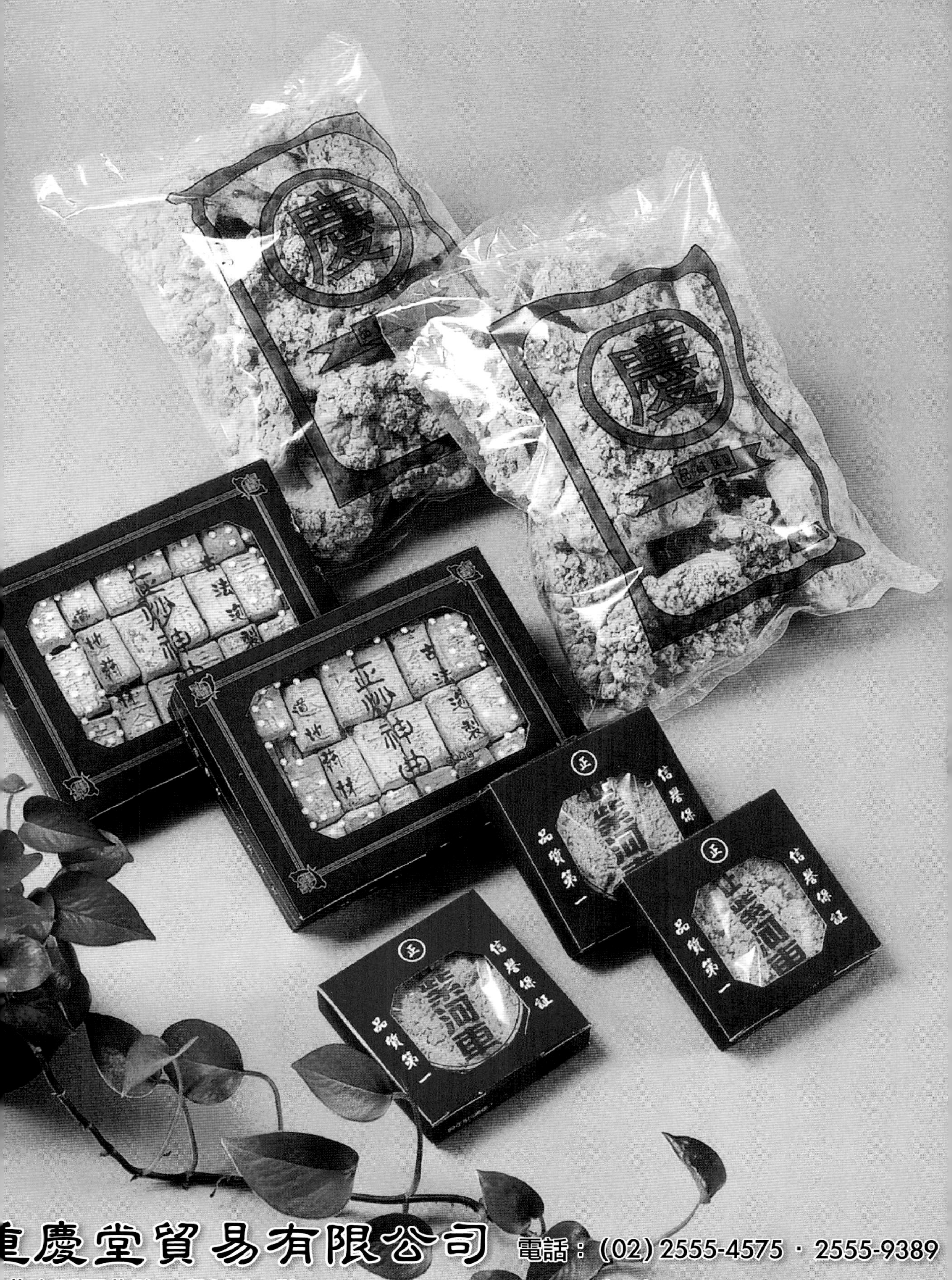
信譽保証
品質第一
慶堂貿易有限公司
北市延平北路二段88之1號
電話：(02) 2555-4575・2555-9389
FAX：(02) 2555-7555

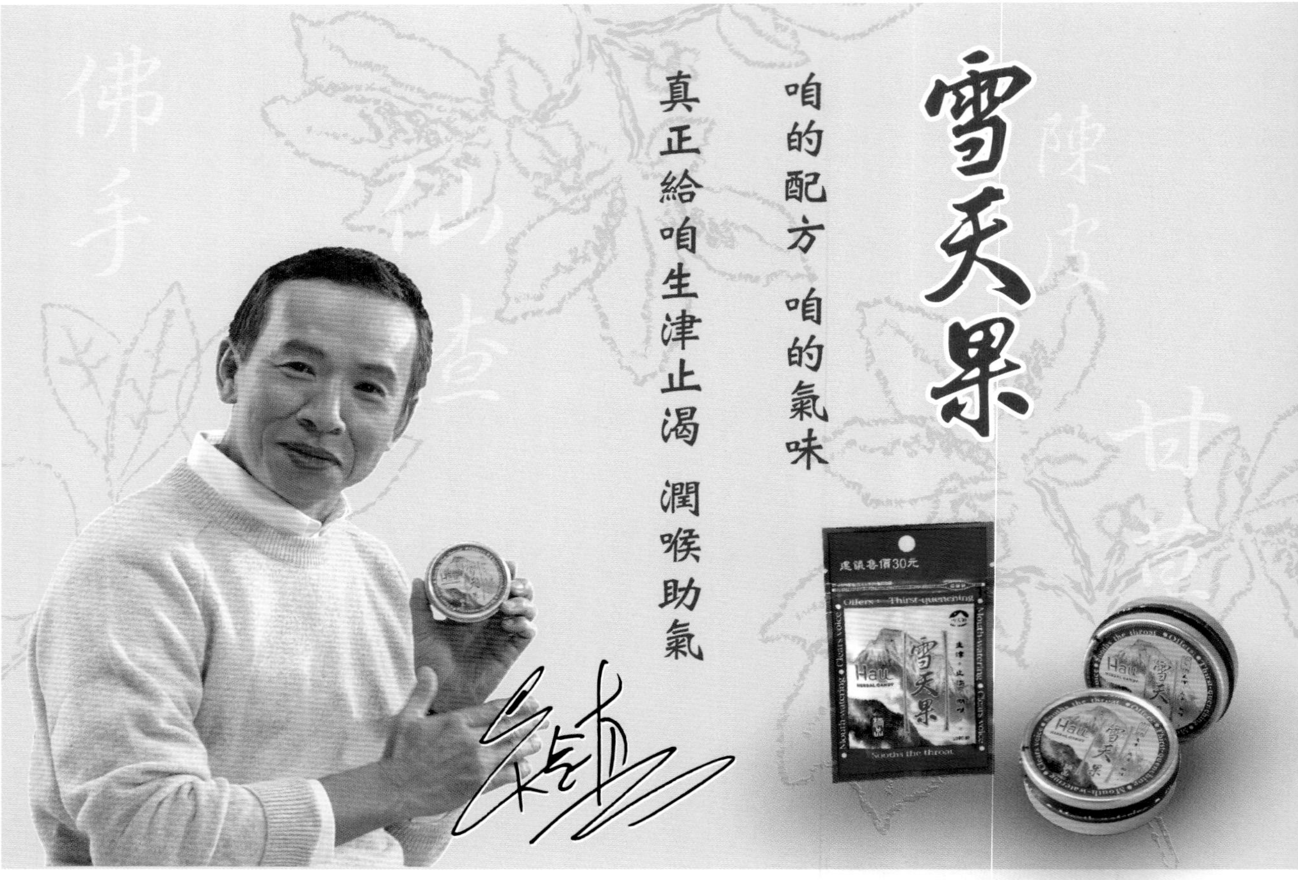

雪天果

咱的配方 咱的氣味

真正給咱生津止渴 潤喉助氣

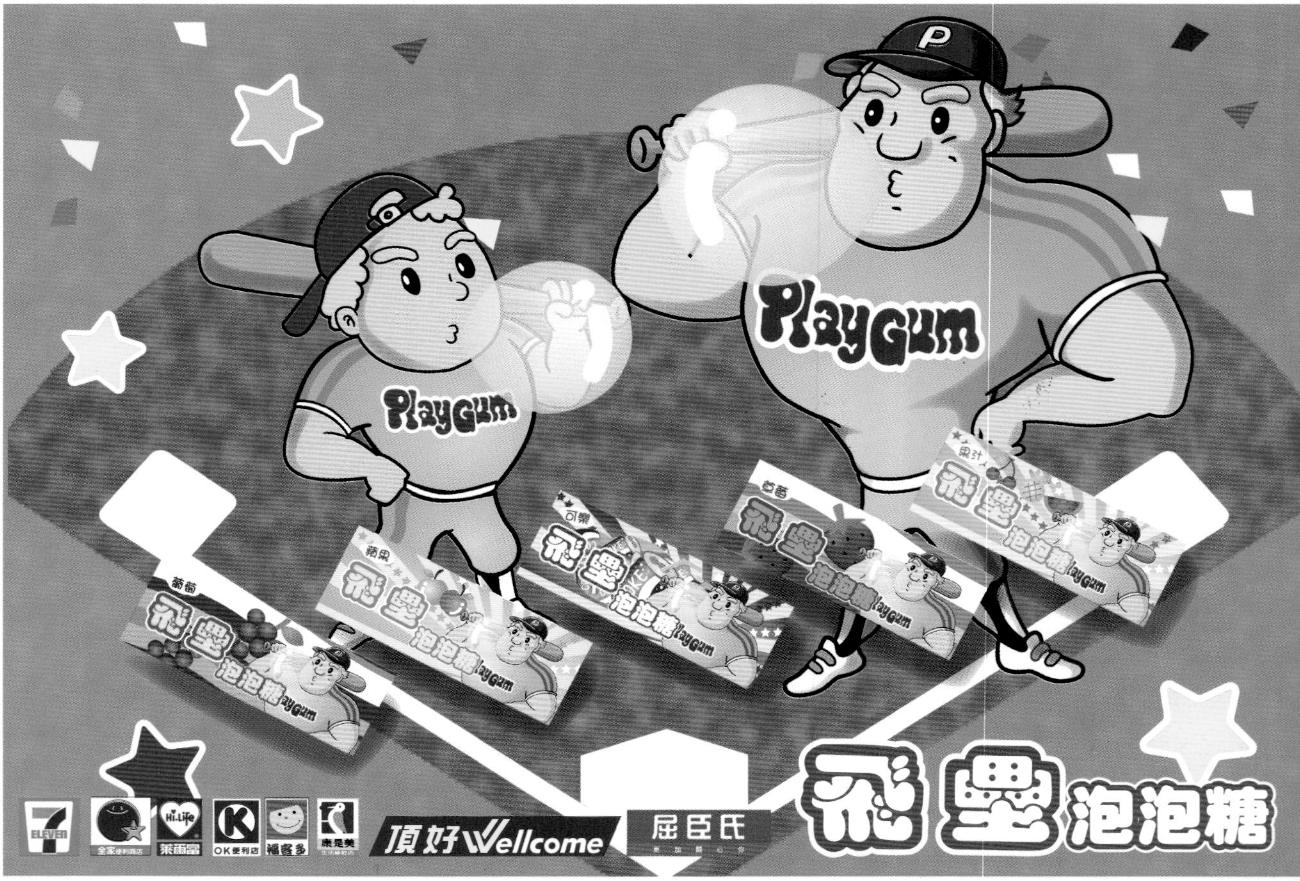

佛手 仙查 陳皮 甘草

PlayGum

飛壘泡泡糖

頂好 Wellcome

屈臣氏

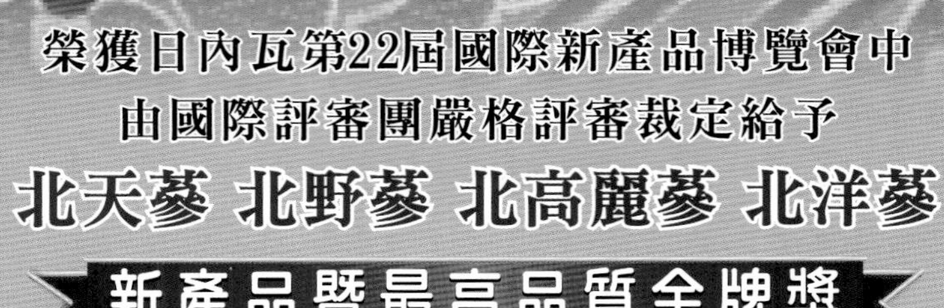

榮獲日內瓦第22屆國際新產品博覽會中
由國際評審團嚴格評審裁定給予
北天蔘 北野蔘 北高麗蔘 北洋蔘
新產品暨最高品質金牌獎

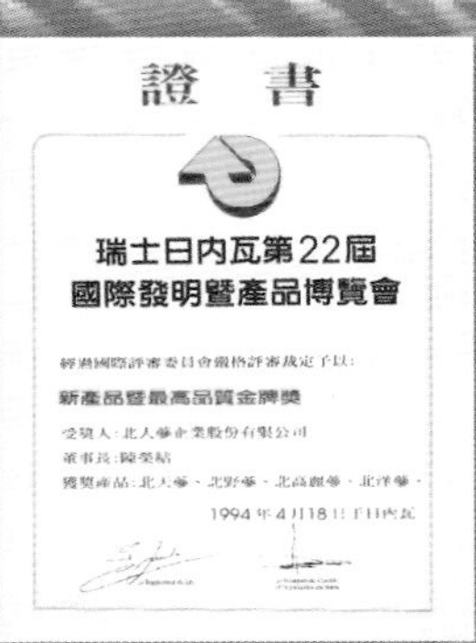

證　書

瑞士日內瓦第22屆
國際發明暨產品博覽會

新產品暨最高品質金牌獎

1994年4月18日

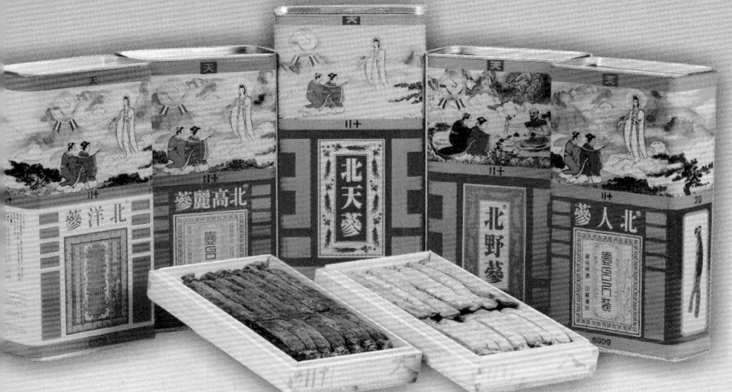

行銷十餘年
獲得國際金牌獎之台灣自創品牌

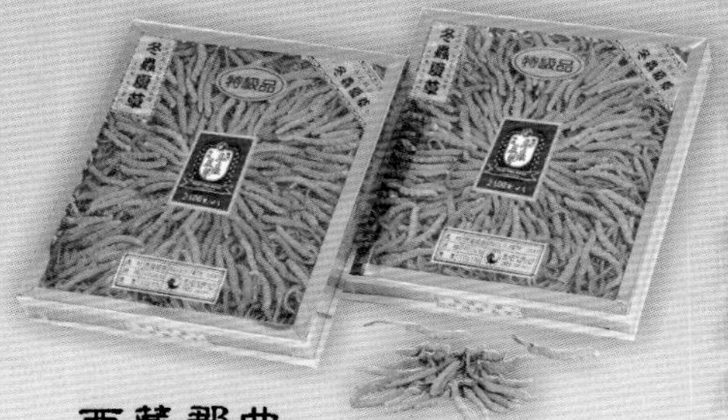

西藏那曲
頂級冬蟲夏草(完整蟲體)

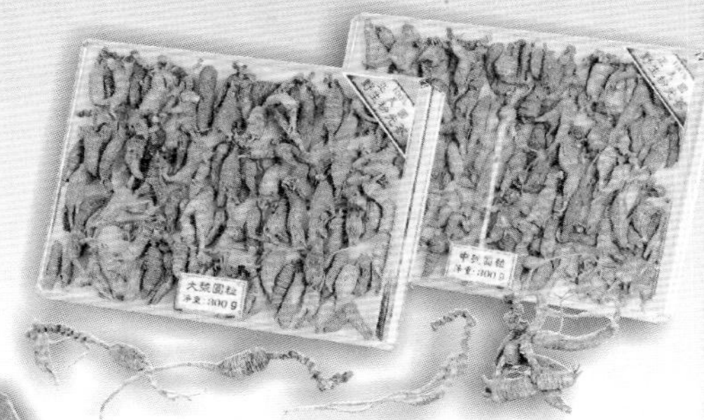

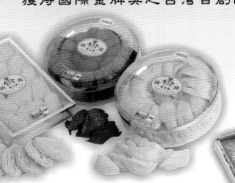

100%純正美國野生泡蔘

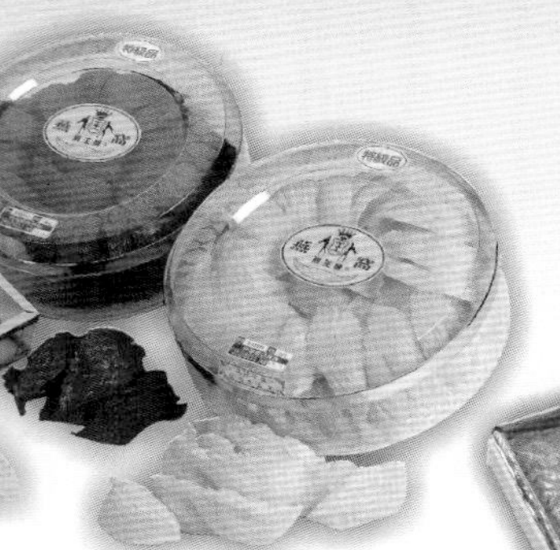

純天然極品燕窩
不漂白不塗膠

純正東北雪蛤
(膨脹倍數達50倍以上)

歷經台灣市場數十年嚴苛考驗的品質堅持

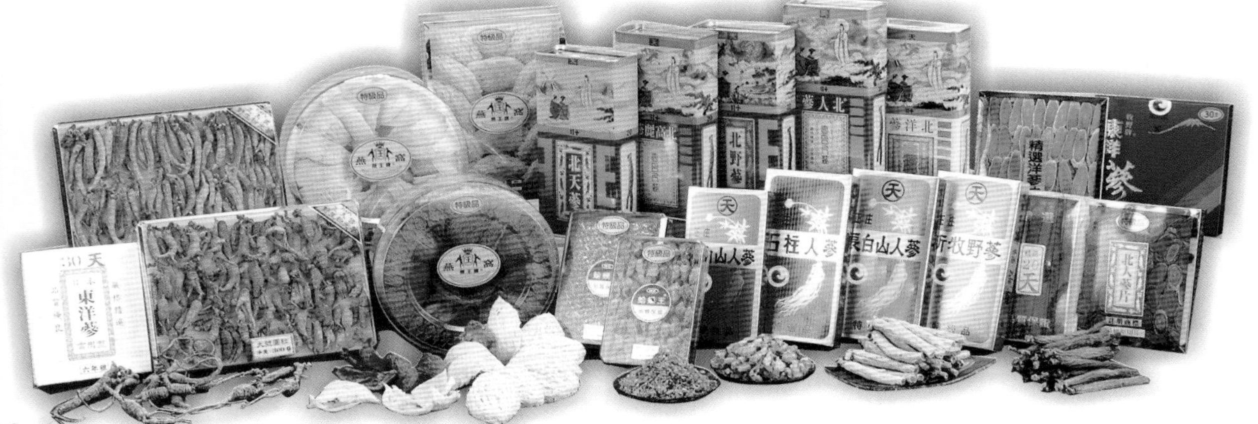

惟元貿易股份有限公司

高雄市新興區復興一路 1 號
消費者服務電話：0800-888177

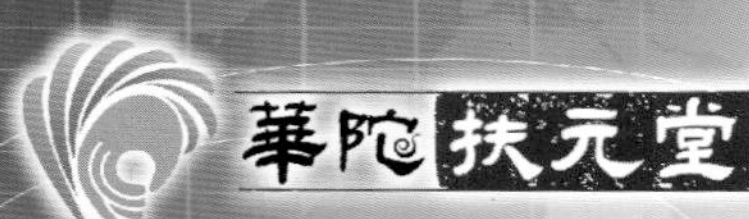

華陀養生，扶元固本

HUA TO FU YUAN TAN

◎精選天然藥材
◎漢方藥材領導品牌
◎產地嚴選
◎專業品管
◎創新『藥食同源』
◎建立漢方養生概念

養生系列

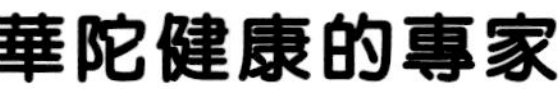

華陀健康的專家　用心照顧您全

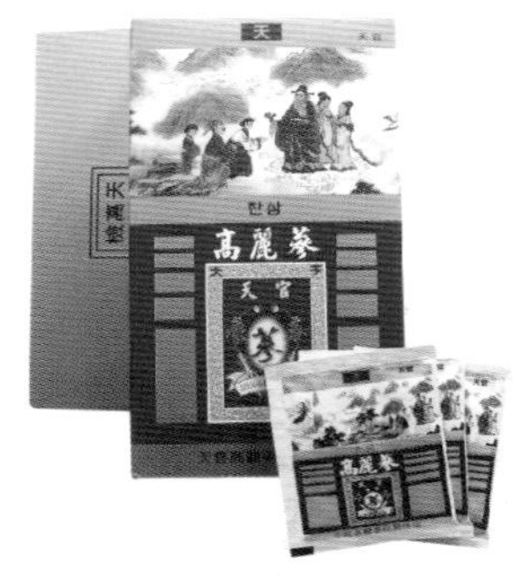

高麗蔘茶包

提神養氣，最佳選擇

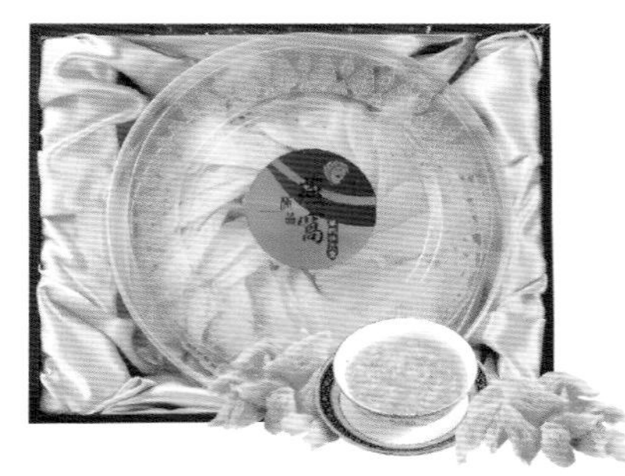

頂級燕窩禮盒

養顏潤膚，延年益壽

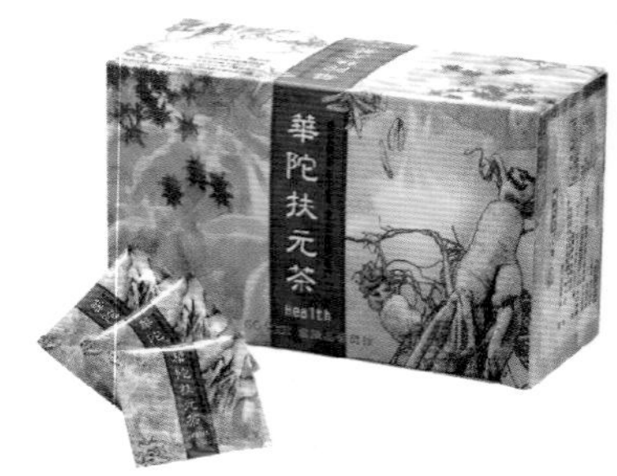

扶元茶

補充健康新元氣，增強體能戰鬥

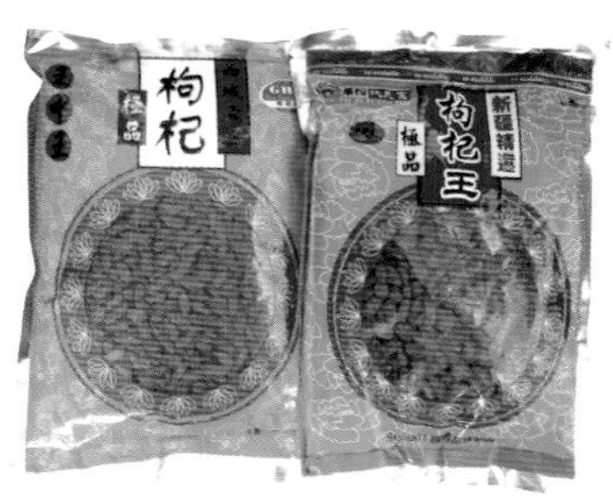

枸杞王

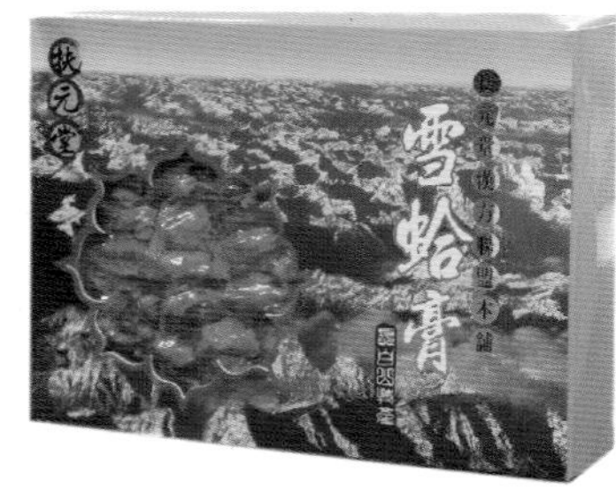

雪蛤膏

滋補養身，價值滿分

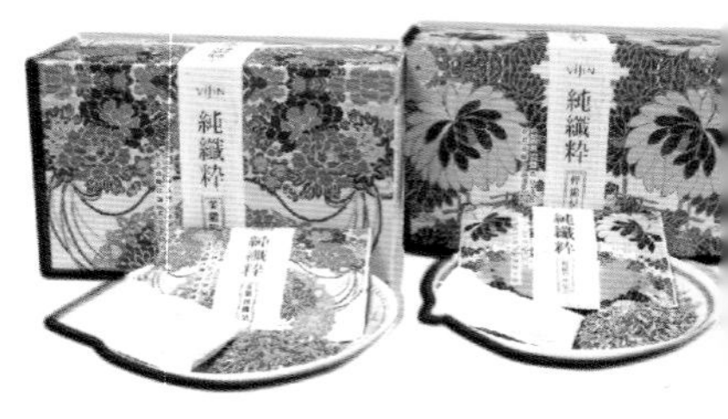

純纖粋 美體/輕盈

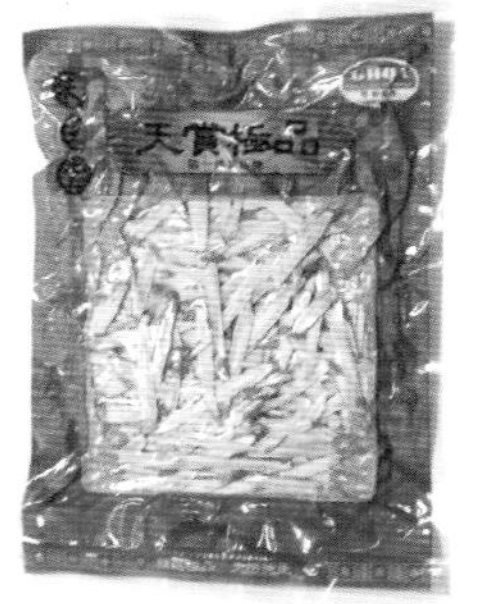

天賞極品黃耆片

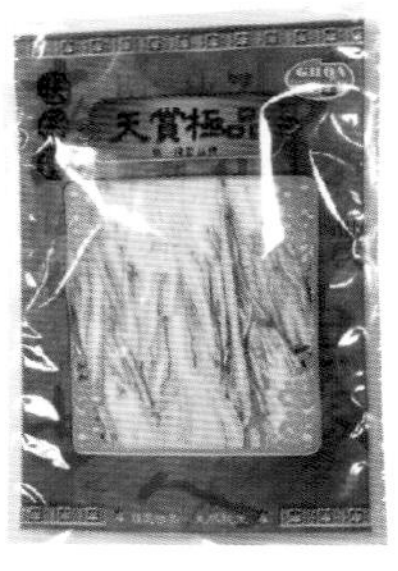

天賞極品當歸片

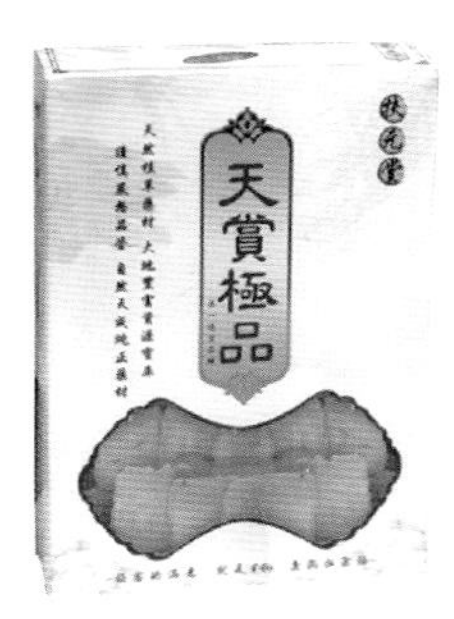

天賞極品天麻片

韓國珍品高麗
正官庄
www.kgc.or.k
均衡養生 健康一生
正官庄 代言人 李英爱
韓國人蔘公社 正官庄高麗蔘中
地址：台北市大安區忠孝東路三段200號 TEL：(02)8773-62
南部
TEL：07-531-1171 / FAX：07-531-1176
TEL：07-521-6161 / FAX：07-521-6827

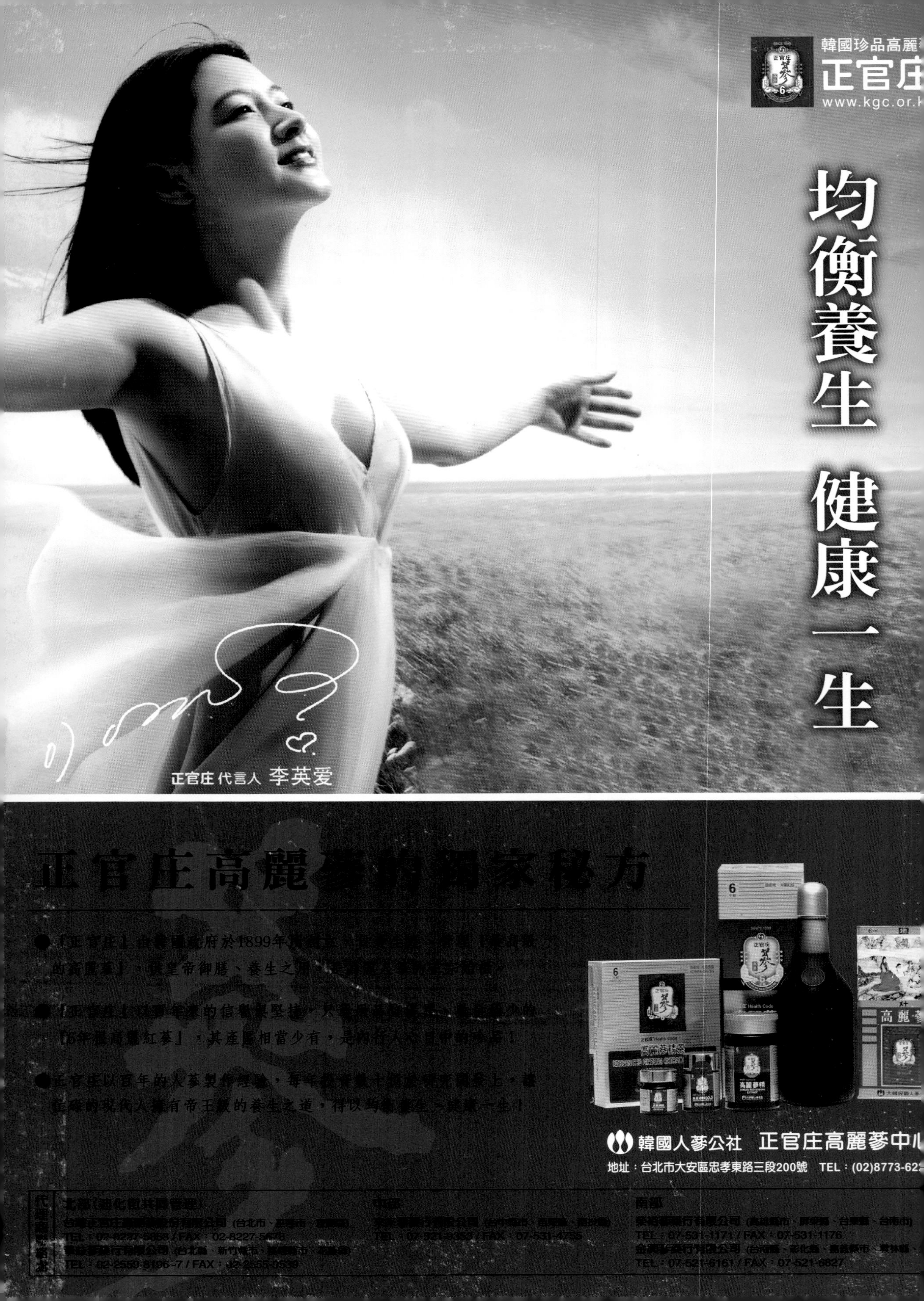